妇产科急症

主　编　周容　何翔

副主编　綦小蓉　陈洪琴　傅璟　刘敏

编　者　（按姓氏笔画排序）

王乔　王卡娜　王秋毅　乌守恒　孔令伶俐

史梦丹　代莉　朱仲毅　刘敏　刘小平

杨帆　肖丽　何翔　何政星　张倩雯

张燕萍　陈洪琴　罗兵　罗斌　周容

周盛萍　姚奎　贺丽人　唐林　黄淼

龚云辉　彭雪　彭鸿灵　傅璟　童安

綦小蓉　谭婧　谭曦　熊英　薛璐琪

魏晓红

编者单位　四川大学华西第二医院

人民卫生出版社

·北　京·

图书在版编目（CIP）数据

妇产科急症 / 周容，何翔主编 . -- 北京 ： 人民卫生出版社，2025. 5. -- ISBN 978-7-117-37886-4

I. R710.597

中国国家版本馆 CIP 数据核字第 2025Z340X5 号

人卫智网	www.ipmph.com	医学教育、学术、考试、健康，购书智慧智能综合服务平台
人卫官网	www.pmph.com	人卫官方资讯发布平台

妇产科急症
Fuchanke Jizheng

主　　编：周　容　何　翔
出版发行：人民卫生出版社（中继线 010-59780011）
地　　址：北京市朝阳区潘家园南里 19 号
邮　　编：100021
E - mail：pmph @ pmph.com
购书热线：010-59787592　010-59787584　010-65264830
印　　刷：北京华联印刷有限公司
经　　销：新华书店
开　　本：787 × 1092　1/16　印张：16　插页：1
字　　数：369 千字
版　　次：2025 年 5 月第 1 版
印　　次：2025 年 5 月第 1 次印刷
标准书号：ISBN 978-7-117-37886-4
定　　价：98.00 元

打击盗版举报电话：010-59787491　E-mail：WQ @ pmph.com
质量问题联系电话：010-59787234　E-mail：zhiliang @ pmph.com
数字融合服务电话：4001118166　E-mail：zengzhi @ pmph.com

前　言

　　"人人享有基本医疗保健"是世界卫生组织于 1978 年在著名的《阿拉木图宣言》中提出的世界各国共同奋斗的目标。在我国这样一个幅员辽阔、人口众多的国家，医务工作者仍然是我们实现人人享有基本医疗保健目标的主力军。由于常常接诊常见病、多发病，基层医务工作者在识别危急重症患者时往往能力不足，容易发生漏诊或者误诊，造成严重后果。提高基层医务工作者识别妇产科急症的能力，降低孕产妇死亡率，改善母儿围产期结局，保障女性健康，是实现《中国妇女发展纲要》目标的迫切要求。

　　为了更好地提高基层医务工作者识别和处理妇产科急症的能力，我们组织四川大学华西第二医院妇产科的专家编写了这本《妇产科急症》专著。本书的特色是着眼于妇产科急症，以症状为切入点，既包括临床常见症状，也包括相对少见症状。对于比较危重的情况，展开思维导图，按照临床诊断路径培养临床思维，从而作出准确的诊断和治疗决策。本书从症状出发，在每种症状的描述中，对可能出现这一症状的多种疾病进行简要阐述，重点是帮助读者如何进行正确诊断（特别是鉴别诊断）和处理。希望本书能成为妇产科医生随手可及、言简意赅的参考书。

　　本书共分产科，妇科，生殖内分泌、辅助生殖及计划生育三章，涵盖妇产科门诊常见急症。产科既有呕吐、发热、水肿、出血等常见急症，也有重症疾病导致的胸痛、呼吸困难、头痛等急症；妇科包括非手术患者的阴道流血、腹痛等急症，也包括手术患者术后发热、腹痛、阴道流血等急症，还包括切口裂开、肠道脱出、性侵犯、阴道异物等相对少见但是比较危重的急症；生殖内分泌、辅助生殖及计划生育既包括常见的异常子宫出血急症，也包括促排卵治疗后、辅助生殖技术应用后、人工流产后出现的急症等。共有表格 61 个，图 45 幅，内容丰富多彩,既有诊断思路,又有鉴别诊断;既有治疗方案,又有预防措施,是编者们多年在妇产科工作的经验总结,对于提高基层医务工作者识别和处理妇产科急症的能力具有指导意义。

　　由于时间和水平有限,编者们虽然竭尽全力编写,但难免存在瑕疵。本书出版之际,恳切希望广大读者在阅读过程中不吝赐教,欢迎发送邮件至邮箱 renweifuer@pmph.com,或扫描下方二维码,关注"人卫妇产科学",对我们的工作予以批评指正,以期再版修订时进一步完善,更好地为大家服务。诚挚致谢!

周　容　何　翔
2025 年 5 月

目　录

第一章　产科 ……………………………………………………………………… 1

第一节　妊娠早期呕吐 ……………………………………………………… 1

第二节　妊娠早期腹痛伴或不伴阴道流血 ……………………………… 4

第三节　妊娠中期阴道流血 ……………………………………………… 9

第四节　妊娠中期晕厥 …………………………………………………… 12

第五节　妊娠期发热 ……………………………………………………… 15

第六节　妊娠期抽搐 ……………………………………………………… 20

第七节　妊娠期胸痛 ……………………………………………………… 23

第八节　妊娠期心悸、胸闷 ……………………………………………… 28

第九节　妊娠中晚期呕吐 ………………………………………………… 33

第十节　妊娠中晚期腹痛 ………………………………………………… 37

第十一节　妊娠期头痛 …………………………………………………… 44

第十二节　妊娠期瘙痒 …………………………………………………… 55

第十三节　妊娠期呼吸困难 ……………………………………………… 59

第十四节　胎动异常 ……………………………………………………… 67

第十五节　妊娠水肿 ……………………………………………………… 70

第十六节　围产期阴道流血 ……………………………………………… 74

第二章　妇科 ……………………………………………………………………… 82

第一节　阴道流血总论 …………………………………………………… 82

第二节　手术后阴道流血 ………………………………………………… 87

第三节　手术后腹痛 ……………………………………………………… 94

第四节　手术后发热 ……………………………………………………… 99

第五节 手术后尿潴留 …………………………………………………………… 102

第六节 手术后下肢疼痛 ………………………………………………………… 112

第七节 手术后下肢水肿 ………………………………………………………… 120

第八节 手术后阴道流液 ………………………………………………………… 125

第九节 手术后切口疼痛 ………………………………………………………… 130

第十节 手术后便秘 ……………………………………………………………… 134

第十一节 非手术后阴道流血 …………………………………………………… 137

第十二节 非手术后腹痛 ………………………………………………………… 152

第十三节 痛经 …………………………………………………………………… 159

第十四节 非手术后腹胀 ………………………………………………………… 163

第十五节 盆腔包块 ……………………………………………………………… 166

第十六节 外阴包块 ……………………………………………………………… 176

第十七节 恶心与呕吐 …………………………………………………………… 179

第十八节 外阴瘙痒 ……………………………………………………………… 185

第十九节 外阴骑跨伤 …………………………………………………………… 195

第二十节 外阴阴道裂伤 ………………………………………………………… 201

第二十一节 切口全层裂开 ……………………………………………………… 205

第二十二节 肠道脱出 …………………………………………………………… 209

第二十三节 性侵害 ……………………………………………………………… 211

第二十四节 阴道异物 …………………………………………………………… 214

第三章 生殖内分泌、辅助生殖及计划生育 ………………………………………… 217

第一节 异常子宫出血 …………………………………………………………… 217

第二节 闭经相关急症：生殖道梗阻引起的腹痛 ……………………………… 225

第三节 促排卵相关急症 ………………………………………………………… 227

第四节 取卵术后急症 …………………………………………………………… 230

第五节 胚胎移植术后急症 ……………………………………………………… 232

第六节 早期终止妊娠后相关急症 ……………………………………………… 236

第七节 妊娠中期引产相关急症 ………………………………………………… 243

参考文献 …………………………………………………………………………………… 249

第一章
产　科

产科学是一门关乎生命起源的学科,承载着迎接新生命的喜悦与守护母婴安全的使命。在临床实践中,产科医生常需面对复杂多变的症状与体征,如何在关键时刻迅速识别高危征象、精准鉴别潜在病因,是每一位从业者的核心挑战。

本章以妊娠各阶段常见症状为线索,以妊娠周期为纵轴,症状表现为横轴,分为孕早期、孕中期、孕晚期及围产期四大模块,覆盖从胚胎着床至产后出血的全流程管理。针对每一症状(如孕早期的"腹痛伴阴道流血"、孕晚期的"胎动减少"等),均以"临床检验路径"与"鉴别诊断要点"双维度展开:一方面解析实验室检查、影像学评估及床旁监测的关键指标,另一方面梳理症状背后的多元病因——从生理性改变到病理性危机(如先兆流产、子痫前期、胎盘早剥、羊水栓塞等)。特别强调"症状相似性陷阱"的破解,例如孕中期阴道流血需鉴别宫颈病变、前置胎盘与胎盘早剥;围产期抽搐需区分子痫、癫痫与代谢紊乱,通过检验结果与临床线索的交叉验证,构建精准诊断的逻辑链条。尤为重要的是,贯穿"以患者为中心"的理念,在关注病理生理机制的同时,亦探讨症状对孕妇心理的影响及医患沟通要点。

第一节　妊娠早期呕吐

呕吐是妊娠早期(通常在怀孕4周左右开始)经常发生的一种症状。有50%~80%的孕妇在妊娠早期会出现恶心、呕吐和干呕,这些症状一般在妊娠9周之前出现,绝大多数在妊娠12~20周后自行消失,只有极少数的孕妇在整个孕期都会持续出现上述症状。对于大多数孕妇来说,妊娠早期呕吐属于正常现象,不会对胎儿和母体健康造成严重影响。然而,如果妊娠早期呕吐过于严重、频繁或伴随着明显的脱水、酮症甚至酸中毒等情况,应及时就医。

一、常见的引起呕吐的疾病

1. 妊娠剧吐　是孕期呕吐最严重的阶段,常见于年轻的初次怀孕的女性,高发于妊娠早期至妊娠16周。妊娠6周时出现恶心、呕吐等早孕反应,随着孕周进展症状逐渐加重,发展为持续性呕吐,无法进食。严重情况下,孕妇可能出现脱水、电解质紊乱和酸中毒等症状,需要住院治疗。同时孕妇也会出现体重显著下降、面色苍白、口唇干裂、皮肤干燥、脉搏减弱和尿量减少,情况严重时甚至还可能出现血压降低,导致肾前性急性肾功能衰竭。

2. 病毒性肝炎 多表现为孕妇出现身体倦怠、食欲减退、厌恶油腻食物、肝功能异常等,部分患者出现皮肤巩膜黄染、尿色加深、肝大,伴肝区叩痛等。

3. 胃肠炎 腹痛多为上腹部或中上腹部疼痛,常表现为腹痛、腹泻、恶心、呕吐等症状,有时伴随发热、乏力等全身症状。常伴有不洁饮食等病史。

二、呕吐的诊断

呕吐的病因可以通过采集病史、体格检查和必要的辅助检查来明确,从而诊断疾病,并进行相关鉴别诊断。病史采集可以了解呕吐的发生发展情况,有无伴随症状,有无药物等因素影响,有无停经史,有无就诊经历等,病史采集具体项目见表1-1。

表 1-1　呕吐病史采集主要项目

主要项目	问诊内容
一般情况	年龄、性生活史、月经生育史、避孕情况
本次月经情况	有无停经史
呕吐	恶心、呕吐的频率和时间、持续时间、诱因、呕吐物性质、能否进食
伴随症状	有无阴道流血、腹痛、腹泻、发热、头晕、乏力、体重下降等
既往病史	有无传染病病史、胃肠道病史、过敏史,有无手术史、外伤史、输血史
就诊情况	有无就诊,具体诊治情况
用药情况	有无长期服用药物,近期有无服用药物
生活方式和饮食	有无不良生活习惯或不洁饮食

体格检查对于呕吐的诊断也十分重要。体格检查可以明确孕妇的体重变化、有无脱水症状、眼球有无震颤以及步态是否异常,腹部查体可以明确有无压痛、肝脾是否肿大等。

辅助检查有助于进一步明确诊断,例如血常规、尿常规、大便筛查、肝肾功能、凝血功能、电解质、血糖、淀粉酶、脂肪酶、肝炎标志物等,有助于明确病因和判断疾病的严重程度。超声检查可以了解子宫及附件区情况,排除多胎妊娠或滋养细胞肿瘤。

三、呕吐的临床思维路径

呕吐的患者,一般需要通过病史采集、体格检查、辅助检查才能明确疾病。呕吐最主要的辅助检查是实验室检查,根据患者的具体情况,可能还需要完善其他辅助检查。

常用的辅助检查包括以下几项:

1. 实验室检查 血常规可以评估红细胞计数、白细胞计数、血红蛋白、中性粒细胞等指标,帮助了解孕妇的整体情况,排除感染或其他全身性疾病。妊娠剧吐或肝炎的孕妇可能存在凝血功能异常,因此需要检查凝血功能。妊娠剧吐或肝炎的孕妇会出现肝酶水平升高,但上升幅度不一致。血清病原学检查能检测出不同类型的肝炎病毒抗体。尿中的尿酮体可以评估孕妇的代谢情况。

2. 超声检查 超声检查可以明确子宫、附件的情况，还可以探查阑尾、肝、胆、胰、脾、肾脏、输尿管等，从而排除可能引起呕吐的其他疾病。呕吐常见疾病的诊断流程见图 1-1。

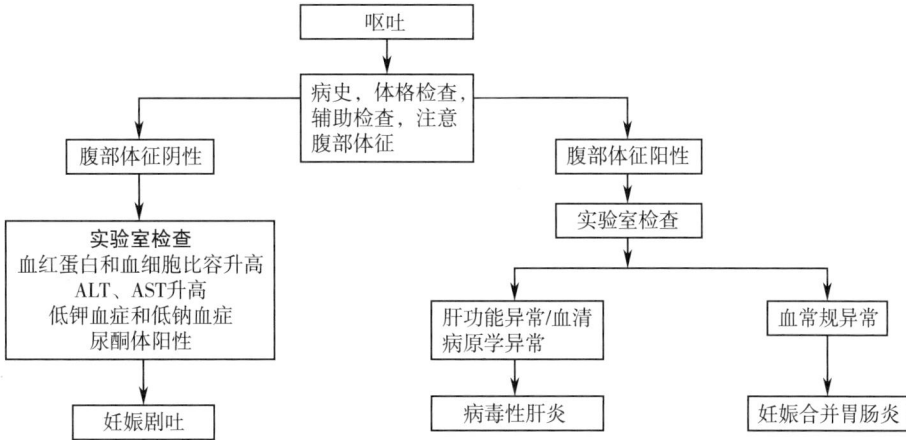

图 1-1 呕吐的常见疾病诊断流程

四、呕吐的治疗

呕吐的治疗原则应遵循以母体安全为首要前提，采取对症、支持治疗，以减轻呕吐的症状及防治可能的并发症，并根据疾病的类型进行个体化治疗。

1. 妊娠剧吐的处理 恶心呕吐严重、不能进食的孕妇应住院给予对症支持治疗，包括禁食、补液纠正脱水和电解质紊乱、补充维生素尤其是维生素 C 及维生素 B、应用止吐药物等。当呕吐明显减轻时，可鼓励孕妇少食多餐，进食清淡、高蛋白的食物，并对其进行心理疏导，缓解其焦虑及恐惧等情绪。积极纠正脱水及电解质紊乱，使用维生素 B_6 或维生素 B_6-多西拉敏复合制剂进行止吐治疗。妊娠剧吐的孕妇长期摄入不足及体液丢失，可加重高凝状态的血液黏度，因此需积极防治静脉血栓栓塞。当病情无好转，出现以下情况时，应考虑适时终止妊娠：①体温持续在 38℃ 以上；②安静状态下心率超过 120 次 /min；③持续性黄疸或蛋白尿；④出现多发性神经炎症状或体征；⑤有颅内或眼底出血且治疗无效；⑥伴发韦尼克脑病（Wernicke 脑病）等。

2. 病毒性肝炎的处理 孕期的处理原则与非孕期相同，包括保肝和抗病毒治疗等。应进行隔离及卧床休息，调整饮食结构，限制蛋白质摄入，低脂肪饮食，补充维生素及足量碳水化合物。积极进行保肝治疗，减轻肝脏负担。适当补充支链氨基酸，限制液体摄入量，保持液体出入量平衡，注意预防感染，并用广谱抗生素，监测凝血功能，必要时输血改善凝血功能。如果是轻型病例，在积极治疗后病情好转，可以继续妊娠，但当病情加重时，则应权衡利弊，适时终止妊娠。

3. 妊娠合并急性胃肠炎的处理　该疾病的处理见第一章第二节。

（代 莉　周 容）

第二节　妊娠早期腹痛伴或不伴阴道流血

妊娠早期腹痛是孕妇常见的症状之一。腹痛可能是怀孕引起的生理性现象，也可能是病理性的。正常情况下，子宫为了让胚胎顺利着床会开始充血，出现类似月经来潮的闷痛感，并且子宫在逐渐长大的过程中会引起韧带牵拉，因此孕妇在妊娠早期可能会感到生理性腹痛。生理性腹痛通常是轻微的、间歇性的中下腹疼痛，持续时间短暂，大部分在 1~2 分钟或者调换体位即可自行缓解。然而，有的腹痛是病理性的，如持续性的剧烈腹痛、伴或不伴有阴道流血、恶心、呕吐、发热等症状，可能是流产、盆腹腔感染性疾病、内外科急症等疾病的表现，需要及时就医。

妊娠早期腹痛常常伴有阴道流血，而有的腹痛则不伴有阴道流血，因此可以通过是否伴有阴道流血来划分腹痛类别。

一、常见的引起腹痛的疾病及临床特点

1. 伴有阴道流血　常见产科因素导致腹痛的疾病及临床特点见表 1-2。

表 1-2　常见产科因素导致腹痛的疾病及临床特点

疾病	临床特点
异位妊娠	停经后出现腹痛，不规则阴道流血，量少，伴有腹部压痛、宫颈举痛等
先兆流产	停经后出现少量阴道流血，流血后数小时至数日可出现轻微下腹痛或腰部胀痛
难免流产	在先兆流产的基础上病情进一步加重，表现为腹痛加剧，阴道流血增多
不全流产	难免流产继续发展，部分妊娠物排出子宫腔，或胎儿排出后胎盘滞留子宫腔或嵌顿于子宫颈口，影响子宫收缩，表现为大量出血甚至休克，但腹痛减轻
稽留流产	可能有下腹部持续性或阵发性疼痛或少量阴道流血，也可能无任何症状
流产伴感染	腹痛、阴道分泌物为脓性或脓血性，有臭味，严重时可引起盆腔腹膜炎、败血症及感染性休克

2. 不伴有阴道流血

（1）妇科因素：卵巢囊肿破裂或蒂扭转，常表现为既往有卵巢囊肿病史的患者，在体位改变或活动后，下腹部患侧突然出现剧烈疼痛、恶心、呕吐等症状。

（2）内外科因素

1）妊娠合并急性阑尾炎：妊娠早期急性阑尾炎的症状、体征与非妊娠期基本相同，即腹

痛伴恶心、呕吐、发热；查体右下腹麦氏点处有压痛、反跳痛或肌紧张等。70%~80%的患者有转移性右下腹痛。

2）妊娠合并急性胆囊炎：患者常有进食油腻食物、饱餐等诱因，表现为夜间上腹部疼痛，可放射到右肩、背部，伴有恶心、呕吐、发热等症状。

3）妊娠合并急性胰腺炎：患者常在饱餐或进食油腻食物后出现腹痛和呕吐症状，再次进食后加重。腹痛通常位于左上腹或全腹，呈持续性钝痛或者锐痛，可向腰背部放射，呕吐后症状无缓解。同时可伴有恶心、腹胀、黄疸、发热等症状。

4）妊娠合并急性胃肠炎：患者通常在不当饮食、暴饮暴食或不洁饮食后出现腹痛，多为上腹部或中上腹部疼痛，常伴有腹泻、恶心、呕吐、发热、乏力等症状，严重可导致脱水、电解质紊乱，甚至休克等。

5）妊娠合并泌尿道结石：在妊娠期间常见，患者常表现为腰部及上腹部疼痛，多为间歇性钝痛或绞痛，疼痛难忍，伴尿频、尿急、尿痛。

二、腹痛的诊断

腹痛的病因可以通过采集病史、体格检查和必要的辅助检查来明确，从而诊断疾病，并进行相关鉴别诊断。病史采集可以了解腹痛的发生发展情况，有无伴随症状，有无药物等因素影响，有无停经史，有无就诊经历等，病史采集具体项目见表1-3。

表1-3 腹痛病史采集主要项目

主要项目	问诊内容
一般情况	年龄、性生活史、月经生育史、避孕情况
本次月经情况	有无停经史
腹痛	腹痛的性质（持续性、阵发性）、部位（上腹、下腹等）、疼痛程度（剧烈、轻微）、发作频率、持续时间、诱发因素等
伴随症状	有无阴道流血、恶心、呕吐、腹泻、发热、头晕、乏力等
既往病史	有无类似疼痛发作史、慢性疾病史，有无手术史、外伤史
就诊情况	有无就诊，诊治情况
用药情况	有无长期服用药物，近期有无服用药物
生活方式和饮食	有无不良生活习惯或不洁饮食

体格检查对于腹痛的诊断非常重要。腹部触诊可以明确腹痛的位置、性质、可能的触痛点及子宫的大小、有无宫缩、压痛等。妇科检查可以评估子宫颈、阴道和宫内情况，明确有无阴道流血、出血量及出血速度、有无妊娠物嵌顿、附件区有无压痛及占位等。

辅助检查有助于进一步明确诊断，尤其是当腹部体征不典型时，例如血常规、尿常规、大便筛查、肝肾功能、凝血功能、电解质、血糖、淀粉酶、脂肪酶等，有助于明确病因和判断疾病的严重程度。超声检查可以了解子宫及附件区情况，探查阑尾、肝、胆、胰、脾、肾脏、输尿管等有无异常,是孕期腹痛首选的影像学检查。因对胎儿发育的顾虑,腹部 CT 及 X 射线检查通常受限,与超声相比,MRI 检查对孕期腹痛具有更高的特异度及灵敏度,对胎儿的安全性高于 CT。若需进行放射性检查,应积极与患者及其家属沟通并选择合适的影像学检查。

三、腹痛的临床思维路径

1. 通过病史采集、体格检查能明确诊断的疾病 有些疾病,通过病史采集及体格检查可以直接观察到病变的情况,然后通过一些简单的辅助检查排除其他疾病后即可明确诊断。这类疾病的具体诊断路径见表 1-4。

表 1-4 通过病史采集、体格检查即可明确诊断的疾病

病史	妇科检查	诊断	注意事项
中下腹部短暂、轻微腹痛	无阴道流血	生理性腹痛	—
少量阴道流血,轻微腹痛或腰部胀痛	子宫颈口未开,无妊娠物排出;子宫大小与停经时间相符	先兆流产	—
阴道流血量多,腹痛明显	子宫颈松弛或扩张,子宫与停经时间相符或略小	难免流产	—
腹痛减轻,阴道大量出血,甚至休克	部分妊娠物排出子宫腔,宫颈松弛扩张,有组织嵌顿子宫小于停经时间	不全流产	彩超明确宫腔内有无妊娠物残留
下腹部持续性或阵发性疼痛或少量阴道流血或无任何症状	子宫颈口未开,子宫小于停经时间	稽留流产	彩超明确宫内有无胎心

2. 需要通过病史采集、体格检查、辅助检查明确诊断的疾病 有些腹痛的患者,需要通过病史采集,体格检查,辅助检查才能明确诊断。腹痛最重要的辅助检查是超声检查,根据患者情况,可能还需要其他辅助检查。

常用的辅助检查包括以下几种:

(1)超声检查:超声检查可以明确子宫、附件的情况,还可以探查阑尾、肝、胆、胰、脾、肾脏、输尿管等,从而明确产科、妇科及内外科因素引起的腹痛。

(2)实验室检查:血常规包括红细胞计数、白细胞计数、血红蛋白浓度、血小板计数等指标,对于评估贫血、感染、出血、炎症等疾病具有重要意义,帮助了解孕妇的全身情况,排除感染或其他全身性疾病。当孕妇合并阴道流血时,需要完善凝血功能检查,排除凝血功能异常。肝肾功能可以评估肝脏和肾脏的基本功能状态,排除因肝脏或肾脏异常引起的腹痛。血清淀粉酶和脂肪酶水平对于诊断妊娠合并急性胰腺炎具有特异性,尤其当大于正常上限值 3 倍时可以协助诊断。尿常规中的白细胞、脓细胞、细菌及病理管型可以协助初步评估是否存在泌尿系统感染或肾功能损伤,尿酮体水平可以评估孕妇的代谢情况,尿液培养可以明

确是否存在尿路感染,尤其是在伴有尿频、尿急、尿痛等症状时。腹痛常见疾病的诊断流程见图 1-2。

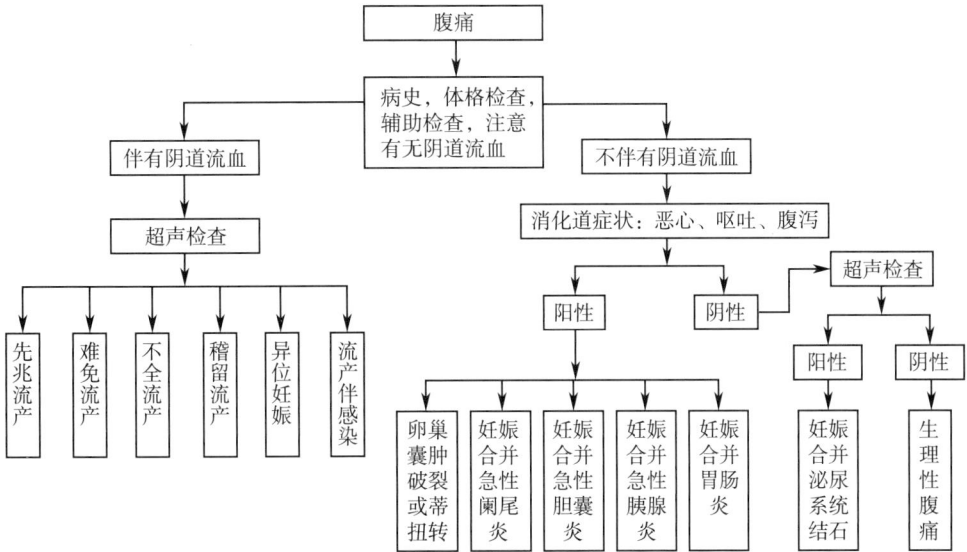

图 1-2　妊娠早期腹痛常见疾病诊断流程

四、腹痛的治疗

妊娠早期腹痛的处理原则应遵循以母体安全为首要前提。根据国内急腹症临床实践指南,孕期腹痛的临床诊疗可采用以下流程:第一步,评估患者生命体征。病情不稳定的患者应进行紧急处理,包括开放气道、建立静脉通道、维持生命体征平稳。病情稳定的患者可直接进入第二步,包括病史采集和体格检查,如妊娠周数、产前检查、既往史等,体格检查应注意疼痛性质、发生部位、有无阴道流血、是否有贫血貌等,同时评估产科情况,包括有无宫缩、阴道排液及胎儿宫内情况等。第三步,初步判定是产科原因还是非产科原因,并决定是否请其他科室会诊,共同制订诊疗方案。实验室和影像学检查有助于临床诊断。对于卵巢囊肿等需要进行手术的患者,其手术时机应根据病情而定,一般原则上选择在积极保守治疗后症状缓解、生命体征相对稳定时进行,病情允许者宜在妊娠中期和妊娠晚期进行,以避免流产或早产。保守治疗期间需严密监测胎儿宫内情况,注意患者生命体征的改变,动态监测实验室指标,尤其是感染指标。腹痛容易诱发宫缩,保守治疗期间应评估流产风险,可根据情况进行保胎治疗。而经评估需要手术治疗的急腹症,要果断及时处理,并选择合理的手术方式,尽可能减少对腹腔及子宫的干扰,降低流产发生率。

1. 异位妊娠的处理　当患者出现内出血过多,甚至休克时,应尽快建立静脉通道、积极备血、快速补液、输血等,同时准备紧急手术。根据术中情况行输卵管切除术或保守性手术。对于无内出血、病情较轻的患者,可采用期待、药物或手术治疗。

2. 先兆流产的处理　孕妇应适当休息,给予心理疏导,严禁性生活。黄体功能不足者建议补充孕酮。如临床症状消失、超声提示胚胎存活,可继续妊娠。

3. 难免流产的处理　难免流产一旦确诊,绝大多数情况下流产不可避免,尤其当患者阴道流血较多时,应尽早清除宫腔内胚胎及胎盘,使子宫能很好地收缩,以减少出血,同时还需要预防感染。对清除的妊娠物应仔细检查,确定妊娠物已完全排出,必要时可行超声检查以明确有无妊娠物残留。术后需将妊娠物送病理检查。

4. 不全流产的处理　由于部分妊娠组织残留于子宫腔或堵塞于子宫颈口,易引起子宫大量出血。因此需在输液、输血的同时行刮宫术或钳刮术。

5. 稽留流产的处理　稽留流产时间过长,可能会导致凝血功能障碍,造成严重出血,因此治疗前应先检查血常规及凝血功能,做好输血准备,在备血、建立静脉通道的情况下进行清宫术;当凝血功能出现异常时,应先纠正凝血后再行手术。由于胎盘组织机化,可能与子宫壁粘连致密,术后有妊娠物残留的可能性,应常规进行超声检查来明确。

6. 流产合并感染的处理　流产合并感染的治疗原则主要为控制感染的同时清除宫腔内残留物。当轻度感染或阴道流血量较多时,可在静脉滴注抗生素的同时进行清宫术;感染较严重而出血量不多时,可先选用广谱抗生素,感染控制后再行手术。清宫时需用卵圆钳夹出残留组织,切忌使用刮匙全面搔刮宫腔,以免扩散感染灶。如果合并严重感染,甚至发生感染性休克时,必要时需切除子宫以去除感染源。

7. 卵巢囊肿破裂或蒂扭转的处理　根据疾病的严重程度进行处理,如果囊肿体积较小,且腹痛症状较轻,可采用抗炎等保守治疗,其间需严密监测患者生命体征。当症状加重,或患者囊肿体积较大,腹痛症状明显,应立即进行手术,根据术中情况进行卵巢囊肿切除术或单侧附件切除术。术中应轻柔操作,避免刺激子宫从而导致流产或早产。术后应给予宫缩抑制剂,抑制子宫平滑肌收缩,从而达到保胎效果。

8. 妊娠合并急性阑尾炎的处理　应根据病情轻重而个体化治疗。若病情较轻,可予以抗生素保守治疗,其间应严密监测患者心率、体温等生命体征,关注腹痛体征变化,动态监测感染指标;若病程进展快或病情严重或怀疑阑尾穿孔,应在抗感染治疗的基础上尽早进行阑尾切除术。目前已有大量研究表明腹腔镜手术在术后并发症及妊娠结局方面优于传统开腹手术,已成为妊娠期首选的手术方式。手术操作需轻柔小心,避免刺激子宫,术后予以抗炎和保胎治疗 72~96 小时。如阑尾坏死化脓,则应在腹腔放置引流管。

9. 妊娠合并急性胆囊炎的处理　妊娠早期一般采用非手术治疗,如控制饮食、解痉、止痛、抗感染等。当病情加重,或出现严重合并症,如阻塞性黄疸、胆囊积脓、坏疽性胆囊炎穿孔、胆囊周围脓肿合并弥漫性腹膜炎等,则需手术治疗。手术方式主要为胆囊造口引流术、胆总管引流术、胆囊切除术或病灶局部脓液引流术、腹腔镜下胆囊切除术,后者对胎儿影响较小,母婴结局较好。

10. 妊娠合并急性胰腺炎的处理　妊娠合并急性胰腺炎的治疗原则与非妊娠期急性胰腺炎基本相同,对轻症患者,主要以禁食、抑酸、抑制胰酶分泌、胃肠减压及适当静脉补液为主,通常无需给予肠内营养;对中度重症及重症患者,则必须加强重要脏器的监测及维护,在上述治疗的基础上同时给予低脂型肠内营养,合理使用抗菌药、镇痛药,处理好局部、全身并发症。当出现以下情况时,则需尽快手术:①经内科积极保守治疗 48 小时以上,病情无好转;②重症患者伴壶腹部嵌顿结石,合并胆道梗阻感染者,需尽快手术解除梗阻;③胰腺严重坏死,导致腹腔大量液体渗出,影响多个脏器功能时,需尽快清除坏死组织后引流。手术方式可分为 B 超或 CT 引导下经皮腹腔穿刺引流(percutaneous catheter drainage,PCD)、内镜、微创手术和开放手术,因急性胰腺炎的病情复杂,手术方式需遵循个体化原则单独或联合应用。

11. 妊娠合并急性胃肠炎的处理　孕妇应合理休息,避免过度劳累。同时,饮用足够的水分以防脱水,可以口服含有电解质的液体或口服盐水溶液。进食易消化、营养丰富的流质或半流质的食物,避免刺激、辛辣和油腻。针对急性胃肠炎的症状,可以在医生指导下服用止吐及止泻药物。如果症状严重或持续时间较长,建议住院治疗。

12. 妊娠合并泌尿道结石　治疗原则首选保守治疗,即多饮水、配合利尿、解痉、镇痛、抗感染等治疗,可促使小结石排出。若保守治疗失败,需进行手术治疗。输尿管内双J管引流可以解除尿路梗阻,缓解肾绞痛,且放置过程方法简单易操作,无需麻醉,对患者及胎儿影响小,缺点在于未处理结石,妊娠结束后需再处理结石。还可以选择输尿管镜下激光碎石治疗,对于顽固性肾绞痛患者也有效,碎石术仅局限于输尿管内结石,对孕妇及胎儿影响小,但需要在麻醉下进行,有一定风险,优点在于结石处理相对彻底,术后无需再处理。

(代　莉　史梦丹　周　容)

第三节　妊娠中期阴道流血

妊娠中期阴道流血是产科常见的急症之一。导致妊娠中期阴道流血的原因很多,不同孕周、不同原因所致的阴道流血,其处理方式也有所差异。因此,需要进行仔细的病史采集,体格检查以及辅助检查,以明确诊断,进行精准化处理。

一、常见的引起妊娠中期阴道流血的疾病

1. 流产　妊娠中期发生的流产缺乏特异性,难以预料,但在孕妇有多发性子宫肌瘤、纵隔子宫、单角子宫等高危因素时需警惕。妊娠中期流产包括先兆流产、难免流产、稽留流产、不全流产或感染性流产等。具体临床表现见表 1-5。

2. 胎盘早剥　是产科严重的并发症,妊娠中期的胎盘早剥不多见。典型的临床表现为突发的剧烈腹痛,伴或不伴有阴道流血,可伴有子宫张力增高,胎心率改变或消失,严重时候可能出现板状腹以及恶心、呕吐、面色苍白、血压下降等休克症状。需注意的是阴道流血量与实际出血量不一定相符,可能存在胎盘隐性剥离的情况,可通过超声查看胎盘后间隙的情况来明确诊断,合并妊娠期高血压疾病、外伤史、宫腔压力骤减如羊水过多突然破膜时、高龄、既往有胎盘早剥病史等高危孕妇需警惕发生胎盘早剥的可能。

表 1-5　流产的临床表现

临床分型	临床表现
先兆流产	停经后阴道流血,伴轻微下腹痛或者腰骶部胀痛,宫口未开,无妊娠组织排出。子宫大小与停经时间相符,休息及治疗后症状消失
难免流产	在先兆流产的基础上,腹痛加重,阴道流血增多,同时伴随宫口进行性扩张(超过 4cm)
不全流产	难免流产继续发展,部分妊娠物排出宫腔,或胎儿娩出后胎盘滞留于子宫腔或嵌顿于子宫颈口,影响子宫收缩,导致大出血甚至休克。子宫小于停经时间
稽留流产	宫内胎儿死亡后未及时排出,有正常早孕过程,部分发生先兆流产的症状,但随着停经时间延长,子宫不再增大反而缩小,子宫小于停经时间,宫口未开,未探及胎心
感染性流产	如阴道流血时间长,继发下腹痛、阴道有恶臭分泌物、宫颈摇摆痛,需考虑合并感染,严重者可引起盆腔炎、败血症或感染性休克。也发生在不全流产或不洁流产时

3. 前置胎盘状态伴出血　典型症状为无诱因、无痛性的反复阴道流血,需要通过超声检查来明确胎盘位置及其与宫颈关系,怀疑合并胎盘植入时需行 MRI 检查。前置胎盘出血前一般无明显诱因,初次出血量少,血液凝固出血可停止,但也有部分患者初次即发生致命性大出血导致休克,多为鲜血,病情与出血量有直接关系,出血量大时可能出现面色苍白、心慌、头晕等休克症状。

4. 妊娠合并宫颈病变　对于孕前未行妇科检查,或既往有宫颈病变的患者均需考虑宫颈病变引起阴道流血的可能。常见有妊娠合并宫颈息肉、宫颈糜烂,一般为反复少量的阴道流血或白带带血丝,少数患者出血量会超过月经量。也可能发生于同房后。也有极少数患者合并恶性病变,如宫颈癌、阴道癌等。若病灶较大,也可能出现大量阴道流血。

二、妊娠中期阴道流血的诊断

对于妊娠中期阴道流血相关疾病的诊断或者原因判断,需要进行详细的病史采集、体格检查以及辅助检查。病史采集对评估孕妇病情极其重要,明确孕周并初步评估当前孕周胎儿有无存活概率,是否定期产检,是否有多次宫腔操作史,孕期产检有无合并症及并发症,阴道流血的发生发展情况,有无伴随症状等。

体格检查主要包括一般腹部查体(如子宫张力、子宫高度、腹围等)、胎心听诊、阴道窥器窥视评估阴道流血的来源及速度,特别是可以明确宫颈是否有病变。由于目前超声检查的普及,不建议进行阴道检查来评估宫颈管消退及宫口扩张情况。在建立有效静脉通道的情况下,阴道窥器窥视是判断阴道流血来源及速度最为快速且极其重要的检查,对于情况紧急或缺乏床旁超声等检查设备的基层医院尤为重要。但需要强调的是,如怀疑患者为前置胎盘伴出血,需慎行阴道检查,必要时可在备血输液的情况下进行。

如母儿情况均平稳,无异常紧急情况,此时辅助检查对于准确评估患者病情就非常重要,产科超声是评估妊娠中期阴道流血最常见的辅助检查,超声可以相对准确地评估胎盘位置、胎盘与宫颈关系、胎盘后间隙有无占位、胎盘有无剥离、胎儿大小及羊水情况、宫颈管有无缩短等。从而进一步明确诊断,制订进一步治疗方案。

妊娠中期阴道流血常见疾病的诊断流程见图 1-3。

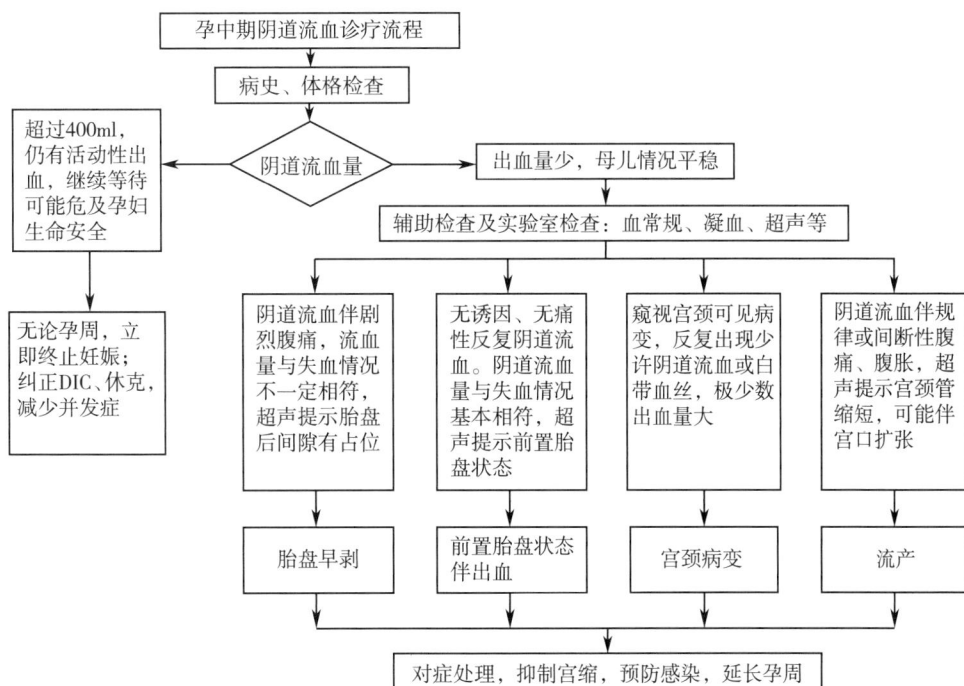

图 1-3 妊娠中期阴道流血常见疾病的诊断流程

三、妊娠中期阴道流血的治疗

1. 评估病情是否为异常紧急情况,如孕妇妊娠中期发生阴道大量流血超过 400ml,并仍在活动性出血,此时为挽救孕妇生命,无论胎儿是否存活,都需考虑立即终止妊娠。如评估宫口已扩张,短时间内可经阴道分娩,可选择严密监护下阴道分娩。否则需积极进行急诊剖宫取胎术。同时积极纠正休克、控制弥散性血管内凝血(disseminated intravascular coagulation,DIC)、减少并发症。根据所在医院新生儿抢救水平评估,如当前孕周新生儿有存活概率且孕妇及家属要求全力抢救新生儿,终止妊娠前可予以地塞米松促胎肺成熟。

2. **如非异常紧急,需明确病因,对症处理**

(1)先兆流产:妊娠中期尽可能行期待治疗,延长孕周,可予以硫酸镁保护胎儿脑神经、抑制宫缩,如阴道流血较多有感染风险也可使用抗生素预防感染,如评估胎儿有存活概率也可予以地塞米松促胎肺成熟等对症支持治疗。

(2)难免流产:积极预防宫内感染,寻找流产原因,指导孕妇下一次妊娠前在专科医院就诊。

(3) 不全流产：立即行钳夹术或清宫术,促进子宫收缩,减少阴道流血,必要时复查宫腔内有无残留物,予以对症治疗。

(4) 稽留流产：积极引产,寻找流产原因。

(5) 感染性流产：尽早引产,同时予以足疗程、足量的抗感染治疗,尽量避免病情进展,以免发生败血症、感染性休克等。

(6) 胎盘早剥：按照病情严重程度分为 0、Ⅰ、Ⅱ、Ⅲ 级（表 1-6）。对于妊娠中期合并 0~Ⅰ 级胎盘早剥患者,一般情况良好,病情较轻,以外出血为主,尽可能保守治疗延长孕周,如出现明显子宫张力高、阴道流血、凝血功能障碍及胎儿宫内窘迫应立即终止妊娠。Ⅱ 级胎盘早剥以上,无法短时间内经阴道分娩者,无论胎儿是否存活,均应立即行剖宫产术。

表 1-6　胎盘早剥 Page 分级

分级	判断标准
0 级	分娩后回顾性产后诊断
Ⅰ 级	外出血,子宫软,无胎儿窘迫
Ⅱ 级	胎儿窘迫或胎死宫内
Ⅲ 级	产妇出现休克症状,伴或不伴弥散性血管内凝血

(7) 前置胎盘状态伴出血：在保障母儿安全的前提下,尽可能延长孕周,抑制宫缩,预防感染,如评估胎儿有存活概率也可给予地塞米松促胎肺成熟等对症支持治疗。但当阴道流血过多可能危及孕妇生命时,无论孕周大小均需行紧急剖宫产术终止妊娠。期待治疗过程中如发生胎儿窘迫,若胎儿有存活概率,也可行急诊剖宫产术终止妊娠。

(8) 妊娠合并宫颈病变：对症处理,如压迫止血、药物止血,必要时联合妇科会诊,共同制订诊疗方案。如宫颈病变可能为恶性,则需妇科、肿瘤放化疗科及产科等多学科讨论后,并根据患者意愿决定进一步的治疗方案。

（史梦丹　代　莉　周　容）

第四节　妊娠中期晕厥

妊娠中期晕厥是产科急症之一,晕厥是一种临床综合征,表现为短暂的意识丧失伴姿势性张力丧失,无需进行复苏措施即可自行恢复至基线神经功能。一般是由良性疾病引起,可自限,部分严重者可能危及生命。孕妇发生晕厥的病因极其复杂,需要进行仔细的病史采集、体格检查,甚至借助超声、MRI 等辅助检查,以明确诊断,对不同原因引发晕厥的孕妇进行个体化处理。

一、常见的引起妊娠中期晕厥的疾病

1. 体位性低血压 体位性低血压常发生在快速改变体位后,可能发生在晨起、排尿后或餐后,大多数人会出现头晕、黑朦、心慌等症状。由卧位到立位时监测血压会发生收缩压下降 20mmHg 或舒张压下降 10mmHg,也有部分患者因为长期站立引起脑供血不足导致头晕、站立不稳,甚至晕厥、摔倒、诱发心绞痛或者心肌梗死、脑卒中等。孕妇由于受到体内孕激素影响,血管舒张能力增强,同时子宫压迫下腔静脉,站立时较正常人更容易发生晕厥。如孕妇合并消瘦、营养不良或者快速改变体位、劳累等高危因素或者诱发因素,都需警惕体位性低血压的发生。

2. 贫血 贫血在孕妇中极其常见,从生理上说,由于孕期血容量增加,血液中血浆较红细胞增加多,故血液呈生理性稀释状态,因而孕中晚期女性发生贫血的概率增加。如孕妇发生脱水、体力消耗过大,或者铁、叶酸或维生素 B_{12} 等营养素缺乏时,还会进一步加重贫血。贫血会影响血红蛋白携氧能力,导致组织和器官缺氧,尤其是在活动时,因此合并贫血的妊娠中期孕妇更容易发生脑缺氧导致晕厥。

3. 低血糖 由于孕妇自妊娠中期起基础代谢率逐渐增高,对能量的需求及消耗也逐渐增高,且妊娠期胰岛功能增强,胰岛素分泌增多,但胎盘合成的多种激素会对抗胰岛素的功能,因此血液循环中胰岛素含量相对不足,故孕妇空腹血糖水平较非孕时稍低,餐后则呈高血糖及高胰岛素水平,以满足对胎儿葡萄糖的供给。因此对于三餐不规律,尤其是不吃早餐或者碳水化合物摄入不足的孕妇来说,容易发生低血糖;如孕妇合并妊娠糖尿病或者孕前糖尿病,孕期需控制饮食,部分孕妇控制不当也可能导致低血糖,从而可能诱发晕厥。

4. 低氧血症 当孕妇合并心肺相关疾病或不利因素,如哮喘、呼吸系统感染等疾病,心肌炎、心脏结构异常、心力衰竭等心血管系统疾病时,都可能影响孕妇体内血液循环,诱发低氧血症导致晕厥。

5. 其他原因 妊娠中期晕厥除上述常见原因外,还需警惕部分孕妇有严重的妊娠期并发症,如妊娠期高血压疾病,也可能诱发头晕、头痛、晕厥等症状。此外,孕妇的情绪心理原因也可能引起晕厥,部分孕妇由于过度紧张或焦虑,刺激丘脑下部,反射性地引起迷走神经及交感神经功能紊乱,从而导致晕厥。环境因素偶尔也是导致孕妇发生晕厥的原因之一,高温天气、人流量大、过于嘈杂的环境都可能刺激孕妇发生生理或者心理不适诱发晕厥。

二、妊娠中期晕厥的诊断

妊娠中期晕厥大多数可以自行恢复,也有少数会发生严重并发症,因此第一时间判断患者生命体征是否平稳、是否意识清楚尤其重要。通常可以通过采集病史、体格检查和必要的辅助检查来明确诊断,并进行相关鉴别诊断。由于孕妇可能正处于晕厥状态,也可能已经缓解,可以通过向孕妇及随诊家属多方面采集病史,了解晕厥的诱发因素,晕厥时有无意识丧失、晕厥持续时间及缓解情况,有无就诊经历等。病史采集具体项目见表 1-7。

表 1-7　晕厥病史采集主要项目

主要项目	问诊内容
一般情况	年龄、性生活史、月经生育史、孕周
晕厥情况	诱发因素：有无高热、剧烈活动、长时间未进食、情绪紧张等 晕厥时有无意识丧失、晕厥持续时间及缓解情况
伴随症状	有无阴道流血流液、腹痛、腹泻、发热、恶心、呕吐、心慌、胸闷、乏力、大汗、咳嗽、咳痰等
既往病史	孕前孕后有无类似晕厥病史、有无糖尿病、高血压等病史，有无传染病病史、过敏史，有无手术史、外伤史、输血史
就诊情况	有无就诊，诊治情况如何
用药情况	是否长期服用药物，近期是否服用药物
生活方式和习惯	有无不良生活习惯如饮食不规律，近期工作是否过于劳累、工作压力大等
所处环境	是否身处高温天气、人流量大、过于嘈杂的环境等

　　体格检查对于晕厥的诊断十分重要。首先是对生命体征的检查，如孕妇合并高热、心率增快或血压异常，可以协助判断晕厥原因，并且对晕厥的急诊处理极其重要。除此之外，孕妇心肺查体也非常重要，通过对肺部及心脏的听诊及叩诊，判断是否合并干湿啰音、心脏杂音、心律失常、心界增大等，从而辅助判断患者是否合并心脏及呼吸道相关疾病，明确有无呼吸道感染、心律失常、心力衰竭等合并症。同时需要注意检查孕妇晕厥后是否进一步受伤，比如头颅、腹部是否受到撞击，明确胎儿宫内情况。

　　辅助检查可以进一步明确孕妇晕厥的原因，常规筛查包括血常规、电解质、随机血糖、血气分析、血氧饱和度等，如孕妇反复发生不明原因的晕厥或者晕厥时间长、症状重，可能还需要进一步进行头颅 MRI、心脏超声、心电图等检查，以进一步明确诊断，甚至可能需要神经内科、心内科、呼吸科等科室协助共同寻找病因，明确诊断。

三、晕厥的治疗

　　1. 首先明确孕妇目前生命体征是否平稳，是否意识清醒，是否仍处于晕厥状态；如有生命体征不平稳或其他严重并发症，比如妊娠期高血压疾病等，需以保障孕妇生命安全为首要任务，在抢救孕妇的同时，根据当前孕周及胎儿状态决定是否需要终止妊娠，抢救胎儿。

　　2. 如孕妇仍处于晕厥状态，可让孕妇平卧在通风处，松解孕妇衣物，确保气道畅通。用温湿毛巾擦拭孕妇掌心和前额，有助于孕妇意识恢复。同时建立静脉通道补液，吸氧，纠正可能导致晕厥的低血糖、低血氧状态。根据进一步的检查结果对症处理，纠正病因。

　　3. 大部分孕妇经过病因纠正、对症处理后症状可缓解。如孕妇反复发生晕厥，或者经过对症处理后症状仍缓解不佳，就需要多学科协助进一步诊治，如合并心力衰竭、心律失常时需心内科医生协助对症处理；合并急性呼吸道感染、呼吸困难需要呼吸内科及重症监护室（intensive care unit，ICU）等医生协助治疗；合并颅内病变需要神经内科医生对症处理。

　　4. 妊娠中期偶发的短暂晕厥通常不会对胎儿造成直接伤害，但如果晕厥持续时间较长或反复发作,则可能导致胎儿缺氧缺血性损伤、发育迟缓等。且如发生无预兆的晕厥,也可能使孕妇摔倒受伤,严重情况下甚至可能导致流产、早产、胎膜早破、胎盘早剥等并发症。

四、晕厥的预防

预防晕厥在孕期更为重要,可以最大限度地避免晕厥给母胎带来的不良影响。常见的预防措施有以下几点:

1. 保持充足的营养,多摄入富含铁、蛋白质、维生素的食物,预防贫血。

2. 少食多餐,适当饮水,维持规律且良好的生活及饮食习惯。

3. 避免剧烈运动和长时间站立,尽量避免仰卧位,必要时可侧卧休息,避免仰卧位低血压。

4. 注意室内通风,避免过于闷热的环境。

5. 保证足够的休息时间,保持情绪平稳,尽量避免高强度及高压力的工作。

6. 如严重晕厥,可能造成跌倒受伤,因此孕妇需有人照应,尽量避免独自外出。

除此之外,针对会导致孕妇晕厥的合并症或并发症,也应该做好预防措施。比如:①对于孕期有发生妊娠期高血压疾病的孕妇,需避免血压波动过大、血压过高,做好相应的预防;②对于有妊娠糖尿病或孕前糖尿病的孕妇,血糖控制要适当,避免低血糖或酮症酸中毒昏迷;③对于有心脏疾病的孕妇,要和心脏科医生共同管理,避免低氧血症的发生。

(史梦丹 陈洪琴)

第五节 妊娠期发热

妊娠期发热是指产妇在胎儿尚未娩出前,在致热原或各种病因作用下导致体温调节中枢功能障碍,体温升高超出正常范围。约 20% 的孕妇在妊娠期间经历过至少一次的发热,是妊娠期常见的临床症状。已有大量证据证实妊娠期发热与不良妊娠结局有关,可能在妊娠早中期引起胎儿畸形、胎儿神经系统损伤、流产、死胎,也可在妊娠晚期导致胎儿宫内窘迫、死胎等,远期导致儿童行为改变、认知功能受损等。而发热病因多种多样,从临床角度主要分为感染性与非感染性两大类,以前者多见。

一、常见引起妊娠期发热的病因

1. 感染性病因

(1)细菌感染:肺炎球菌、金黄色葡萄球菌、大肠埃希菌、李斯特菌、结核分枝杆菌等。

(2)病毒感染：流感病毒、副流感病毒、冠状病毒、呼吸道合胞病毒、风疹病毒、单纯疱疹病毒等。

(3)寄生虫(如弓形虫)、真菌、梅毒螺旋体、支原体、衣原体等。

孕期感染性疾病诊断主要包括呼吸道感染、下生殖道上行感染(长时间阴道流血或胎膜早破)、尿路感染、肠炎、阑尾炎等。

2.非感染性病因 发热通常持续较长时间。

(1)变态反应及结缔组织病：系统性红斑狼疮(systemic lupus erythematosus,SLE)、风湿热、干燥综合征、多发性肌炎、结节性多动脉炎、成人 Still 病等。

(2)肿瘤性疾病：胃肠道肿瘤和中枢神经系统肿瘤多见。

(3)血液系统疾病：白血病、淋巴瘤、噬血细胞综合征、恶性组织细胞病、周期性中性粒细胞减少症等。

(4)神经源性发热：颅内疾病(感染、肿瘤、血管病变)、脑出血、脑外伤及自主神经功能紊乱等。

(5)其他及诊断不明的疾病：甲状腺功能亢进、药物热及家族性地中海热等。

二、妊娠期发热的诊断

妊娠期主要的免疫功能由细胞免疫转向体液免疫,机体免疫防御能力进而减弱,孕中晚期尤甚,易发生呼吸道病原体感染、泌尿系统及生殖道感染。发热性疾病的病因虽较为复杂,临床表现多种多样,但临床医生可从以下几点入手,能较快地明确绝大多数的发热原因：①仔细的病史采集；②详尽的内外科查体及专科查体；③必要的实验室检查和辅助检查。妊娠期发热病史采集的主要项目见表1-8。

表 1-8 妊娠期发热病史采集主要项目

主要项目	问诊内容
一般情况	年龄、生命体征、既往史、家族史、孕期经过
发热情况	体温波动规律、有无诱因、转归情况
全身症状	有无畏寒、寒战、出汗、消瘦、皮疹、皮肤颜色改变
各系统症状	
呼吸系统	咳嗽、咳痰、咯血、气急、胸闷、胸痛
泌尿系统	尿频、尿急、尿痛、排尿困难、腰背酸痛、血尿
生殖系统	阴道流血流液、分泌物增多伴异味、子宫压痛、会阴肿胀
消化系统	恶心、呕吐、腹泻、腹胀、腹痛、便秘、大便隐血及腹部压痛、反跳痛
其他系统	皮疹、瘀点瘀斑、肌肉酸痛、关节疼痛、关节僵硬、头痛、头晕、癫痫等
既往史及个人史	疫区停留史、暴露史、冶游史、发热病史、职业史、外科手术史、输血史、用药史、动物接触史
就诊情况	有无就诊,诊治经过,用药情况

入院后详细询问病史是发现诊断线索的重要步骤,依据系统顺序逐一询问,再重点询问关键病史,并反复核实,以免因医生的遗漏或疏忽、患者的遗忘忽视甚至隐瞒等原因出现遗漏,进而影响诊断。同时,患者的既往史及个人史对于病情诊断也非常重要,如疫区停留史、与感染性疾病患者的密切接触史;同性恋者、吸毒人员的发热常需排查获得性免疫缺陷综合征、机会性感染的可能性;有冶游史者需排查性传播疾病;有吃生食者需排查寄生虫疾病、李斯特菌感染等。既往的发热病史、职业暴露史、手术史、输血史、用药史、动物接触史、旅游史等也有助于排查发热病因。

体格检查需仔细、全面,关注与发热有关的体征,寻找线索、定位病灶,如眼球是否充血、咽喉部有无红肿脓点、双肺听诊、腹部有无压痛、肾区有无叩痛、四肢关节有无肿胀或结节等。需特别注意的是,孕期发热属于特殊人群发热,入院时应首先关注专科查体情况,如孕中晚期听胎心、腹部触诊有无宫缩、子宫是否压痛、阴道分泌物有无异味及阴道分泌物性状。此外,入院后需监测生命体征并关注其动态变化情况,不同疾病的进展有其自身的特定规律,有些特异性的症状、体征可能逐步显现出来。

辅助检查有助于进一步明确诊断,同时指导临床制订治疗方案,如血常规,怀疑病毒感染可行流感病毒、新型冠状病毒核酸检测,腹泻时行大便常规检查,怀疑泌尿系统感染行尿常规、尿培养,怀疑生殖系统感染行白带常规检查、宫颈分泌物培养,可初步判断是否存在细菌、病毒感染,是否存在血液系统疾病;感染指标(降钙素原、IL-6、C反应蛋白等)为感染性发热诊断提供依据,同时在抗感染治疗过程中也需动态复查;高热时要进行血培养(2次取不同部位)并做药敏试验,以指导临床抗菌药物的使用;必要时需要行胸部CT和腹部B超(肝、胆、胰、脾、肾、阑尾)明确各器官有无感染性病灶及病变,为寻找病因诊断提供线索。此外,孕期发热还应行产科超声(适用于整个孕期)和胎心监护(适用于孕晚期)评估胎儿情况。

三、妊娠期发热的临床思维路径

1. 通过病史采集、体格检查能明确诊断的疾病　感染性发热通常起病急,伴或不伴寒战,有全身及局部症状和体征,血常规白细胞计数 $> 12 \times 10^9/L$,或 $< 0.5 \times 10^9/L$,超敏C反应蛋白(hypersensitive C-reactive protein,hs-CRP)阳性提示细菌感染,阴性多为病毒感染。通过病史采集和体格检查,多数可以直接观察到病变情况,然后通过一些简单的辅助检查排除其他疾病后即可明确诊断。这类疾病的具体诊断路径见表1-9。

2. 需要通过病史采集、体格检查、辅助检查明确诊断的疾病　非感染性发热或不明原因发热,经详尽地询问病史、体格检查、专科查体,以及常规的实验室检查仍不能明确诊断,如结缔组织病(系统性红斑狼疮、多发性肌炎等)、恶性肿瘤性疾病(白血病、淋巴瘤、胃肠道肿瘤等)或其他药物热、甲状腺功能亢进等引起的发热。这类发热性疾病通常热程较长,常超过1个月,伴有贫血、无痛性多部位淋巴结肿大、肝脾大。若长期发热、一般情况较好、无明显中毒症状,或发热与缓解交替出现者,多见血管 - 结缔组织病。恶性肿瘤性疾病还需结合血肿瘤指标物、CT、正电子发射计算机体层显像仪(positron emission tomography and computed tomography,PET/CT)、病变部位活检等特定的检查手段进一步明确诊断。

表 1-9　通过病史采集、查体即可明确诊断的疾病

病史	内科检查	专科检查	诊断
咳嗽、咳痰、咯血、气急、胸闷、胸痛	咽部充血、扁桃体充血肿大、口腔疱疹、肺部听诊啰音	伴或不伴宫缩	呼吸道感染
尿频、尿急、尿痛、排尿困难、腰背酸痛、血尿	肾区叩痛、输尿管走行区深压痛	伴或不伴宫缩	泌尿系统感染
阴道流血流液、分泌物增多伴异味、下腹部压痛、会阴肿胀	—	会阴红肿、阴道宫颈黏膜红肿、阴道穹窿及宫口可见脓性分泌物、血迹伴异味,子宫压痛	下生殖道上行感染
恶心、呕吐、腹泻、腹胀、腹痛、便秘、大便隐血及腹部压痛、反跳痛	腹部张力大,伴压痛、反跳痛	伴或不伴宫缩	胃肠炎、阑尾炎

3. 妊娠期发热的临床治疗

(1)对症治疗

1)降温。物理降温:①温水擦浴(体温<38.5℃):32~34℃温水浸湿毛巾,拧至半干后擦拭额头、颈部、腋下、腹股沟、手心,动作要轻柔而稍用力,通常不超过 20 分钟;②冰袋降温(如果体温>39℃):用毛巾包裹冰袋或冰贴置于前额部、颈部、腋窝下、腹股沟上及腘窝处等血管丰富的部位。时间不超过 30min/ 次,延长时间可能导致局部冻伤。

药物退热:体温>38.5℃,首选应用对乙酰氨基酚退热。24 小时内不超过 4 次,避免同时服用有相同成分的药物。对乙酰氨基酚是一种常用的解热镇痛药,尚无高质量证据显示其会增加妊娠丢失、先天性异常或后天神经发育迟缓的风险。整个孕期均可以使用。

2)止咳:咳嗽变异性哮喘治疗困难,感染后咳嗽可导致咳嗽症状持续不缓解,有临床研究提示慢性咳嗽是胎膜早破的风险因素,剧烈咳嗽有可能增大腹内压造成不良妊娠结局。妊娠期止咳可首选右美沙芬,但妊娠早期应禁用。

3)化痰:祛痰药可以使痰液变稀、黏稠度下降,便于咳出,或能够使呼吸道黏膜纤毛运动加速,或能改善痰液转运。①乙酰半胱氨酸:属于 B 级药物,妊娠期使用较为安全;②氨溴索:美国食品药品监督管理局(Food and Drug Administration,FDA)未分级,没有证据表明对妊娠有不良影响,但妊娠早期应慎用。

4)维持水、电解质平衡:高热应避免脱水,如伴有呕吐、腹泻等症状需警惕电解质紊乱。建议多喝温开水,必要时补液,维持电解质平衡。

(2)对因治疗

1)抗生素使用:针对可能细菌性感染的呼吸道、消化道、泌尿系统等可使用抗生素治疗,首选覆盖常见的相关病原体的广谱抗生素。在不考虑金黄色葡萄球菌感染的情况下,可选抗菌谱覆盖链球菌、流感嗜血杆菌、卡他莫拉菌的头孢克肟。流感后常见继发金黄色葡萄球菌感染,证据明确或高度怀疑细菌感染时,经验用药宜选择抗菌谱覆盖金黄色葡萄球菌的抗菌药,宜选 FDA 分级 B 级的抗菌药,绝大多数 β- 内酰胺类抗生素均为此类,常见为阿莫西

林、头孢呋辛、头孢丙烯、头孢地尼。

尽管克林霉素属于 B 级，但抗菌能力很有限（主打厌氧菌，对革兰氏阳性球菌耐药率较高），适用于青霉素过敏者。阿奇霉素也属于 B 级，对流感嗜血杆菌、卡他莫拉菌能力尚可，但对金黄色葡萄球菌、链球菌能力很有限，主要应用于肺炎支原体、衣原体、军团菌感染。避免在孕早期使用甲硝唑和克霉唑。

2）抗病毒治疗：流感早期应参照诊疗指南，进行积极抗病毒治疗（抗病毒药物均属于处方药，需在医生指导下用药），首选方案：奥司他韦，每次 75mg，1 天 2 次，连用 5 天。替代方案：扎那米韦，每次 10mg（1 吸 5mg，共 2 吸）、1 天 2 次，连用 5 天；帕拉米韦，静脉滴注单剂 600mg（滴注时间至少 15 分钟）。奥司他韦常规疗程为 5 日，但对于免疫功能受损或重症患者，尤其是抗病毒治疗 5 天后呼吸道样本仍可检出流感病毒 RNA 的患者，可能需要延长疗程（不超过 10 天）。

3）原发病治疗：其他特殊感染如急性阑尾炎引起的孕期发热，除了积极抗感染治疗外，还需外科评估手术时机。非感染性发热如风湿免疫疾病、血液系统疾病，进行专科治疗等。若孕妇经积极治疗持续发热超过 48 小时或者反复发热超过 72 小时，建议转上级医院进一步检查和治疗。

4. 产科相关常规治疗 孕妇发热可能诱发宫缩等流产及早产症状，予以保胎治疗，完善孕期系统超声及胎儿心脏超声检查，排查胎儿发育是否异常，特别是胎儿心脏发育（发热后胎儿心脏发育异常的风险增加）。如诱发宫缩，予以抑制宫缩治疗的同时，酌情行促胎肺成熟（感染活动期避免使用激素）、硫酸镁保护胎儿脑神经等相关治疗。

孕期发热除积极对症及病因治疗外，需相关专科及产科医生共同评估，妊娠晚期需评估分娩时机及分娩方式。

5. 羊膜腔感染处理 羊膜腔感染是孕妇的一种常见疾病，因病原体侵入羊膜腔，导致胎盘、胎膜、羊水、胎儿均发生感染。常见的病原体包括 B 族链球菌、大肠埃希菌、支原体和衣原体，其他包括李斯特菌等。临床型羊膜腔感染的诊断标准：母体体温升高（≥ 37.8℃）并伴有胎儿基线心率 ≥ 160 次 /min、母体心率 ≥ 100 次 /min、母体外周血白细胞计数 ≥ 15 × 10^9/L 或核左移、阴道分泌物有异味及宫底压痛，具备其中任何两项或两项以上即可诊断。

一经确诊需要及时使用广谱抗生素，抗生素方案有氨苄青霉素（静脉滴注 2g，q.6h.），头孢唑林（静脉滴注 2g，q.8h.）；青霉素过敏的患者可使用克林霉素（静脉滴注 900mg，q.8h.），或者万古霉素（静脉滴注 500mg 或 1g，q.12h.），氨苄西林舒巴坦（静脉滴注 3g，q.6h.），哌拉西林他唑巴坦（静脉滴注 3.375g，q.6h. 或 4.5g，q.8h.），头孢替坦（静脉滴注 2g，q.12h.），头孢西丁（静脉滴注 2g，q.8h.），厄他培南（静脉滴注 1g，q.d.）。

孕妇一旦确诊为羊膜腔感染应尽快终止妊娠，不需考虑孕周大小。因为怀孕不终止，感染就无法控制，炎症不能治愈，且时间越长，发生新生儿感染、死胎、死产的概率越大，产褥期感染也越严重。但羊膜腔感染不是剖宫产手术的绝对指征，若血常规、C 反应蛋白、降钙素原等感染指标提示为轻度感染，且估计短时间内可经阴道分娩者可选择阴道分娩。在整个过程中要一直监测胎心，减少非必要的阴道检查次数，尽量缩短第二产程。

若胎心监护提示反复晚期减速、持续胎儿心动过速等,应尽快结束分娩,必要时行阴道助产或剖宫产终止妊娠,同时做好抢救新生儿的准备。如果产程进展缓慢或停滞、宫缩乏力、感染加重、有明确证据证明胎儿宫内窘迫或有其他需要手术终止妊娠的产科指征者,应及时行手术治疗,做好抢救新生儿的准备。无新生儿抢救条件的医院做好宫内或者新生儿转运。分娩后的胎盘进行病理检查,同时取宫腔分泌物和新生儿外耳道分泌物做需氧和厌氧培养及药敏试验。

妊娠期发热的诊疗流程见图 1-4。

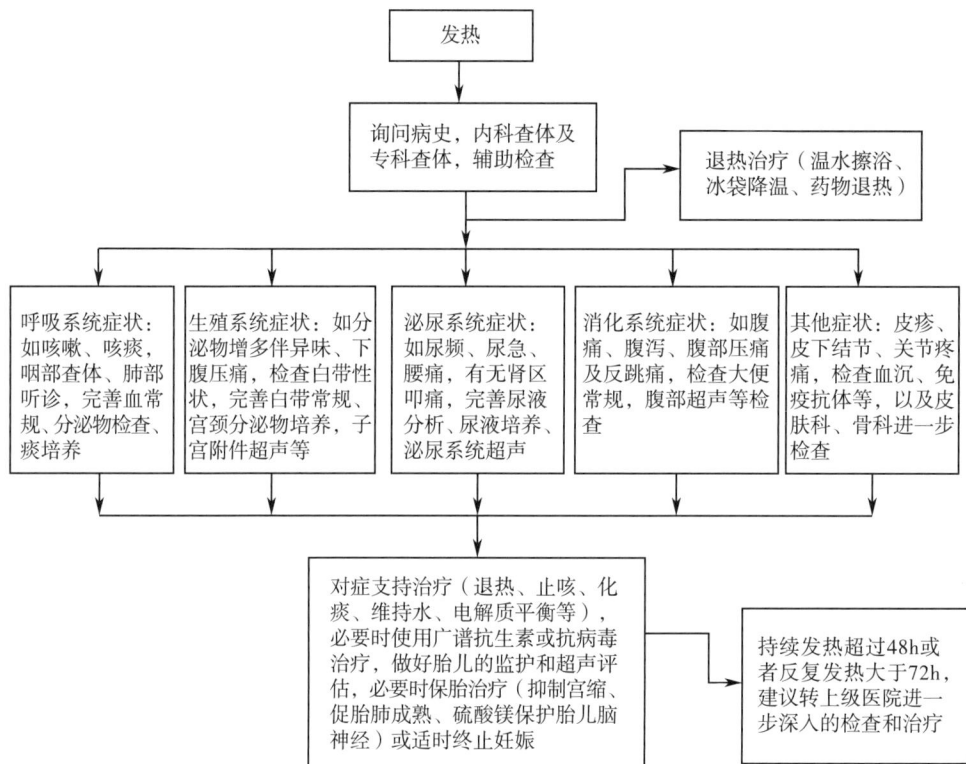

图 1-4 妊娠期发热的诊疗流程

(魏晓红 罗 兵)

第六节 妊娠期抽搐

妊娠期抽搐的发病原因复杂多样,多表现为肢体和 / 或全身肌肉不自主地抽动,大多突发突止、持续时间短,伴或不伴意识丧失。常见病因有妊娠期严重并发症(子痫)、中枢神经系统病变(如癫痫、脑部感染、颅脑肿瘤、外伤等)及代谢与电解质紊乱(低血糖、低血钙、低血钾等),其中子痫和癫痫是妊娠期抽搐的常见原因。

一、常见的引起抽搐的疾病

1. 严重妊娠期并发症　①子痫；②羊水栓塞。
2. 内外科病史　①癫痫、脑部感染、颅脑肿瘤、头颅外伤等；②甲状腺功能亢进。
3. 代谢与电解质紊乱　①低血糖；②低钙血症、低钾血症等。
4. 其他　①破伤风、狂犬病等；②吸毒、中毒、滥用药物等。

二、抽搐的诊断

妊娠期抽搐引起母儿不良结局的风险大,若要快速明确引起抽搐的原因或疾病,通过详细的病史采集、体格检查,结合辅助检查,做出诊断和鉴别诊断并不困难。病史采集需要详细了解既往病史及孕期经过、有无类似发作史,有无诱因、发作先兆、抽搐持续时间、发作时表现,有无伴随症状、有无药物因素影响等。病史采集具体内容见表 1-10。

表 1-10　妊娠期抽搐病史采集主要内容

问诊要点	问诊内容
一般情况	年龄、既往史、家族史、孕期经过
发作诱因	与睡眠、饮食、情绪是否有关
发作先兆	有无头痛、眼花、眼前闪光、闻到怪异气味、不自主咀嚼、嗜睡等前驱症状
抽搐部位	局部还是全身抽搐,或由局部抽搐扩展至全身抽搐
抽搐形式	肢体是伸直、屈曲还是阵挛,有无颈部或躯干向一侧扭转等
伴随症状	有无意识丧失、口吐白沫、大小便失禁、摔伤或舌咬伤等
抽搐后症状	有无昏睡、头痛或肢体一过性瘫痪
发作频率	每年、每月、每周或每天发作次数,最近一次发作时间
就诊情况	以往的诊断和治疗情况,有无长期服药情况等

体格检查包括各项生命体征、心肺功能和常规神经系统检查等,生命体征、心肺功能检查可以寻找抽搐的原因及是否引起全身一般情况的改变。神经系统的体格检查可以验证和排除最初的诊断,进一步判断疾病的部位和性质。

通过详细的病史询问和仔细查体,采取适当的辅助检查对病史及查体获得的临床诊断进行求证,对疾病诊断存疑的地方进行鉴别诊断。比如血压、尿蛋白、肝肾功能等可以判断抽搐是否与妊娠并发症相关;超声检查可以了解有无胸腹腔积液、肝包膜下血肿等;脑电图可以通过脑电活动是否正常确定是否为癫痫;头颅 CT 或者 MRI 检查可以明确有无脑结构异常或病变等。

三、妊娠期抽搐的临床思维路径

1. 通过病史采集、体格检查能明确诊断的疾病　引起妊娠期抽搐的常见疾病为子痫及癫痫,这两类疾病引起的抽搐是妊娠期常见急症之一,严重威胁母儿生命健康。对于既往有癫痫发作史的孕妇,妊娠期再次发生癫痫时,通过采集病史以及典型的临床表现和体征,结合简单的辅助检查,即可对疾病进行诊断。这类疾病的具体诊断路径见表 1-11。

表 1-11　通过病史采集、体格检查能明确疾病诊断的情况

问诊要点	子痫	癫痫
既往史	无;部分有慢性高血压	大多有癫痫发作史
发作先兆	多有头晕、头痛、呕吐、视物模糊等症状	少数有烦闷、焦虑不安、眼前突然有闪光感、眩晕等先兆症状
抽搐特点	面部及颈部强直,头偏向一侧,瞳孔放大,眼球固定,口角或面部肌肉抽搐后全身肌肉强直,面色发绀,昏迷时间长短不一	先有四肢强直性抽搐,继而阵挛性抽搐,口吐白沫,数分钟后清醒,整个孕期不定期发作
体格检查	有高血压及/或明显水肿;眼底小动脉痉挛,伴出血、视网膜水肿或剥离	无高血压及水肿,少数有颅内病变;眼底正常

2. 需要通过病史采集、体格检查、辅助检查明确诊断的疾病　对于既往无癫痫病史,妊娠期首次发生抽搐且临床表现不典型或未做过产前检查,病史不清的孕妇,需通过详细的病史采集,结合体格检查及辅助检查方能明确疾病的诊断。妊娠期抽搐最首要的辅助检查是测量血压,其次是血尿等生化指标检测,必要时结合头颅 CT 或 MRI,基本都能明确诊断,且能一定程度评估疾病的严重程度。根据患者情况,可能还需要其他辅助检查。常用的辅助检查包括以下几种:

(1)测量血压:对于妊娠期无明显诱因的抽搐,准确客观地进行血压测量是鉴别子痫及癫痫的关键,必要时可进行 24 小时动态血压监测全面了解孕妇的血压情况(特别是夜间血压)以明确诊断。

(2)实验室指标:对于血压升高的孕妇,完善尿常规可以便捷快速地了解是否存在尿蛋白、病理管型等,同时结合尿蛋白/肌酐比值能快速对疾病进行判断,也可行 24 小时尿蛋白定量了解尿蛋白情况。此外,还可行血常规、凝血功能、肝肾功能及电解质检查,有助于在尿蛋白阴性时,明确是否存在血液系统、肝肾功能损害。

(3)超声检查:产科超声可了解胎儿胎盘、羊水等情况,也有助于疾病诊断。此外,对于血压升高者,建议完善胸腹部、肝胆、泌尿系统等彩超判断是否存在脏器损害。

(4)脑电图:脑电图对癫痫的诊断具有特殊价值,若脑电图为癫痫性放电,表现为棘波、尖波、尖慢波综合、多棘慢波、发作性高波幅慢波,均支持癫痫诊断,还有助于确定癫痫发作类型及病灶部位。

(5)头颅 CT 或 MRI:头颅影像学检查可以明确脑结构异常及病变,了解是否存在颅脑

肿瘤;通过检查也能发现子痫抽搐引起的脑白质病变。

此外,功能影像学检查如单光子发射计算机断层成像(singlephoton emission computed tomography,SPECT)、正电子发射计算机体层扫描术(positron emission tomography,PET)等能从不同的角度反映脑局部代谢变化,有助于脑部病灶的定位。常见的妊娠期抽搐疾病主要为子痫和癫痫,其临床评估诊断流程见图1-5。

四、妊娠期抽搐的临床治疗原则

1. 子痫 子痫发作时应立即启动紧急抢救流程,包括一般急诊处理(防止坠地外伤、唇舌咬伤,保持气道通畅,密切观察生命体征,避免声、光等一切不良刺激等);应用硫酸镁治疗子痫并预防抽搐复发;使用降压药物控制血压,预防心脑血管并发症,排查是否存在胎盘早剥、肺水肿等并发症;抽搐控制后终止妊娠等。

2. 癫痫 对于癫痫发作或持续发作的患者,建议请包括神经内科在内的多学科会诊共同制订

```
┌──────────────┐
│   妊娠期抽搐   │
└──────┬───────┘
       ↓
┌──────────────────┐
│ 病史、体格检查及辅助检查 │
└──────┬───────────┘
       ↓
  升高 ◇ 血压 ◇ 正常
   ↓         ↓
┌────────────┐  ┌────────────┐
│血尿常规、肝肾功│  │脑电图有无癫 │
│能、24小时尿蛋白│  │痫性放电表现 │
│定量等;胸腹部、│  │            │
│肝胆、泌尿系统及│  │            │
│产科彩超      │  │            │
└─────┬──────┘  └─────┬──────┘
      ↓                ↓
   ┌──────────────┐
   │  头颅CT或MRI  │
   └──────┬───────┘
          ↓
   ┌──────────────┐
   │ 判断子痫或癫痫 │
   └──────────────┘
```

图1-5 妊娠期抽搐疾病的诊断流程

诊疗方案。癫痫发作时一般处理包括防止坠地外伤、唇舌咬伤,保持气道通畅;对于强直-阵挛发作者,可能导致母儿缺氧,应立即给予10~20mg地西泮缓慢静脉推注,终止发作后可用80~100mg地西泮加入5%葡萄糖溶液内静脉滴注,维持12小时。对于全面性强直-阵挛发作持续状态,应尽早终止发作,苯二氮䓬类仍是首选药物,具体处理参考癫痫持续状态相关指南。癫痫持续状态应同时注意监测和处理脑缺氧、脑水肿,评定心肺功能及水电解质紊乱等。对于分娩期胎心率在5分钟内未恢复或者癫痫再次发作,应加快产程,必要时给予紧急剖宫产。

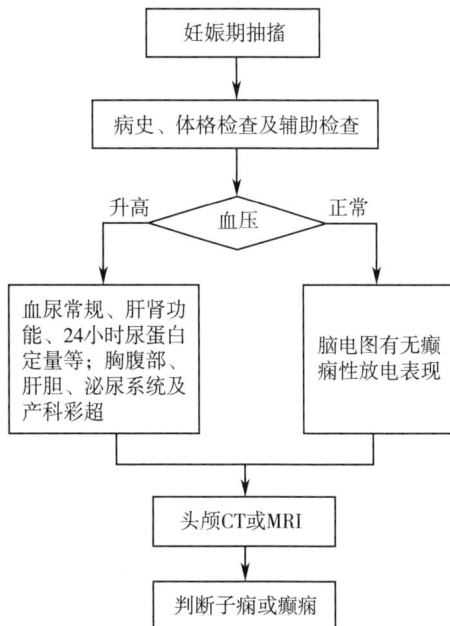

(张燕萍 刘 敏 周 容)

第七节 妊娠期胸痛

妊娠期胸痛指孕妇在妊娠期出现的胸部疼痛,很多发生在妊娠期的心肺疾病都会引起孕妇胸痛,容易混淆诊断,若处理不当延误治疗,可导致母儿不良结局发生风险增加。不同疾病的胸痛表现形式复杂多样,通过对胸痛的部位、性质、伴随症状等特点进行仔细辨别,结合辅助检查,明确诊断,采取及时有效的治疗措施,避免母儿不良结局的发生。

一、常见的引起妊娠期胸痛的疾病

1. 胸壁疾病　皮肤或皮下组织的脓性感染、带状疱疹、肌炎、肋间神经炎、外伤、血液系统疾病所致骨痛（如急性白血病、多发性骨髓瘤）等。

2. 胸腔脏器疾病

（1）循环系统疾病：心肌梗死、主动脉夹层、心脏压塞、心脏挤压伤（冲击伤）、心包炎、心肌炎、心肌病（如梗阻性肥厚型心肌病、围产期心肌病、应激性心肌病等）、主动脉瓣疾病、二尖瓣脱垂等。

（2）呼吸系统疾病：胸膜炎、胸膜肿瘤、肺栓塞、自发性气胸、肺炎、肺结核、肺脓肿、肺癌等。

（3）消化系统疾病：胃食管反流病（包括反流性食管炎）、食管痉挛、食管裂孔疝、食管癌、急性胰腺炎、胆囊炎、消化性溃疡和穿孔等。

（4）纵隔疾病：纵隔炎、纵隔脓肿、纵隔肿瘤等。

3. 横膈及腹腔脏器疾病　膈胸膜炎、膈下脓肿、肝胆疾病、脾周围炎、脾梗死等。

4. 心理精神疾病　抑郁症、焦虑症、惊恐障碍等。

5. 其他　如通气过度综合征、颈椎病等。

二、妊娠期胸痛的诊断

1. 诊断步骤　孕妇出现胸痛时，首先快速评估生命体征。若出现神志模糊或意识丧失、面色苍白、大汗及四肢厥冷、呼吸急促或困难、低血压（血压<90/60mmHg）及低氧血症（血氧饱和度<90%）等表现，提示可能存在高危胸痛，需立即进行抢救。在抢救的同时，积极明确病因，并在条件允许的情况下迅速转诊至有救治经验和条件的医疗机构。即使无上述高危表现的胸痛孕妇，仍需保持对潜在危险的警惕。

2. 诊断方法　妊娠期胸痛，需根据孕妇的主诉、病史、体格检查和辅助检查进行全面的诊断与鉴别诊断。对于胸痛孕妇，详细询问病史是确定病因的关键。各类疾病所致的胸痛在疼痛部位、性质及持续时间等具有一定的特点，深入了解胸痛的特点至关重要，如是否为新发、急性的或持续性的胸痛，胸痛的诱发因素和缓解因素，胸痛的伴随症状等，有助于疾病的诊断及鉴别诊断。胸痛病史特点主要采集内容见表1-12。

全面、细致且有针对性的体格检查是做出正确临床诊断的基础，也有助于排除疾病、缩小鉴别诊断考虑范围。针对性的视、触、叩、听诊有助于明确胸痛的病因，比如肋软骨炎有关节红肿和触压痛；带状疱疹通常伴有皮肤疱疹等皮肤损伤表现；气胸的典型体征为患侧胸廓饱满，呼吸运动减弱，叩诊鼓音，呼吸音减弱或消失，气管向健侧移位；纵隔气肿常可闻及捻发音；心包炎常可闻及心包摩擦音等。

表 1-12　胸痛病史特点主要采集内容

主要内容	胸痛疾病特点
疼痛部位	胸壁疾病的疼痛通常局限于特定部位,并伴有明显的压痛感;带状疱疹的疼痛沿神经分布,肋间神经痛则局限于该神经的支配区域;心绞痛、心肌梗死时胸痛位于胸骨后和心前区且可放射至左肩和左臂内侧;食管、纵隔疾病常为胸骨后疼痛,可放射至肩部或肩胛间区;膈下脓肿、膈胸膜炎时患侧下胸部疼痛,可放射至同侧肩颈部;胸膜炎引起的胸痛通常位于患侧胸廓活动较为明显的下侧胸壁部位
疼痛性质	肋间神经痛呈阵发性刀割样、触电样疼痛;神经根痛为刺痛;肌源性疼痛呈酸胀痛;骨源性疼痛呈锥刺痛;心肌梗死疼痛呈憋闷感、紧缩感、烧灼感或压榨感等;自发性气胸与急性干性胸膜炎多呈撕裂样或尖锐刺痛;食管炎多有灼热感或灼痛;肺癌为隐闷痛
疼痛发生及持续时间	肌源性胸痛在肌肉收缩时加剧;食管疾病的疼痛在吞咽动作时发生;胸膜炎的胸痛在深吸气或咳嗽时加剧;心绞痛多在劳动或情绪激动时发生,持续数分钟,休息或含服硝酸甘油后可快速缓解;心肌梗死的胸痛可持续数小时至数日,休息或含服硝酸甘油无效;骨源性疼痛或肿瘤所致的胸痛为持续性疼痛
伴随症状	胸痛伴高热者考虑肺炎,伴咳脓痰者考虑肺脓肿;胸痛突然发生伴呼吸困难者应考虑自发性气胸;纵隔和食管疾病胸骨后疼痛常伴下咽困难;带状疱疹在病变的神经支配区先有皮肤过敏,后出现成簇小丘疹和疱疹

必要的辅助检查有助于进一步明确诊断,比如心电图检查是识别心源性胸痛尤其是心肌梗死的重要检查项目;胸部 X 线检查则是排查呼吸系统源性胸痛疾病简单易行的检查;心肌损伤标志物可以了解有无心肌损伤或心肌梗死等;超声心动图可以了解心脏功能、心脏有无器质性病变、心包有无积液等;CT 对于大部分胸腹腔疾病可提供直观的诊断依据;冠状动脉造影是临床诊断冠状动脉性心脏病的金标准;通过 CT 肺动脉造影(computed tomographic pulmonary angiography,CTPA)、肺动脉造影等,可明确有无肺栓塞。

三、妊娠期胸痛的临床思维路径

1. 分析胸痛病史特点、体格检查可以初步明确的妊娠期常见胸痛疾病　由于孕妇的特殊性,在进行辅助检查时容易受到限制。通过对妊娠期常见引起胸痛疾病(特别是心肌梗死、肺栓塞和主动脉夹层)胸痛特点的掌握,结合体格检查也有助于快速初步明确疾病的诊断。这些疾病的诊断鉴别要点见表 1-13。

2. 分析胸痛病史特点,结合体格检查、辅助检查明确诊断的疾病　有些胸痛表现不典型的孕妇,需要通过详细的病史采集、体格检查和辅助检查才能明确疾病。妊娠期胸痛最重要的辅助检查是心电图检查,其次是胸部 X 线检查,结合两者的检查结果,可以方便快速地大致判断引起胸痛的疾病。根据孕妇的具体情况,必要时需进行其他辅助检查。常见的辅助检查包括以下几种:

(1)心电图:心电图简便无创,是早期快速识别心源性胸痛尤其是心肌梗死的重要检查项目,所有胸痛患者均需行心电图检查。心肌梗死通常表现为 ST 段抬高;约 40% 的急性肺栓塞孕妇的心电图也会显示异常(最常见为 T 波倒置,其次为右束支传导阻滞);主动脉夹层的心电图检查常无显著特征,可表现为左心室肥大,当冠状动脉受累时则为 ST 段抬高等心肌缺血的表现。

表 1-13　妊娠期常见胸痛疾病的诊断鉴别要点

疾病	部位	性质	持续时间	加重或缓解因素	伴随症状或体征
心肌梗死	胸骨下,可放射至肩颈部或上肢(左侧常见)	沉重感,压迫感,烧灼感,紧缩感	≥30 分钟,但可变	休息和含服硝酸甘油不能缓解	气短,出汗,乏力,恶心,呕吐
肺栓塞	胸骨下或肺梗死涉及的区域	膜性(与肺梗死相关)或心绞痛样	突然发作,持续数分钟到 1 小时	呼吸可能加重,多有静脉血栓危险因素	呼吸困难(比胸痛更常见的主要表现),发绀,心动过速;低血压,大面积栓塞时出现急性右心衰竭和肺动脉高压的体征;啰音,胸膜摩擦感,咯血;可伴有下肢疼痛和肿胀等
主动脉夹层	前胸痛,可向背部放射	极痛苦,撕裂样、刀割样或针刺样	突然发作,不缓解	常见于高血压或有易患因素,如马方综合征;止痛药物无法缓解	主动脉瓣关闭不全杂音,伴脉搏或血压不对称表现;神经功能缺失等
消化道疾病	胸骨后或上腹部	隐痛、钝痛或烧灼痛	多为持续性,可持续数小时至数天	吞咽、进食或饥饿时加重	有恶心、呕吐、腹泻等消化道症状
骨骼、肌肉、胸壁疾病	疼痛位置固定于病变处	压痛明显	持续性,与病程相关	深呼吸、咳嗽、举臂、胸廓活动时疼痛加重	伴有带状疱疹等皮损,局部红、肿、热、痛等
精神心理疾病	胸痛位置不固定	疼痛性质多样,多胸闷、心悸	多变	与情绪相关,安静或夜间加重	伴焦虑、抑郁

(2)血清标志物检查:①心肌损伤标志物:心肌肌钙蛋白(cTn)有较高的敏感性及特异性,cTn 水平升高通常预示心肌损伤。cTn 在心肌梗死后 2~4 小时由心肌释放入血,10~24 小时达到峰值,持续升高 7~14 天。对于无法早期确诊的胸痛患者,若首次 cTn 结果阴性,需在 4~6 小时后复查以排除心肌梗死。② D- 二聚体:妊娠期 D- 二聚体水平升高,应用 D- 二聚体水平排除妊娠期及产褥期静脉血栓栓塞(venous thromboembolism, VTE)的诊断价值有限。

(3)超声检查:①超声心动图检查可发现心脏结构与血流动力学的改变,若发现新发室壁矛盾运动、主动脉内游离内膜瓣、右心房和 / 或右心室扩大等,有助于急性心肌梗死、主动脉夹层及急性肺栓塞的诊断。对应激性心肌病、心包积液等也有一定的诊断价值。②血管加压超声检查可以快速评估是否存在深静脉血栓。

（4）放射性影像学检查：胸部 X 线检查、V/Q 扫描、CT、CTPA、冠状动脉及肺动脉造影均为放射性检查，低剂量辐射（<50mSv）不增加胎儿死亡或致畸风险，但还是应做好相应的知情告知。胸部 X 线检查适用于初步排查呼吸系统源性胸痛患者，但缺乏特异性。CT 扫描对主动脉夹层诊断的特异度和灵敏度接近 100%，能够更直观地显示破口位置、夹层部位、分支受累情况。冠状动脉造影被认为是诊断冠心病的金标准。CTPA 和肺动脉造影是当前发现肺栓塞的主要诊断工具。

常见的引起妊娠期胸痛且具有致命性的疾病主要是心肌梗死、肺栓塞和主动脉夹层，在整个临床评估诊断流程中都应时刻警惕上述疾病的可能。对于生命体征不平稳者应积极抢救稳定生命体征；对于生命体征平稳者应结合病史和体格检查，通过心电图、胸部 X 线检查等简单的辅助检查快速做出诊断判断；当心电图、胸部 X 线检查无诊断提示时，应再次回顾病史、存在的危险因素等，并进一步完善相关检查以明确诊断。当通过病史、体格检查、辅助检查排除了上述疾病后，还应考虑胸壁疾病、消化道疾病及精神心理疾病等。妊娠期胸痛临床评估及诊断流程见图 1-6。

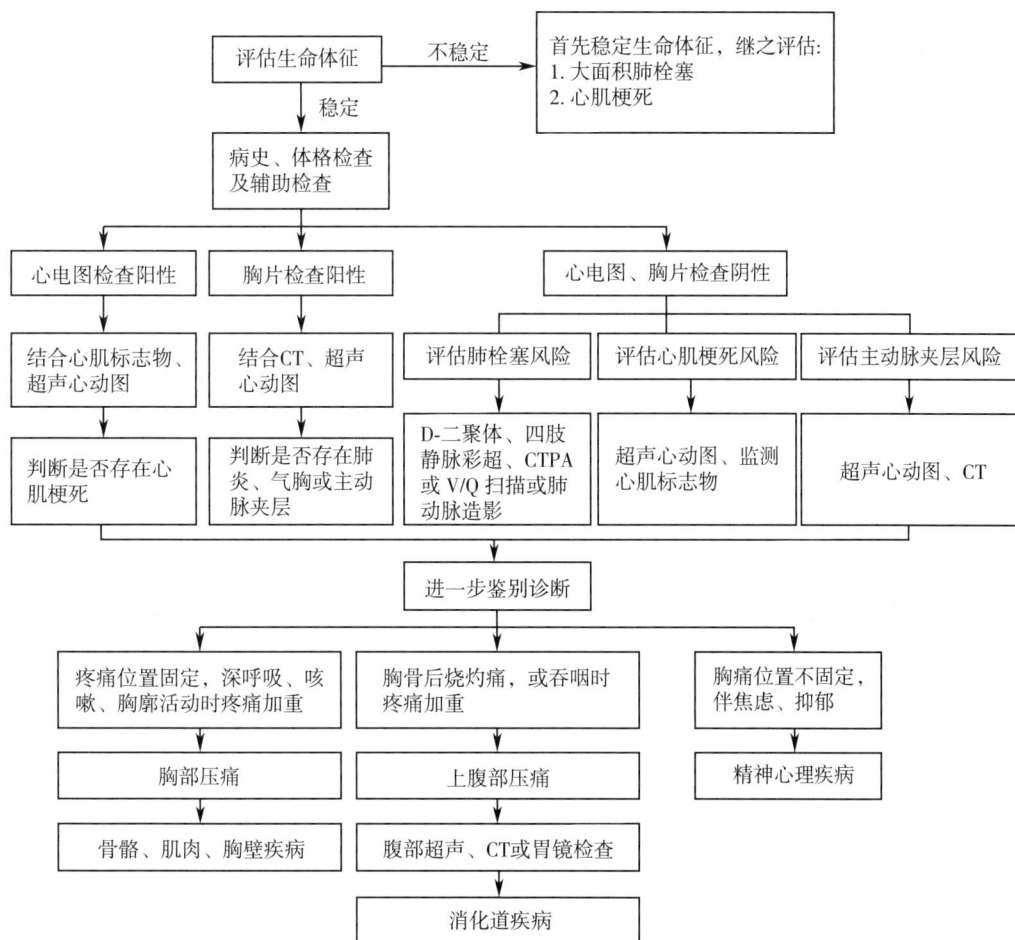

图 1-6 妊娠期胸痛的临床评估和诊断流程

四、妊娠期胸痛临床治疗原则

1. 紧急处理　妊娠期胸痛的紧急处理重点在于维持呼吸和血液循环稳定,确保气道通畅,进行心电监护、吸氧,建立静脉通道,并给予止痛等对症处理。

2. 积极转诊　对于基层医院或无救治条件的医疗机构,应重点识别有致命性危险的疾病导致的胸痛,在紧急处理后及时向有母儿救治条件的上级医院转诊。妊娠期胸痛的转诊时机应根据病情的严重程度个体化决定,如果胸痛持续不缓解、进行性加重,伴有呼吸困难、面色苍白、四肢湿冷等症状,或者经一般处理后胸痛仍无改善,应立即考虑转诊。在准备转诊时,首先要确保孕妇的生命体征稳定;其次应提前联系接收医院,告知孕妇的基本情况、孕周、症状表现以及已采取的处理措施,以便接收医院做好充分的救治准备;此外,还应整理好孕妇的相关医疗资料,包括孕期的产检报告、过往病史记录等,并安排有转运经验的医护人员和合适的交通工具,以确保转运过程中的安全。如果确实不具备转诊条件,则需就地抢救并呼叫请上级医院(人员和设备等)支持。

3. 病因治疗　在病因未明确时,应以对症支持治疗为主;确定病因后,应实施针对性治疗。一旦确诊心肌梗死、肺栓塞或主动脉夹层,就应立即启动心内外科、血管科、麻醉科、妇产科、新生儿科、超声影像科等多学科会诊,心肌梗死应尽快确定溶栓抗凝方案,肺栓塞应采取以抗凝治疗为主的综合救治措施,主动脉夹层的治疗方案应根据其类型和撕裂范围等因素具体决定,同时需结合孕周、胎儿大小、患者及家属的期望值,确定继续妊娠还是终止妊娠、终止妊娠的时机方式及后续的治疗方案,以保障母儿安全。

(张燕萍　刘　敏　周　容)

第八节　妊娠期心悸、胸闷

妊娠晚期血液循环量增加,心脏负担加重,加之膈肌上抬压迫心脏,可出现生理性心悸、胸闷,一般症状间歇出现,程度较轻,休息后缓解。但除了生理性因素,病理性因素也会引起孕妇心悸、胸闷。

一、常见的引起妊娠晚期心悸、胸闷的疾病

1. 先天性心脏病

(1)无分流型:主要见于血管发育异常,如主动脉或肺动脉狭窄、马方综合征等。无分流型先天性心脏病对妊娠的耐受性取决于病变程度和心脏代偿功能,中、重度异常死亡率较高,应避孕或在妊娠早期终止妊娠。

（2）左向右分流型：房间隔缺损、室间隔缺损、动脉导管未闭,缺损面积小且通常无症状,可继续妊娠至足月。

（3）右向左分流型：法洛四联症、艾森门格综合征。随着妊娠期血容量增加和血流动力学改变,此类患者不宜耐受妊娠,母儿死亡率可高达 30%~50%。

2. 妊娠期特有的心脏病

（1）妊娠期高血压疾病性心脏病：既往无基础心脏疾病及高血压病,妊娠后患妊娠高血压,在此基础上出现乏力、心悸、胸闷等症状,甚至出现左室心力衰竭相关表现和体征,如气促、呼吸困难、咳粉红色泡沫痰、双肺大量湿啰音等。经治疗产后恢复正常。可发生于妊娠期、分娩期和产后。

（2）围产期心肌病：既往无心脏病病史,发生于产前 3 个月至产后 6 个月之间的扩张型心肌病,主要临床表现为呼吸困难,包括端坐呼吸、夜间阵发性呼吸困难、劳力性呼吸困难等,严重者还可出现心律失常、附壁血栓形成,甚至心源性休克。目前病因不明,可能与肥胖、营养不良、病毒感染、免疫、高血压及遗传等因素有关。部分产妇可于产后半年内恢复,再次妊娠时存在复发风险。

3. 甲亢性心脏病 在甲状腺功能亢进的基础上,患者出现以下一项或一项以上的症状及体征,并排除其他原因的心脏病,可诊断。如可逆性心脏扩大；心律失常,尤以心房颤动最为常见；心力衰竭,以右心衰竭较常见；心绞痛或心肌梗死,但少见。

4. 其他 呼吸系统疾病（肺动脉高压、肺间质病、慢性阻塞性肺疾病等）、异常代谢状态（低血糖、甲状腺毒症等）、药物滥用（拟交感药物、抗胆碱能药物、缩血管药物、β 受体阻断剂戒断、尼古丁摄入以及毒品等）、心因性疾病（焦虑症、抑郁症、惊恐发作或躯体化表现）等也可引起心悸、胸闷症状。

二、常见的引起心悸、胸闷的疾病诊断

1. 病史、症状、体征

（1）有无心脏病、高血压、低血糖、呼吸系统、甲状腺疾病病史及精神障碍。

（2）诱因：有无滥用药物或饮食：拟交感药物、抗胆碱能药物、缩血管药物、β 受体阻断剂戒断、尼古丁摄入以及毒品等。

（3）症状：发生 / 缓解、加重 / 减轻因素和持续时间。

（4）伴随症状：头晕、黑矇、晕厥等,胸部症状还需注意有无胸部以外的放射部位,以及恶心、呕吐、大汗等症状。

（5）体征

1）心脏病体征：口唇发绀、杵状指 / 趾；听诊舒张期杂音或收缩期杂音；肺动脉压明显升高时右心室扩大,肺动脉瓣区搏动增强和心音亢进；心力衰竭时心率加快、双肺呼吸音减弱、可闻及啰音、肝 - 颈静脉回流征阳性、肝大淤血、下肢水肿等。

2）甲状腺功能亢进体征：皮肤温暖、多汗、潮湿、消瘦或体重下降；神经系统：焦虑、烦躁、伸舌或双手平举可见细震颤、腱反射活跃；眼球突出,眼睑肿胀、结膜充血水肿、眼球运动

受限等；多数 Graves 病患者甲状腺弥漫性肿大，上下极可触及震颤、闻及血管杂音；心率增快，心尖部第一心音亢进，可闻及血管杂音。

3）低血糖体征：面色苍白、心动过速、脉压增宽、中枢性失明、低体温、癫痫发作、昏迷。

2. 辅助检查　根据疾病的具体情况和检测条件酌情选择下列检查。

（1）心脏相关检查：心电图和 24 小时动态心电图、超声心动图、影像学检查（包括胸部 X 线检查、CT 和非增强 MRI 检查）、心肌酶学检查、脑钠肽、血常规、血气分析、电解质、肝肾功能、凝血功能、D- 二聚体；心导管及心血管造影为非常规检查，仅适用于无创检查不能明确诊断的先天性心脏病。

（2）甲状腺相关检查：甲状腺超声及功能检测。

（3）血糖异常相关检查：血清胰岛素、C 肽、β- 羟丁酸水平等。

三、治疗

1. 妊娠合并先天性心脏病的治疗

风险评估：

1）心脏病妇女妊娠风险评估：2016 年中华医学会妇产科学分会产科学组依据世界卫生组织（World Health Organization，WHO）心脏病妇女妊娠风险评估分类办法发布了适用于我国国情的《妊娠合并心脏病的诊治专家共识》。根据心脏病患者的妊娠风险分级进行医院分级管理，首诊单位应根据本单位的实际情况及时转诊。

2）心功能评估：孕妇心功能的判断仍参照纽约心脏病协会心功能分级为 4 级：Ⅰ级即正常进行日常活动，甚至能胜任较重的劳力或活动；Ⅱ级即从事较重活动会出现气急、心绞痛等症状，休息后可缓解；Ⅲ级即从事轻度日常活动会出现气急等症状；Ⅳ级表示静息状态下即出现气急等心力衰竭症状。

3）妊娠中晚期的综合评估：部分患者因无临床症状或症状轻微，就诊时已是妊娠中晚期，导致心脏不良事件的发生。如何尽早识别出这类人群的心脏病，2019 年美国妇产科医师学会（American College of Obstetricians and Gynecologists，ACOG）指南从以下几方面提供了建议（表 1-14）。指南建议，在出现 ≥4 项"警惕"一栏中的项目时，就应行进一步的检查以评估有无潜在心脏不良事件。

2. 产科处理　终止妊娠时机需由产科、心血管科、新生儿科等多学科共同讨论后决定，对于心功能Ⅰ级孕妇，不同心脏病妊娠风险对应的推荐终止妊娠时机见表 1-15；而针对心功能Ⅱ级或以上，根据现有的专家共识，尚无明确的指导建议，终止妊娠时机需依据临床实际情况而定。如果出现严重心脏并发症或心功能急剧下降，需提前终止妊娠。

终止妊娠的方式：①心脏病妊娠风险分级Ⅰ～Ⅱ级且心功能Ⅰ级者，一般可耐受阴道分娩；②心脏病妊娠风险分级 ≥Ⅲ级且心功能 ≥Ⅱ级者，或者有剖宫产手术指征（如前置胎盘、重型胎盘早剥、胎儿宫内窘迫等）者，终止妊娠方式以剖宫产为宜。

表 1-14 如何鉴别正常妊娠和潜在心脏病的症状

项目	常规产前检查继续观察	警惕非紧急评估	终止妊娠心脏团队紧急评估
心脏病病史	无	无	是
主诉:以下一个或多个症状	无或轻微	有	有
症状			
呼吸困难	日常生活不受影响,仅在重体力活动时发生	中等劳累,哮喘,持续咳嗽,或中到重度阻塞性睡眠呼吸暂停	静息时发生,可伴夜间阵发性呼吸困难或端坐呼吸;胸部X线检查显示双肺浸润性或难治性肺炎
胸痛	与治疗有关	不典型	休息时或仅轻微劳动后出现
心悸	持续几秒,可自行恢复	短暂,可自行恢复;无头晕或晕厥	晕厥前出现
晕厥	仅在长时间站立或脱水时	血管迷走性	劳累性或无诱因
乏力	轻度	轻中度	重度
体征			
心率/次·min⁻¹	<90	90~119	≥120
收缩压/mmHg	120~139	140~159	≥160(或有症状、血压低)
呼吸/次·min⁻¹	12~15	16~25	≥25
氧饱和度/%	>97	95~97	<95(除外慢性低氧血症)
体格检查			
颈静脉怒张	看不见	看不见	锁骨上2cm可见
心脏	S3,未闻及收缩期杂音	S3,闻及收缩期杂音	S4,闻及收缩期、舒张期杂音
肺	呼吸音清	呼吸音清	闻及哮鸣音、啰音,胸部X线检查显示积液
水肿	轻度	中度	典型

注:S3:第三心音;S4:第四心音。

表 1-15 终止妊娠时机推荐

妊娠风险分级	心功能分级	终止妊娠孕周
I		足月
II		
III	I	34~35周,监护条件良好可至37周
IV		32~34周
V		禁忌妊娠,尽快终止

3. 妊娠高血压性心脏病的治疗

(1)消除诱因:积极治疗妊娠高血压,包括降压、解痉、镇静、利尿等。

(2)纠正心力衰竭:一般处理包括半卧位或端坐位,下肢下垂;吸氧、开放静脉通道、心电监护、胎心监护;药物治疗(利尿剂、血管扩张剂、正性肌力药),减轻肺水肿,降低心脏前后负荷,增强心肌收缩力。

(3)适时终止妊娠:对于孕周<32周发生急性心力衰竭的患者,如果经过积极治疗,母胎情况好转,则在治疗妊娠高血压的基础上严密监测心功能,争取完成促胎肺成熟后终止妊娠。如发生严重心力衰竭,为挽救母儿生命,在纠正心力衰竭的同时给予紧急剖宫产。

4. 围产期心肌病的治疗　围产期心肌病的治疗与其他原因造成的心力衰竭治疗原则相同,但尚无针对围产期心肌病的随机临床试验。针对心力衰竭,可给予强心、利尿及血管扩张剂,必要时进行抗凝治疗。肾素-血管紧张素转换酶抑制剂及醛固酮受体拮抗剂对本病有效,因有致畸作用,所以妊娠期禁用,可用于产后。对于难治性心力衰竭,可应用主动脉内球囊反搏术及左心室辅助装置;对于持续性肺水肿和低氧血症或主动脉内球囊反搏术无效的心力衰竭患者,可考虑短期的体外膜氧合治疗,大多数治疗无效者可考虑心脏移植。

产后建议在症状控制后最好接受至少12个月的心力衰竭标准化药物治疗,特别是持续性左室射血分数低且未能恢复的患者或需终身治疗。必要时应考虑植入心脏复律除颤器预防心源性猝死。对于既往有围产期心肌病病史的患者再次妊娠前更需要进行风险评估。

5. 甲亢性心脏病的治疗

(1)甲状腺功能亢进的治疗:抗甲状腺药物主要有丙基硫氧嘧啶(首选)和甲基硫氧嘧啶等。放射性碘 ^{131}I 可在妊娠10周后胎儿的甲状腺中聚集,有致畸作用,故孕期禁用,仅在病情严重时考虑使用。

(2)纠正心力衰竭:应限制钠盐摄入,治疗方法同常规心力衰竭治疗。

(3)控制心动过速:可采用超短效 β1 受体阻断剂艾司洛尔。

(4)镇静:可采用利血平和胍乙啶,但应警惕直立性低血压。

(5)预防和治疗感染。

(6)经治疗仍存在以下情况者应考虑终止妊娠:①妊娠早期即心力衰竭发作;②心力衰竭难以纠正或反复发作者;③心脏显著扩大;④药物治疗无效或有药物毒副反应又不宜手术者。

因此,不论考虑生理因素或是病理因素,出现症状的孕妇均应询问其病史,完善相关辅助检查来评估孕妇病情,明确诊断和治疗,如救治条件有限,应及时转诊至上级医院,特别是有良好心脏专科的三级甲等综合性医院或综合实力强的心脏监护中心。

(刘小平　周　容)

第九节　妊娠中晚期呕吐

呕吐是临床常见症状,恶心常为呕吐的前奏。妊娠期恶心呕吐是妊娠早期常见的问题,影响 50%~90% 的孕妇,除非恶心呕吐症状变得严重,一般不认为是一种疾病。然而,恶心呕吐加重时,应注意排除可能引起呕吐的其他疾病,如胃肠道感染(伴腹泻)、胆囊炎、胆道蛔虫、胰腺炎(伴腹痛,血淀粉酶水平升高达正常值的 5~10 倍)、尿路感染(伴排尿困难或腰部疼痛)、病毒性肝炎(肝炎病毒学阳性,肝酶水平升高)或孕前疾病(如糖尿病引起的呕吐、艾迪生病)。应特别询问是否伴有上腹部疼痛及呕血或其他病变(如胃溃疡)引起的症状。因此,一旦考虑病理性呕吐,需要进行详细的病史采集、体格检查以及合理的辅助检查,以明确诊断,达到及时治疗的目的。

一、妊娠中晚期引起呕吐的常见疾病

1. 与产科因素相关的呕吐

(1)妊娠期呕吐:妊娠中晚期少见。妊娠初期 50% 的孕妇会出现恶心呕吐,并有食欲减退、厌油及头晕、倦怠等伴随症状,25% 仅有恶心而无呕吐。这些症状常在妊娠 4 周开始出现,妊娠 9 周呕吐程度最重,妊娠 12 周后症状逐渐缓解,但也有约 10% 的孕妇整个妊娠期有持续的恶心呕吐,但程度较轻。妊娠剧吐是妊娠呕吐最严重的阶段,几乎都发生于妊娠 9 周前,表现为持续性呕吐,呕吐物为胃内容物,因无法进食引起孕妇水电解质紊乱等。

(2)妊娠期急性脂肪肝:是有潜在致命危险的严重产科并发症,妊娠晚期出现无诱因的消化道症状,如恶心、呕吐、腹痛、烦渴或多尿等,严重者出现黄疸、腹水和肝性脑病。值得注意的是,疾病早期出现黄疸预示病情较重,母胎死亡率较高。实验室检查:胆红素$>14\mu mol/L$,血糖$<4mmol/L$,尿酸$>340\mu mol/L$,血清丙氨酸转氨酶或天冬氨酸转氨酶$>42U/L$,血氨$>47\mu mol/L$,肌酐$>150\mu mol/L$,凝血酶原时间(prothrombin time,PT)>14 秒或活化部分凝血活酶时间(activated partial thromboplastin time,APTT)>34 秒,超声检查可见腹水或明亮肝,有辅助诊断价值。肝脏穿刺活检为诊断妊娠期急性脂肪肝的金标准,但妊娠期几乎未行该项检查。出现前述 6 个以上的异常表现,则高度怀疑妊娠期急性脂肪肝。妊娠期急性脂肪肝与 HELLP 综合征(hemolysis,elevated liver function and low platelet count syndrome)有相似之处,HELLP 综合征患者可出现溶血、乳酸脱氢酶和血清转氨酶水平升高以及血小板减少,常表现为高血压,很少出现 DIC,血糖水平也基本正常,凝血酶原时间延长不明显。

(3)重型肝炎:起病急,可发生在妊娠的各个时期,以妊娠晚期最多见。患者多合并肝炎病毒感染,起病后表现为极度乏力,有食欲缺乏,频繁呕吐,腹胀或呃逆等严重消化道症状,

尿色深黄,皮肤、巩膜黄染并急剧加深,可有肝臭气味。由于妊娠子宫增大明显,非孕期常见的腹胀反而在妊娠期发病时不典型。严重的消化道症状,凝血酶原活动度<40%,血清总胆红素>171μmol/L,出现以上 3 点可进行临床诊断。

2. 非产科因素呕吐

(1)胃肠道疾病:胃肠炎、消化道溃疡、幽门梗阻、急性肝炎、急性胆囊炎、胰腺炎、急性阑尾炎、肠梗阻、急性腹膜炎等都可引起恶心、呕吐。

(2)泌尿生殖系统疾病:肾结石、肾盂肾炎、子宫肌瘤变性、附件扭转等。

(3)代谢性疾病:糖尿病酮症酸中毒、肾上腺皮质功能减退症、甲状腺危象、甲状旁腺危象、体位性低血压、低血糖、尿毒症等。

(4)神经系统疾病:颅内感染、癫痫、脑血管疾病等。

(5)前庭功能障碍性疾病:凡是呕吐伴有听力障碍、眩晕等症状者,需考虑前庭障碍性呕吐。晕动病一般在乘坐交通工具时发生。良性阵发性位置性眩晕,俗称"耳石症",患者头部位置变化时突然发作,伴有特征性眼震颤、恶心、呕吐。

(6)其他:咽部受刺激、青光眼、急性心肌梗死早期、药物、癔症等也可引起呕吐症状。

二、妊娠中晚期呕吐的诊断

妊娠晚期要找到引起呕吐的疾病或者原因,必须认真追问病史,进行全面的体格检查和必要的辅助检查,进行综合分析,才能做出诊断和鉴别诊断。病史采集可以了解呕吐的发生发展情况,如呕吐的时间,呕吐与进食的关系,呕吐特点,呕吐物的性质,有无伴随症状等。病史采集具体项目见表 1-16。

表 1-16　妊娠中晚期呕吐病史采集的主要项目

主要项目	问诊内容
一般情况	年龄、末次月经、妊娠史、既往史
呕吐	呕吐的时间,与进食的关系,呕吐的特点,呕吐物的性质
伴随症状	有无腹痛、腹泻、右上腹痛、发热、寒战、头痛、是否为喷射性呕吐、眩晕、眼球震颤
产检情况	有无妊娠期合并症(如乙肝病毒感染)
就诊情况	有无就诊,诊治情况如何,有无手术史、外伤史

全面的体格检查非常重要,监测生命体征,注意产科情况(有无宫缩、子宫有无压痛、胎心率等),特别要重视腹部查体。追问病史可以初步明确呕吐的原因,体格检查还可以发现腹部及子宫附件处有无压痛,了解子宫收缩、子宫是否呈板状,附件有无包块等。

辅助检查有助于进一步明确诊断,比如追问病史及电子胎心监护可以判断呕吐是否与子宫收缩有关;超声检查可以了解附件包块,泌尿系统结石,阑尾及胰腺有无肿大,肝包膜是否有液性暗区,胆囊有无结石;CT 或者 MRI 检查可以明确占位性病变与其他组织器官的关系。

三、妊娠中晚期呕吐诊治的临床思维路径

1. **产科检查可以明确的呕吐病因** 有些疾病,通过病史采集,产科检查,可以直接评估呕吐疾病的情况,然后通过一些简单的辅助检查排除其他疾病后即可明确诊断。这类疾病的具体诊断路径见表1-17。

表 1-17 通过病史采集,产科检查即可明确诊断的疾病

病史	产科查体	诊断	注意事项
子宫收缩时发生恶心呕吐,为胃内容物,宫缩间隙期好转	扪及规律宫缩,强度大,宫颈口已开大	生理性	排除有无先兆子宫破裂征象
阴道后穹窿放置前列腺素制剂促宫颈成熟,后出现恶心呕吐,为胃内容物	未扪及宫缩,宫口未开	可能药物因素引起	—

2. **需要通过病史采集、产科检查及辅助检查明确诊断的疾病** 有些呕吐的患者,需要通过病史采集、产科检查以及辅助检查才能明确疾病。重视妊娠晚期女性新发的、以"呕吐"为主诉的消化道症状,密切监测孕妇的血常规、凝血、生化指标、尿常规、血淀粉酶、脂肪酶。根据患者情况,可能还需要其他辅助检查。常用的辅助检查包括以下几项:

(1)血液检查:肝炎标志物、甲状腺功能、75g糖耐量试验。

(2)电子胎心监护:是产科必不可少的辅助检查手段,可连续观察并记录胎心率的动态变化,同时描记子宫收缩情况,评估是否需采取积极措施行下一步产科处理。

(3)超声检查:产科超声检查可以发现子宫、胎儿及其附属物、附件的大部分疾病。而腹部其他部位的超声检查可以针对性地了解该器官有无肿大、占位、腹腔积液等异常,为明确诊断呕吐疾病提供参考依据。

此外,有些疾病可能还需要进一步的检查,比如诊断神经系统疾病,需要行颅脑MRI明确脑部病变证据,耳石症需要行前庭功能检查及手法复位治疗。值得注意的是,患者可能同时存在几种引起呕吐的疾病,应鉴别出患者本次呕吐的主要原因,避免漏诊误诊。

妊娠中晚期呕吐的诊断流程见图1-7。

妊娠中晚期呕吐

追问病史，产科检查，辅助检查

腹部体征

阴性　　阳性

呕吐程度轻，呕吐物为胃内容物 → 妊娠期呕吐

- 突发性眩晕，改变头部姿势时加剧，眩晕恶心，感会伴随恶心、呕吐，甚至失去平衡
- 体位变化速度：迅速改变患者头部姿势观察眼球是否出现眼震颤
- MRI排除脑部病变

→ 耳石症

- 多发生于有糖尿病史的孕妇
- 神志清楚或昏迷，恶心、呕吐，全腹痛，呼吸深大，有烂苹果味
- 血糖>13.9mmol/L，pH>7.3，尿酮体阳性，血或尿酮体试验阳性，阴离子间隙>10mmol/L，碳酸氢根<18mmol/L，β-羟基丁酸>3mmol/L

→ 糖尿病酮症酸中毒

- 临床症状：呕吐、腹痛、肝酶、胆红素
- 生化指标：胆红素>14μmol/L，血糖<4mmol/L，血清丙氨酸转氨酶或天门冬氨酸氨基转氨酶>340μmol/L，血氨>47μmol/L，肌酐>42U/L，凝血功能PT>14s或APTT>34s，超声检查可见腹水或肝组织变性，明亮肝；肝组织脂肪变性，微泡性脂肪肝
- 符合上述6条及以上考虑诊断

→ 妊娠期急性脂肪肝

- 严重的消化道症状（频繁呕吐，腹胀，食欲缺乏，极度乏力）
- 凝血酶原活动度<40%
- 血清总胆红素>171μmol/L
- 出现以上3点可临床诊断

→ 重型肝炎

- 患侧中腹部痛，肾区可伴呕吐和血尿，绞痛和血尿，膀胱刺激征阳性（尿频、尿急、尿痛，肾区叩击痛）
- 白细胞见脓细胞，尿液见脓细胞，尿培养见细菌；泌尿系统超声示肾盂积水或输尿管结石

→ 泌尿系结石嵌顿

- 附件包块病史
- 体位改变或增加腹压，可为一侧下腹痛或全腹痛伴呕吐
- 超声示附件包块考虑附件扭转可能；附件扭转前增大，包块轻转前液积增加，盆腹腔积液增加，血红蛋白下降，多系卵巢囊肿破裂

→ 附件扭转或卵巢囊肿破裂

图1-7　妊娠中晚期常见呕吐疾病的诊断流程

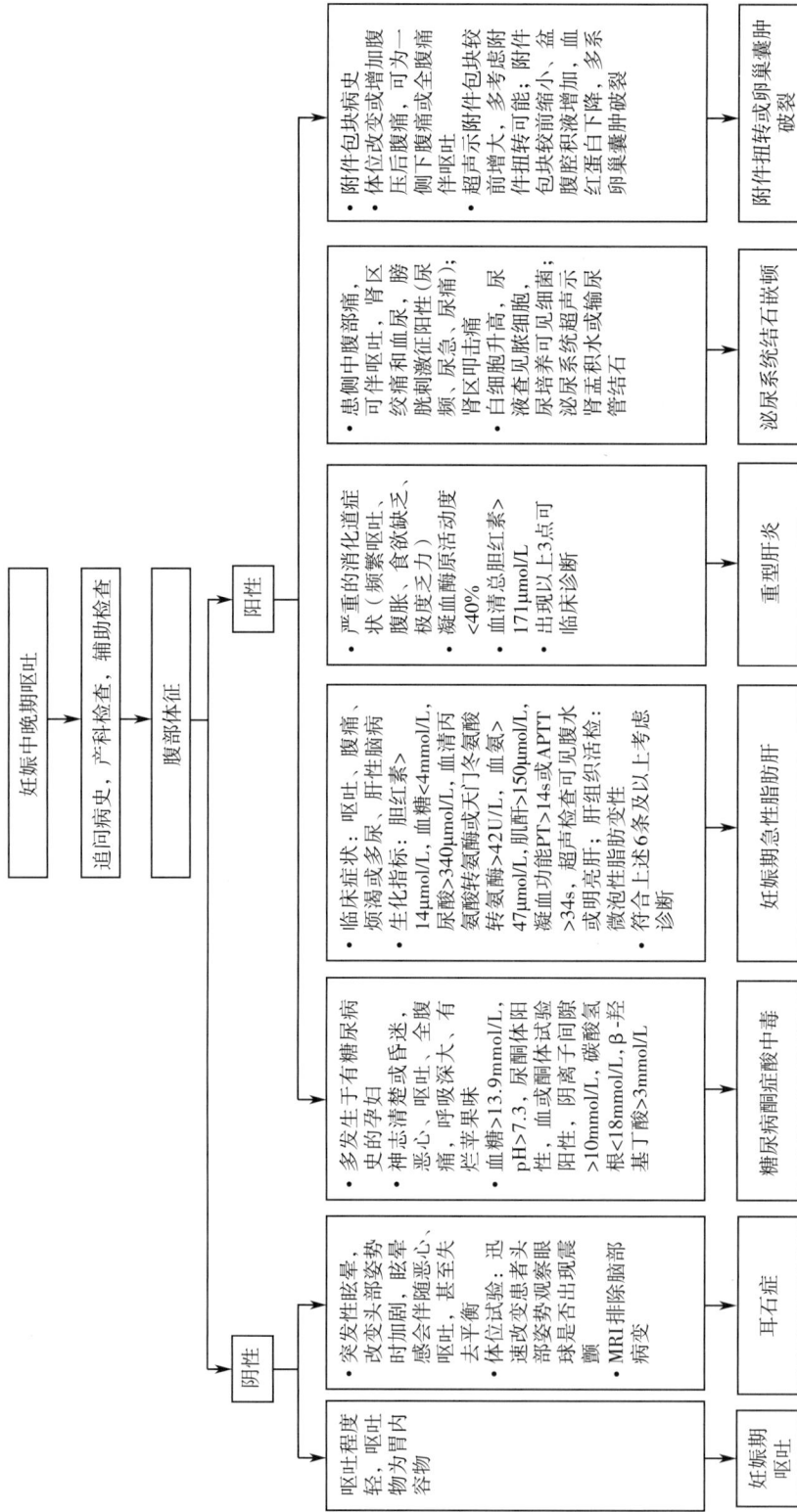

注：胃肠道疾病相关的呕吐参照"妊娠中晚期非产科因素相关的常见腹痛疾病的诊断流程"。

（周盛萍　刘　敏　周　容）

第十节　妊娠中晚期腹痛

腹痛是妊娠中晚期至分娩前的孕妇群体常见的不适表现之一,此期由于子宫增大,如合并内科、外科、妇科等疾病,可使这些疾病的症状、体征不典型,妊娠晚期出现腹痛较难诊断,稍有不慎,易延误诊治,危及母儿生命。因此,产科医生在接诊有腹痛症状的孕妇时,除了本专业疾病的诊治外,还需要时刻警惕"所有非孕期的腹痛都可以发生在孕期",需要进行详细的病史采集、体格检查以及合理的辅助检查,以明确诊断,达到精准施治、确保母儿生命健康的目的。

一、妊娠中晚期引起腹痛的常见情况

1. 产科并发症　妊娠中晚期子宫可以出现生理性的收缩痛。此外,妊娠中晚期产科并发症,如流产、早产、子宫破裂、胎盘早剥、重度子痫前期、绒毛膜羊膜炎等均可导致急性腹痛。流产的诊治详见第一章第三节。

(1)子宫收缩痛:为妊娠晚期局限于子宫的节律性疼痛,子宫收缩时,触诊可发现子宫质地变硬、无压痛,可扪及宫缩的持续时间及间隔时间,电子胎心监护有助于描记子宫的收缩情况。根据发生宫缩痛的孕周及时间、是否规律以及孕妇的其他产科情况综合评估判断是否是生理性的子宫收缩痛。

(2)子宫破裂:常见原因有剖宫产术后瘢痕破裂、缩宫素使用不当、胎盘穿透性植入等。也可能因宫腔操作史、子宫畸形、子宫病灶切除手术、高频聚焦超声消融治疗后、腹腔镜下宫颈内口环扎手术后等在妊娠晚期发生子宫破裂。其典型表现为腹痛、阴道流血、胎心率异常,以持续性腹痛最常见。

1)先兆子宫破裂及不完全性子宫破裂是完全性子宫破裂的前期阶段,此时子宫浆膜层完整,腹痛多位于子宫不完全破裂处,瘢痕子宫伴子宫局部压痛是隐匿性子宫破裂的常见表现。而分娩期的产妇,如果有产程时间长、胎先露持续不下降等发生梗阻性难产的高危因素,腹部可见子宫病理性缩复环,逐渐出现排尿困难和血尿,宫缩时下腹痛加剧伴子宫压痛,产妇因下腹剧痛难忍而烦躁不安。此外,也有无痛性不全子宫破裂的情况,往往在行产科超声、胎盘 MRI 检查或剖宫产术中发现。

2)完全性子宫破裂,即宫腔与腹腔相通。完全性子宫破裂的腹痛发生速度及严重程度与子宫破口大小有关。如子宫破口小,常表现为不规则宫缩、呕吐、腹膜刺激征、晕厥、血红蛋白水平进行性下降、腹腔积液进行性增多、胎动减弱或消失。若子宫破口进行性增大,胎盘、羊水或胎儿进入腹腔,会出现阴道流血、胎动消失、腹痛加剧、休克等,产程中的产妇可能发生宫口较前缩小、胎先露上浮。

(3)胎盘早剥:为妊娠 20 周后正常位置的胎盘在胎儿娩出前部分或全部与子宫壁发生

剥离,高危因素包括妊娠高血压、受暴力创伤、宫缩过频等。产前阴道流血伴腹痛,或在产程中阴道出现血性羊水,应高度警惕显性胎盘早剥的发生。没有阴道流血,也可能会发生隐性胎盘早剥,胎盘早剥的早期表现往往是胎心率异常。典型体征为可扪及子宫张力增加呈硬板状、胎盘剥离面压痛明显,胎盘早剥严重者会出现胎儿窘迫、死胎及休克征象。超声检查的典型表现为子宫与胎盘之间有不规则增厚的低回声区,但即使超声检查无异常,也不能完全排除胎盘早剥。

(4)重度子痫前期:常因子痫前期病情加重出现肝包膜血肿、肝脏破裂而引起右上腹痛。超声或 CT 检查可见肝脏表面低回声区。

(5)绒毛膜羊膜炎:表现为下腹痛,未足月的胎膜早破且保胎时间长的妊娠晚期女性为发生绒毛膜羊膜炎的高危人群,孕妇发热 ≥38.0℃ 是考虑绒毛膜羊膜炎的前提条件,伴发以下任意一条即可诊断:①阴道分泌物有异味;②胎心率 ≥160 次/min 或母体心率 ≥100 次/min;③母体外周血白细胞计数 ≥15×10^9/L;④子宫呈激惹状态,宫体压痛。

2. 内、外科疾病

(1)妊娠合并急性阑尾炎:妊娠晚期发病少见。根据病理分型主要包括单纯性、化脓性、坏疽性、穿孔性及阑尾周围脓肿;其中,单纯性急性阑尾炎症状及体征均较轻,为急性阑尾炎早期阶段或轻型阑尾炎。妊娠合并急性阑尾炎的诊断较普通人群困难,疾病加重可能发生阑尾穿孔、化脓、坏疽、全腹腹膜炎等,同时,炎症可诱发宫缩导致早产、临产及胎儿窘迫。阑尾位置随子宫增大而向上或向后偏移,妊娠晚期发病以右上腹痛或脐周疼痛为主,继而转移至右下腹痛,可伴有发热、腹泻、恶心、呕吐等非特异性症状。查体时注意区分子宫痛与阑尾区疼痛,首先定位阑尾区压痛点,当孕妇右侧卧位时压痛更明显,说明不是子宫痛;而孕妇左侧卧位时压痛减轻或消失,说明痛感来自子宫;若左侧卧位时压痛较仰卧位时更明显,说明痛感来自子宫以外的疾病,即存在阑尾病变可能性大。阑尾炎症扩散至腹膜,腹膜刺激征则呈阳性。此外,实验室检查白细胞计数、中性粒细胞计数、C 反应蛋白及降钙素原等炎症指标水平升高,具有辅助诊断急性阑尾炎的价值。阑尾超声检查是妊娠晚期高度怀疑急性阑尾炎的首选影像学检查方法,表现为阑尾肿胀(直径>6mm)或阑尾中有粪石等;其次可考虑 MRI 检查。妊娠合并急性阑尾炎要根据临床表现、实验室检查、影像学检查综合判断,妊娠晚期孕妇的上述症状可能不典型,需根据病情变化多次复查。

(2)妊娠合并急性胰腺炎:典型症状是上腹痛,可向腰背部放射,饱餐或进食油腻食物后加重,可有恶心、呕吐等症状,呕吐后腹痛无明显缓解。对于急性上腹痛的妊娠晚期女性,尤其是既往有胆道疾病或高脂血症病史的患者,出现此类腹痛,需要排查急性胰腺炎的可能。血清脂肪酶、淀粉酶是首选的早期检测指标,升高 3 倍以上具有协助诊断价值。腹部超声可发现胰腺肿胀和/或胰周积液,但易受肠道气体干扰。CT 及 MRI 有助于更清晰地显示胰腺周围结构。重症胰腺炎可出现休克表现,也可出现水电解质紊乱、呼吸急促、发绀、少尿、胃肠道出血等多器官衰竭表现。可导致胎儿严重缺氧、死胎、胎儿生长受限、流产、早产等。

(3)妊娠合并急性胃肠炎:常有上腹痛、胀满、恶心、呕吐和食欲减退、腹泻等;重症可有呕血、黑便、酸中毒、休克、便血等。

(4)妊娠合并急性胆囊炎:多见于妊娠中晚期和产后初期,50%~70%的患者合并胆囊结石。饱餐、进食油腻食物常可诱发。孕妇可能无法完全表现出典型三联症:腹痛、发热、黄疸。主诉常为右上腹、上腹正中或剑突下胀痛,逐渐发展至阵发性绞痛,疼痛放射至右肩、肩胛和背部,伴恶心、呕吐、厌食、便秘等消化道症状。若出现寒战、高热,说明病情加重且进展为胆囊坏疽、穿孔或积脓,有诱发宫缩、早产、临产或胎儿窘迫的危险。体格检查可见墨菲征阳性,深吸气时右肋缘下可触及肿大的胆囊。并发穿孔或腹膜炎时腹膜刺激征阳性。实验室检查白细胞计数升高,肝酶及总胆汁酸水平可能轻度升高,腹部超声提示胆囊肿大或结石。通过临床症状、体征、超声检查可诊断大多数妊娠合并急性胆囊炎。

(5)妊娠合并泌尿系统结石,主要表现为肾绞痛和血尿,输尿管结石嵌顿时可伴有恶心、呕吐,伴有膀胱刺激征(尿频、尿急、尿痛),体格检查发病侧肾区有叩击痛。

(6)妊娠合并肠梗阻,多发生于既往有腹部手术史的孕妇,经典表现为腹痛、呕吐、腹胀及停止排气排便。

(7)其他:如肠系膜血管栓塞、腹主动脉瘤破裂、心肌梗死、消化道溃疡、子宫扭转、恶性肿瘤、腹型过敏性紫癜、大叶性肺炎等也可引起腹痛。

3. 妇科疾病 妊娠晚期,盆腔空间被增大的子宫占据,许多妇科急腹症症状、体征不典型,如卵巢囊肿蒂扭转、卵巢囊肿破裂、子宫肌瘤红色变性、浆膜下子宫肌瘤蒂扭转等。

(1)妊娠合并附件扭转:既往有附件包块病史,典型症状为体位变化后突发的一侧下腹剧痛,疼痛呈间歇性或持续性,患侧卧位可能疼痛减轻,常伴呕吐甚至休克,超声检查可辅助诊断。

(2)妊娠合并卵巢囊肿破裂:常有卵巢囊肿病史,典型症状为剧烈腹痛伴恶心呕吐,体征有腹部压痛、反跳痛及肌紧张,腹腔原有的肿块消失或变小。血红蛋白水平呈进行性下降。由于肿瘤标志物在妊娠期的诊断价值有限,因此,超声检查有助于诊断。

(3)妊娠合并子宫肌瘤变性:孕妇常在孕前就有子宫肌瘤病史,妊娠期及产褥期肌瘤易发生红色变性,可引起局部顽固性疼痛和持续性炎症,通常患者有剧烈的持续性下腹痛和发热,少数病例可出现恶心、呕吐。直径>5cm的子宫肌瘤更容易出现疼痛,触诊可发现增大的子宫局部有突出包块,伴明显的压痛和反跳痛。白细胞计数常升高。超声检查有诊断价值。

二、妊娠中晚期腹痛的诊断

妊娠中晚期要找到引起腹痛的疾病或者原因,必须认真了解病史,进行全面体格检查和必要的辅助检查,进行综合分析,才能做出诊断和鉴别诊断。病史采集可以了解腹痛的发生发展情况,如腹痛部位、诱发因素、腹痛性质和程度、发作时间、与体位的关系、有无伴随症状等。病史采集具体项目见表1-18。

表 1-18 妊娠中晚期腹痛病史采集的主要项目

主要项目	问诊内容
一般情况	年龄、末次月经、妊娠史、既往史
腹痛	疼痛部位、诱发因素、性质、程度、与体位关系
伴随症状	有无阴道流血、阴道流液、发热、寒战、黄疸、休克伴贫血、恶心、呕吐、腹泻、血尿、其他症状（胸背痛、胎动异常等）
产检情况	有无妊娠期并发症（如妊娠高血压、高脂血症等）
就诊情况	是否就诊，诊治情况如何，有无手术史、外伤史
用药情况	有无口服阿司匹林或使用低分子肝素等

全面的体格检查非常重要，监测生命体征，明确腹痛孕妇有无休克征象，注意产科情况（有无宫缩、子宫有无压痛、阴道流血来源、有无病理性缩复环、胎心率等），特别要重视腹部查体。体格检查可以初步明确腹痛的部位，进一步明确腹痛是子宫痛还是子宫以外的疾病引起；子宫附件有无压痛，了解子宫收缩情况，子宫是否呈板状，附件有无包块等。

辅助检查有助于进一步明确诊断，比如电子胎心监护可以判断腹痛是否与子宫收缩有关；血常规、C 反应蛋白、降钙素原检查可以了解有无炎症、内出血发生；血脂肪酶、血淀粉酶水平可以了解有无胰腺炎可能；超声检查可以了解胎儿宫内情况、附件包块、上尿路结石、阑尾及胰腺有无肿大、肝包膜是否有液性暗区、胆囊有无结石；必要时还可以借助 CT 或者 MRI 检查明确占位性病变及与其他组织器官的关系。

三、妊娠中晚期腹痛诊治的临床思维路径

1. 产科检查可以明确的腹痛病因 一般腹痛部位多为病变所在部位。有些疾病通过病史采集及产科检查可以直接评估腹痛疾病的情况，然后通过一些简单的辅助检查排除其他疾病后即可明确诊断。这类疾病的具体诊断路径见表 1-19。

2. 需要通过病史采集、产科检查及辅助检查明确诊断的疾病 有些腹痛的患者需要通过病史采集、产科检查及辅助检查才能明确疾病。妊娠中晚期腹痛最重要的辅助检查是电子胎心监护和超声检查，通过这两项检查，可以诊断大部分产科合并症引起的腹痛疾病。根据患者情况，可能还需要其他辅助检查。常用的辅助检查包括以下几点：

（1）血液生化检查：血常规、C 反应蛋白、肝肾功能、血淀粉酶、血脂肪酶、凝血功能、尿常规。炎症性疾病引起的腹痛多有白细胞、中性粒细胞、C 反应蛋白水平升高，胎盘早剥则可能引起凝血功能异常，HELLP 综合征则表现为血小板减少、肝酶升高、血清总胆红素升高。急性胰腺炎多有血淀粉酶、血脂肪酶水平升高。

（2）电子胎心监护：是产科必不可少的辅助检查手段，可连续观察并记录胎心率的动态变化，同时描记子宫收缩情况，评估是否合并胎儿窘迫，评估是否有必要采取积极措施紧急手术抢救胎儿。

表 1-19　通过病史采集及产科检查即可明确诊断的疾病

病史	产科查体	诊断	注意事项
妊娠中晚期阵发性腹痛	测量宫高、腹围,扪及子宫体间歇性质地变硬,子宫收缩间隙无压痛,可能伴宫颈管扩张、缩短	先兆早产或先兆临产	电子胎心监护描记宫缩及胎心率,排除胎儿宫内窘迫
既往有剖宫产术史的孕妇下腹痛	下腹部瘢痕处的子宫下段压痛,宫缩时加重	先兆子宫破裂	—
进入产程后的孕妇突发腹痛	腹部见病理性缩复环,子宫体压痛,查体见阴道流血来自宫颈,宫口较前缩小,胎先露升高,胎心听不清;血尿	子宫破裂	—
自觉下腹部包块疼痛	体格检查可见仅凸出子宫体的包块压痛,压痛部位随子宫移动而改变,子宫体质软、无压痛	子宫肌瘤变性	超声检查排除附件或其他来源包块
腹部外伤后腹痛伴阴道流血,已明确不是前置胎盘	子宫硬如板状,压痛,阴道内可见血源自宫颈管,胎心率异常	胎盘早剥	电子胎心监护排除胎儿宫内窘迫,超声检查明确胎盘与子宫壁间有无占位

（3）超声检查：产科超声检查可以发现子宫、胎儿及其附属物、附件的大部分疾病。而腹部其他部位的超声检查可以针对性地了解该器官有无肿大、占位等,为明确诊断腹痛疾病提供参考依据。

此外,有些疾病可能还需要进一步检查,比如诊断急性胰腺炎需要达到以下至少 2 条标准：①急性、持续性中上腹痛;②血淀粉酶或血脂肪酶水平超过正常值上限 3 倍;③超声、增强 CT 或 MRI 的特征性影像学表现。仅根据腹痛和血胰酶水平升高可诊断 80% 的急性胰腺炎。需要注意的是患者可能同时存在几种可以引起腹痛的疾病,应鉴别出患者本次腹痛的主要原因,避免漏诊误诊。

妊娠中期及妊娠晚期产科因素所致腹痛临床诊治流程见图 1-8,此期非产科因素所致常见腹痛疾病的诊断流程见图 1-9。

妊娠中晚期产科因素腹痛

↓

追问病史、产科检查、辅助检查

↓

腹痛部位

下腹痛　　　　**右上腹痛**

右上腹痛：
- 已诊断子痫前期，新发右上腹痛，伴恶心、呕吐
- 血清总胆红素≥20.5μmol/L，血清结合胆红素<250mg/L，ALT≥40U/L或AST≥70U/L，LDH升高；PLT<100×10⁹/L，肝、胆、胰、脾超声可初步评估是否合并肝包膜血肿，胰尾超声无异常。肝尾超声无异常

→ 重度子痫前期
- 治疗重度子痫前期基础上，病情不稳定者，尽快剖宫产终止妊娠
- 病情稳定者，<34周可争取促胎肺成熟后剖宫产终止妊娠
- 或尽快转诊至三级甲等医院

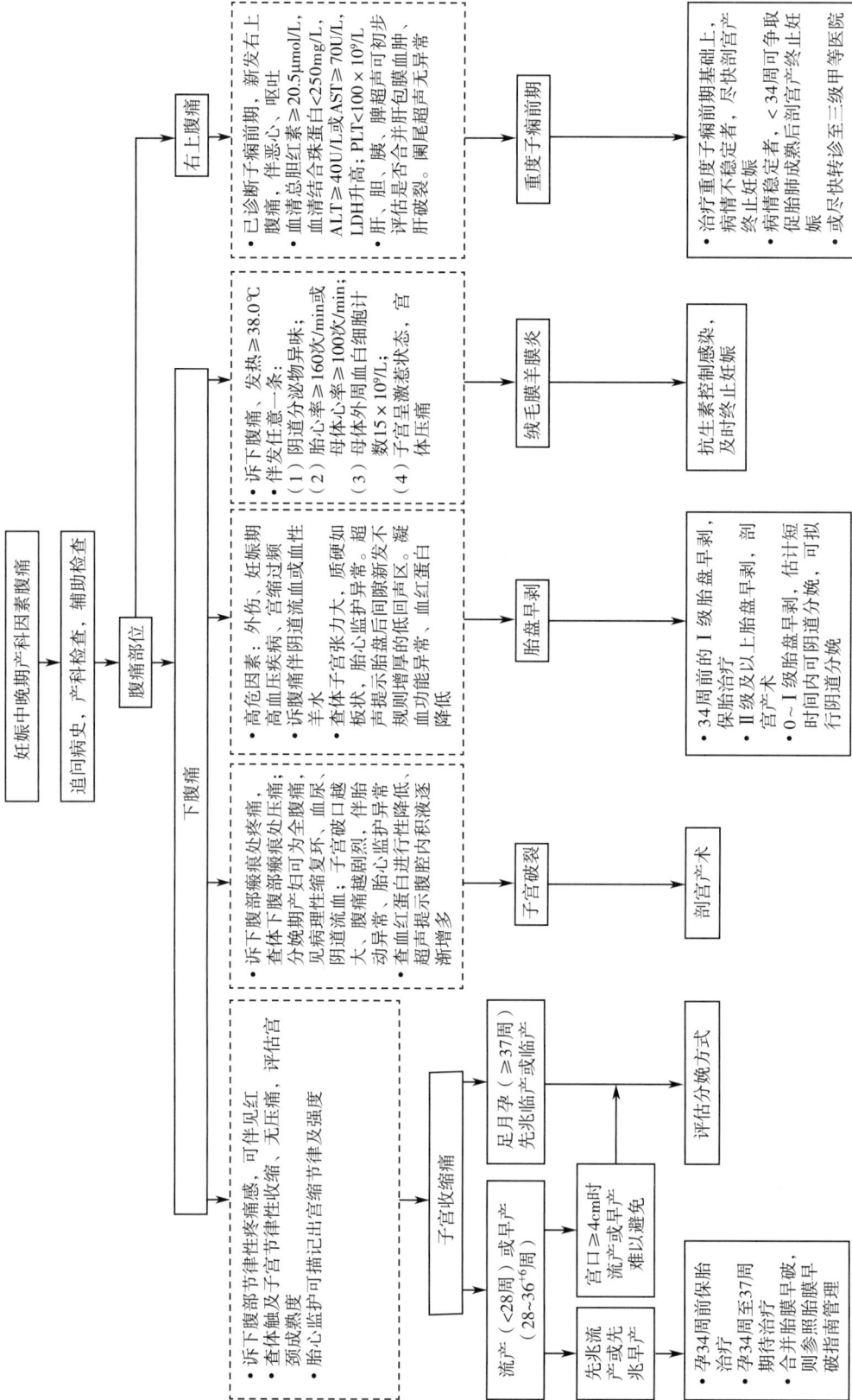

下腹痛：
- 诉下腹痛，伴发热≥38.0℃
- 伴发任意一条：
（1）阴道分泌物异味；
（2）胎心率≥160次/min或母体心率≥100次/min；
（3）母体外周血白细胞计数15×10⁹/L；
（4）子宫呈激惹状态，宫体压痛

→ 绒毛膜羊膜炎
- 抗生素控制感染，及时终止妊娠

胎盘早剥：
- 高危因素：外伤，妊娠期高血压疾病
- 诉妊娠期阴道流血性腹痛伴阴道流血，查体子宫张力大，质硬如板状，胎心、胎盘超声异常。超声提示胎盘后间隙新区，凝血功能异常，血红蛋白降低

→ 胎盘早剥
- 34周前的Ⅰ级胎盘早剥，保胎治疗
- Ⅱ级及以上胎盘早剥，剖宫产术
- 0～Ⅰ级胎盘早剥，估计短时间内可阴道分娩，可拟行阴道分娩

子宫破裂：
- 诉下腹部瘢痕处疼痛，查体下腹部瘢痕处压痛，妊娠晚期妇可为全腹痛，分娩期见病理性缩复环、血尿、阴道流血；子宫破口越大，腹痛越剧烈，伴胎动异常，胎心监护异常，查血红蛋白进行性降低，超声提示腹腔内积液逐渐增多

→ 子宫破裂 → 剖宫产术

子宫收缩痛：
- 诉下腹部节律性疼痛，可伴见红
- 查体触及子宫节律性收缩，评估宫颈成熟度
- 胎心监护可描记出宫缩节律及强度

- 足月孕（≥37周）先兆临产 → 评估分娩方式
- 流产（<28周）或早产（28~36⁺⁶周）
- 宫口≥4cm时流产或早产难以避免 → 评估分娩方式

先兆流产或先兆早产：
- 孕34周前保胎治疗
- 孕34周至37周期待治疗
- 合并胎膜早破则参照胎膜早破指南管理

图 1-8　妊娠中晚期产科因素相关的腹痛临床诊治流程

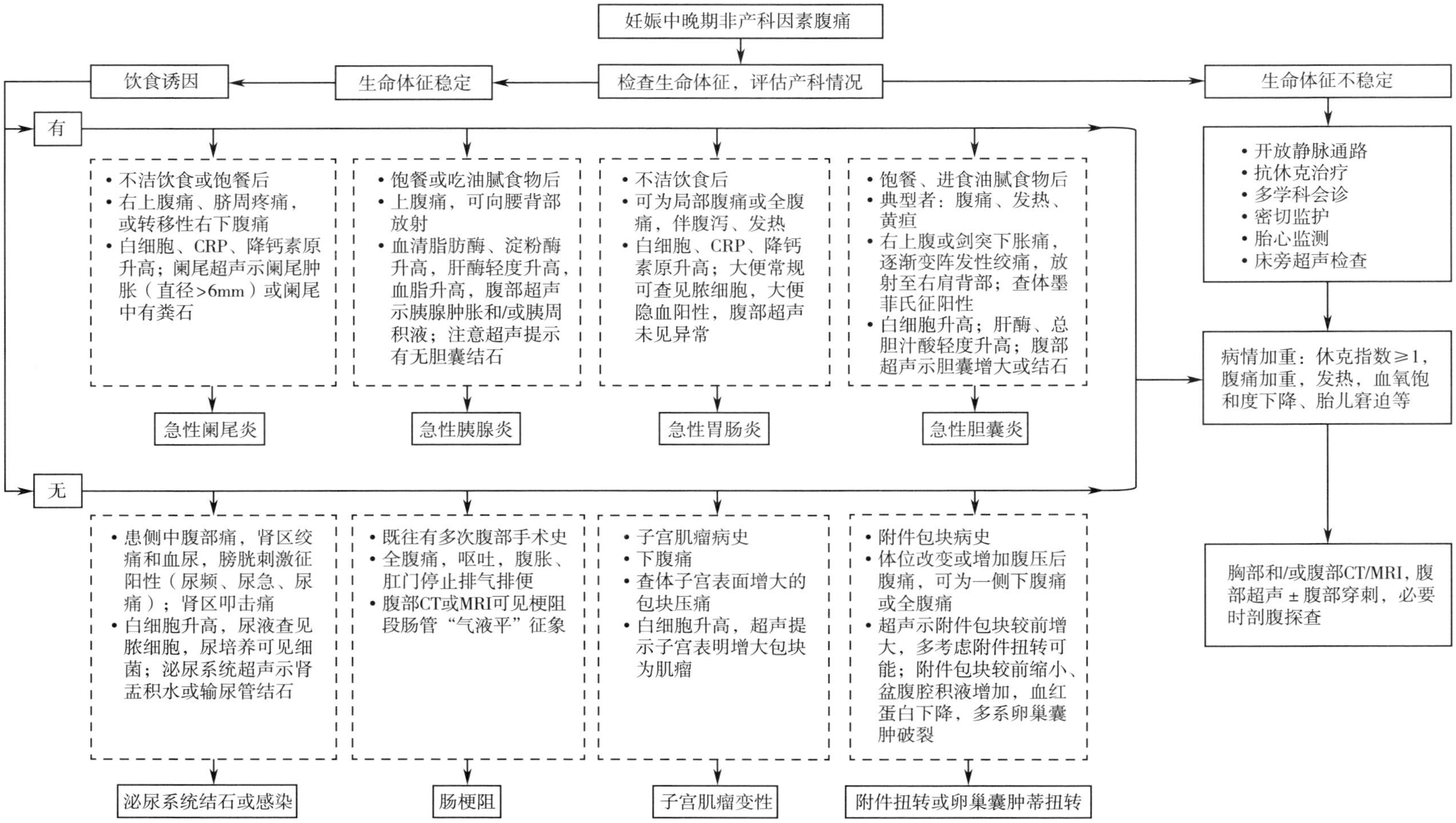
妊娠中晚期非产科因素腹痛
检查生命体征，评估产科情况
生命体征稳定
饮食诱因
有
无
生命体征不稳定
• 不洁饮食或饱餐后
• 右上腹痛、脐周疼痛，或转移性右下腹痛
• 白细胞、CRP、降钙素原升高；阑尾超声示阑尾肿胀（直径>6mm）或阑尾中有粪石
急性阑尾炎
• 饱餐或吃油腻食物后
• 上腹痛，可向腰背部放射
• 血清脂肪酶、淀粉酶升高，肝酶轻度升高，血脂升高，腹部超声示胰腺肿胀和/或胰周积液；注意超声提示有无胆囊结石
急性胰腺炎
• 不洁饮食后
• 可为局部腹痛或全腹痛，伴腹泻、发热
• 白细胞、CRP、降钙素原升高；大便常规可查见脓细胞，大便隐血阳性，腹部超声未见异常
急性胃肠炎
• 饱餐、进食油腻食物后
• 典型者：腹痛、发热、黄疸
• 右上腹或剑突下胀痛，逐渐变阵发性绞痛，放射至右肩背部；查体墨菲氏征阳性
• 白细胞升高；肝酶、总胆汁酸轻度升高；腹部超声示胆囊增大或结石
急性胆囊炎
• 患侧中腹部痛，肾区绞痛和血尿，膀胱刺激征阳性（尿频、尿急、尿痛）；肾区叩击痛
• 白细胞升高，尿液查见脓细胞，尿培养可见细菌；泌尿系统超声示肾盂积水或输尿管结石
泌尿系统结石或感染
• 既往有多次腹部手术史
• 全腹痛，呕吐，腹胀、肛门停止排气排便
• 腹部CT或MRI可见梗阻段肠管“气液平”征象
肠梗阻
• 子宫肌瘤病史
• 下腹痛
• 查体子宫表面增大的包块压痛
• 白细胞升高，超声提示子宫表明增大包块为肌瘤
子宫肌瘤变性
• 附件包块病史
• 体位改变或增加腹压后腹痛，可为一侧下腹痛或全腹痛
• 超声示附件包块较前增大，多考虑附件扭转可能；附件包块较前缩小、盆腹腔积液增加，血红蛋白下降，多系卵巢囊肿破裂
附件扭转或卵巢囊肿蒂扭转
• 开放静脉通路
• 抗休克治疗
• 多学科会诊
• 密切监护
• 胎心监测
• 床旁超声检查
病情加重：休克指数≥1，腹痛加重，发热，血氧饱和度下降、胎儿窘迫等
胸部和/或腹部CT/MRI，腹部超声±腹部穿刺，必要时剖腹探查

图 1-9 妊娠中晚期非产科因素相关的常见腹痛疾病诊断流程

（周盛萍 刘 敏 陈洪琴）

第十一节　妊娠期头痛

头痛是育龄期妇女的常见病,也是孕妇门诊最常见的主诉之一。对于妊娠期头痛,应重点关注头痛的病因、发生频率和严重程度,以及是否伴发其他躯体症状通过详细的病史采集、体格检查、辅助检查等明确诊断,达到精准治疗的目的。

一、妊娠期头痛的常见病因及临床特点

大多数妊娠期头痛患者在妊娠前都有相关症状,头痛的病因已经确定。约 10% 的女性在怀孕期间首次发作。妊娠期头痛按发病原因可分为原发性头痛和继发性头痛两大类。妊娠期头痛患者中,偏头痛占 1/3,子痫前期或子痫引起的头痛占 1/3,其他原因引起的头痛占 1/3。

1. 原发性头痛　也可称为特发性头痛,指疼痛不能归因于某种具体原因,主要包括偏头痛、紧张性头痛和丛集性头痛,前两者是最常见的类型(表 1-20)。

表 1-20　三种原发性头痛的临床特征比较

原发性头痛	持续时间	部位	疼痛性质	疼痛强度	恶心或呕吐	畏光或畏声	日常活动
偏头痛	4~72 小时	通常为单侧(40% 为双侧)	缓慢发作,搏动性头痛	中重度	有	其一或都有	加重
紧张性头痛	30 分钟~7 天	双侧	压力性或紧缩性头痛	中重度	无	无或其一	无
丛集性头痛	15~180 分钟;可能每隔 1 天发生 1 次,或者 1 天最多发生 8 次;复发可能相隔数周至数年	单侧;眼眶、眶上、颞部或以上任何部位组合	迅速发作,尖锐的剧烈头痛,非搏动性	严重到难以忍受	无	无,但可能有同侧结膜充血、流泪、鼻塞、眼睑水肿或面部出汗	无或烦躁不安

资料来源: Headache Classification Committee of the International Headache Society(IHS). The international classification of headache disorders. 3rd ed. Cephalalgia, 2018.

(1)偏头痛:偏头痛通常为单侧,性质呈跳痛或搏动性疼痛。发作时可伴随恶心、呕吐、畏光或畏声。触发因素包括精神压力、气温变化、五感刺激、饥饿、失眠和食物刺激。发作通常始于前驱症状,如疲劳、畏光、恐音、注意力难以集中、打哈欠、情绪变化、颈部僵硬、厌恶触摸、渴望吃食物和尿频,这些症状高度提示即将到来的头痛。

(2)紧张性头痛:紧张性头痛是最常见的头痛类型。一般紧张性头痛为双侧,伴有轻度至中度、非惊厥性、压力样疼痛,特点为整个头部有压迫感或紧束感,往往时强时弱。这些头痛可持续 30 分钟至 7 天,通常不伴其他特征,也可能常有颈部及颌部不适,偶尔会有恶心、

畏光、恐音或对气味敏感症状，不会因日常活动而加重。

（3）丛集性头痛：丛集性头痛属于三叉神经自主神经性头痛，是一组以单侧头痛伴同侧头面部自主神经症状，如鼻塞、流泪、面部出汗或眼睑水肿为特征的特发性头痛，是更为少见的头痛类型。丛集性头痛可无先兆，起病快、发展迅速，在几分钟内达到高峰，患者通常极痛苦。然而，丛集性头痛发作短暂且常反复发作，可在 3 小时内自行缓解。

2. 继发性头痛　由明确的基础疾病引起的头痛称为继发性头痛。继发性头痛可为妊娠期特有并发症的表现，但也常合并其他神经系统疾病，是疾病诊断的重要线索之一，及时发现并诊治对于改善预后十分关键（表 1-21）。

（1）子痫前期相关的头痛：神经系统症状如头痛、视觉障碍是重度子痫前期的主要症状之一，也可作为子痫发生的前驱表现。妊娠期新发或主诉不典型头痛的孕妇中，约 1/3 存在子痫前期，尤其是妊娠达到或超过 20 周以后的头痛患者，均需首先考虑子痫前期或相关并发症。

子痫前期或子痫患者头痛的原因并未完全明确，但研究发现可能与以下情况有关：脑灌注压增高（如高血压脑病）、血管痉挛收缩引发的脑缺血［可逆性脑血管收缩综合征（reversible cerebral vasoconstriction syndrome，RCVS）］、可逆性后部白质脑综合征（posterior reversible encephalopathy syndrome，PRES）、脑水肿或脑出血、颅内高压等。

子痫前期头痛通常为不同程度的，累及整个头部的弥漫性、恒定性、搏动性疼痛，常见伴随症状包括血压增高、蛋白尿、水肿，视力改变如视物模糊、暗点、畏光，胃肠道表现如上腹不适、恶心、呕吐，严重者可出现神志异常如意识模糊、谵妄、昏迷等，进一步实验室检查可发现血小板减少、肝生化指标水平升高、溶血和/或肌酐水平升高。

单纯性子痫前期患者的神经系统查体结果一般正常。如存在局灶性神经系统症状时，提示可能存在子痫前期并发症（如脑卒中）或其他疾病诊断（如与子痫前期无关的脑卒中、出血、肿瘤、感染、血栓等）。

（2）妊娠合并脑血管疾病：妊娠合并脑血管疾病通常包括两大类，即出血性疾病和缺血性疾病，临床症状主诉头痛的常见疾病有以下几种：

1）脑静脉血栓形成（cerebral venous thrombosis，CVT）：CVT 也称脑静脉窦血栓形成，在妊娠晚期和产褥期最常见。某些病例与遗传性和获得性易栓症有关，其他危险因素包括肥胖、剖宫产、高血压和感染。CVT 的临床表现包括头痛、呕吐、部分性或全面性癫痫发作、意识障碍、视物模糊、颅内压增高、局灶性神经功能障碍和/或意识改变。头痛常先于其他症状出现，呈局限性或弥漫性且通常较严重。症状的严重程度与血栓形成程度和受累血管有关。

2）脑动静脉畸形（cerebral arteriovenous malformation，CAVM）：CAVM 是最危险的脑血管畸形，可引起患者颅内出血和癫痫。临床表现根据患者年龄及 CAVM 的病灶大小、位置和血管特征的不同而不同，表现为颅内出血、癫痫发作、头痛、局灶性神经功能障碍等。

3）蛛网膜下腔出血（subarachnoid hemorrhage，SAH）：SAH 的潜在原因众多，如颅内动脉瘤、脑血管畸形、颅内动脉夹层、RCVS、CVT，部分病例出血原因不明。SAH 的典型表现是突发剧烈头痛（"霹雳"样头痛），被患者形容为"一生中最严重的头痛"。常见伴随症状包括血压增高、短暂意识丧失、呕吐和颈部疼痛/僵硬。脑膜刺激征（常伴有腰痛）可能在出血后数小时出现，并逐渐出现意识改变，神经系统查体阳性。

表 1-21 继发性头痛常见病因的临床特点和诊治策略

项目	子痫前期	PRES	RCVS	IIH	PDP	CVT	垂体卒中	缺血性梗死	动脉夹层	SAH
起病形式	产前、产时或产后，通常产后，妊娠≥20周	快速，常为产后	突然，常为产后1周	妊娠早期、肥胖女性多见	约90%发生于硬膜穿刺后72小时内	妊娠晚期或产后，症状通常持续数天	急性	不定	急性，持续数天	急性
头痛表现	渐进性双侧弥漫性枕额部头痛，活动后加重，可能有视觉先兆，占2/3，常为隐痛，非霹雳样，血压正常后1周内缓解	双侧弥漫性额部头痛，通常继发于子痫前期；头痛约占2/3，常为隐痛，非霹雳样，常持续12-48小时	搏动性突发的严重、弥漫、霹雳样头痛，通常继发于子痫前期，前期，常由运动、活动、运动、Valsalva动作或情绪诱发	渐进性、每日头痛，Valsalva动作和位置改变可加重，眼睛闭眠后额部、眼眶爆炸性头痛	椎管内麻醉后枕部、额部的头痛、坐位或站立时加剧，平卧后缓解	头痛占80%~90%，弥漫性进行性加重，常为单侧突发，起病，少数为霹雳样	严重、霹雳样头痛	中等强度，无特异性	严重、单侧霹雳样	严重，几达到内达到高峰，霹雳样
伴随症状	子痫抽搐，视觉改变，腹痛，高血压，蛋白尿，水肿	早期突出的癫痫发作，恶心呕吐，意识及视觉改变	癫痫发作，短暂局灶性神经功能缺陷，如短暂失明，意识混乱	视觉及听力改变	70%的患者可出现恶心、颈部僵硬、腰背痛、眩晕、头视觉改变，以及听觉障碍	癫痫，局灶性神经功能缺陷，死亡率为30%	有或无垂体瘤病史，恶心呕吐，视觉改变，意识改变，垂体功能减退，低血压	与梗死部位相关的区域性神经功能缺损	出现责任血管支配的脑部功能缺失症状	恶心呕吐，视乳头水肿，死亡率高，占40%~50%
转归	逐渐加重或突发子痫，妊娠终止后逐渐缓解	血压控制后，随子痫前期病情缓解而缓解	恢复迅速，动态过程随时间变化：第1周常见头痛，第2周出现脑出血，第3周出现缺血性并发症	持续性，病因解除后缓解	大多数头痛可在1周内缓解，半数患者剌后4-5天缓解	数天后可能出现非动脉区梗死和出血	随垂体功能恢复情况变化	逐渐缓解	逐渐缓解	出血吸收后逐渐缓解

续表

项目	子痫前期	PRES	RCVS	IIH	PDP	CVT	垂体卒中	缺血性梗死	动脉夹层	SAH
CSF检查	常为正常,除非出血	常为正常,蛋白可能偏高	通常正常(除非并发蛛网膜下腔出血),但50%的患者有轻微蛋白细胞增多和蛋白增加	颅内压增高,蛋白细胞一般无特殊	一般正常	80%出现颅内压增高,35%~50%蛋白或白细胞略增加	一般正常	一般正常	一般正常	均匀血性脑脊液,三管试验阳性
影像学表现	一般正常,一些患者可出现脑出血或急性缺血性脑卒中表现	约50%的患者CT异常;MRI显示枕叶为主异常信号;约15%有脑内出血	CT一般正常;20%的患者可见ASH表现;CTA和MRA可见脑动脉典型串珠样收缩,可发现颈动脉夹层	MRI可正常或见后部巩膜变平,空蝶鞍、眼周的蛛网膜下腔扩张且伴或不伴视神经迂曲、横静脉窦狭窄	一般正常	CT常为正常;MRI可显示非动脉区梗死;出血常见;MRV显示静脉内凝块或流空间隙	可见蝶鞍扩大、前床突消失、鞍底变薄;CT和MRI可见垂体信号异常	CT早期常为正常;MRI早期可见高信号	血管造影可见局灶性狭窄,火焰征等表现;高分辨血管MRI可见管腔分层	CT上可见脑池周围高信号
诊断	临床表现+实验室检查包括肝肾功能、尿常规,尿蛋白等	临床表现+MRI显示枕叶白质水肿	临床表现+随着时间的推移,CTA或MRA显示脑血管造影异常	临床表现+MRI表现+CSF检查	麻醉科医生会诊	临床表现+MRV提示颅内静脉窦血栓,伴或不伴抗磷脂抗体阳性	临床表现+CT和MRI提示垂体增大伴或不伴出血;内分泌功能试验阳性	临床表现+CT或MRI异常信号	临床表现+CTA或MRA脑血管造影	临床表现+CT+CSF检查,必要时CTA或MRA

续表

项目	子痫前期	PRES	RCVS	IIH	PDP	CVT	垂体卒中	缺血性梗死	动脉夹层	SAH
治疗原则	控制血压，硫酸镁解痉；对乙酰氨基酚缓解头痛症状；病情加重时及时终止妊娠	紧急降压，及时终止妊娠	及时终止妊娠	乙酰唑胺连续腰椎穿刺	硬膜外腔注射自体静脉血	整个妊娠期持续充分的抗凝治疗，直至产后6周；对症包括控制癫痫发作和颅内高压	经蝶窦内镜切除术；大剂量氢化可的松	血压控制；急性期再灌注治疗或静脉溶栓、血管内机械取栓；急性期阿司匹林治疗；妊娠期需控制血压后评估宜止妊娠时机	通常采取外科手术治疗或介入治疗	脑内动脉瘤或AVM破裂所致SAH可通过对病灶进行手术(即夹闭)或血管内(如栓塞)治疗术处理；特发性SAH急性期以对症支持治疗为主

注：可逆性后部白质脑综合征(posterior reversible encephalopathy syndrome,PRES)；可逆性脑血管收缩综合征(reversible cerebral vasoconstriction syndrome,RCVS)；脑静脉血栓形成(cerebral venous thrombosis,CVT)；特发性颅内高压(idiopathic intracranial hypertension,IIH)；硬脊膜穿刺(postdural puncture,PDP)；蛛网膜下腔出血(subarachnoid hemorrhage,SAH)；动静脉畸形(arterial venous malformation,AVM)；计算机体层摄影血管造影(computer tomographic angiography,CTA)；脑脊液检查(cerebrospinal fluid,CSF)；磁共振血管成像(magnetic resonance angiography,MRA)；磁共振静脉成像(magnetic resonance venography,MRV)；计算机X线断层扫描(computed X-ray tomography,CT)；磁共振成像(magnetic resonance imagine,MRI)。

4)可逆性脑血管收缩综合征(RCVS):成人中主要累及女性,是一组表现为脑血管造影提示脑动脉可逆性多灶性狭窄的疾病。临床表现通常包括霹雳性头痛,有时还出现与脑水肿、脑卒中或癫痫发作相关的神经功能障碍。其临床结局通常为良性,但少数患者因严重的脑卒中会导致重度残疾或死亡。

霹雳性头痛是 RCVS 的突出临床表现,突发剧烈头痛在数秒内达到顶峰,符合"霹雳性头痛"的定义。头痛发作通常呈弥漫性,或者位于枕部或顶部;患者常伴有血压增高、恶心和对光敏感,有时还会出现神经系统受累表现。

5)可逆性后部白质脑综合征(PRES):是一种由多种病因引起的临床和影像学综合征,包括头痛、意识障碍、视力改变和癫痫,并伴有后部白质水肿的特征性神经影像学表现。该病虽然一般可逆,但没有及时诊治也可能发生永久性损伤。其最常继发于高血压性脑病、子痫,以及使用细胞毒性或免疫抑制性药物后。

6)头颈部动脉夹层:最常引起缺血性脑卒中或短暂性脑缺血发作。局部症状可包括疼痛、霍纳综合征(眼交感神经麻痹)、头颈部神经病变和搏动性耳鸣。头颈部疼痛是最常见的初始症状,疼痛往往剧烈、持续且近期发作。头痛一般发生在夹层同侧,颈动脉夹层患者的头痛常位于颞部、眼部、脸颊或牙齿,椎动脉夹层患者的头痛常位于枕区。夹层所致头痛也可能与偏头痛或丛集性头痛类似,或为突发剧烈头痛(霹雳性头痛)。

(3)感染:颅内感染、全身感染或局部感染均可导致头痛。细菌性和病毒性脑膜炎是最常引起渐进性发作的头痛,头痛通常剧烈,但偶尔可能表现出霹雳样头痛,典型三联症包括发热、颈强直和精神状态改变,诊断需要腰椎穿刺进行脑脊液检查。

(4)自发性颅内低压:自发性颅内低压的典型特征是直立性头痛、低脑脊液压、脑 MRI显示有弥漫性硬脑膜强化,以及恶心、呕吐、头晕、听觉改变、复视、视物模糊、肩胛间疼痛和/或上肢神经根痛等症状的某些组合。该综合征也称为自发性低脑脊液压力性头痛。脊膜缺损或硬膜撕裂造成的脑脊液漏可能是该综合征的最常见原因。

(5)垂体卒中:垂体卒中是指垂体突然出血。出血常发生于垂体腺瘤。垂体卒中的临床表现多样,可能为相对轻微的症状,也可能出现更严重的表现,包括急性头痛、眼肌麻痹、视力下降、视力丧失、神志改变、肾上腺危象、昏迷,甚至猝死。垂体卒中最突出的表现是突发剧烈头痛,动眼神经受压引起的复视,以及垂体功能减退。

(6)硬脊膜穿破后头痛(post dural puncture headache,PDPH):也称腰椎穿刺后头痛(post-lumbar puncture headache,PLPH),是椎管内麻醉穿刺后常见并发症,以体位性头痛为主要特征。椎管内麻醉相关 PDPH 最常见于产科患者。

PDPH 患者通常表现为额部或枕部头痛,坐位或立位时加剧,平卧后缓解。多达 70% 的患者可出现包括恶心、颈部僵硬、腰背痛、眩晕、视觉改变、头晕,以及听觉障碍。约 90% 的PDPH 发生于硬脊膜穿刺后 72 小时内。大多数头痛可在 1 周内缓解,半数患者在硬脊膜穿刺后 4~5 天缓解。

(7)脑肿瘤:头痛是脑肿瘤的常见表现(50%)。脑肿瘤相关头痛通常表现为持续性钝痛,偶为跳痛。最常见的头痛性质是紧张性头痛(40%~80%),其次是偏头痛(10%)。头痛常位于双额区,肿瘤侧更严重。肿瘤相关头痛可出现体位改变时(尤其是弯腰)和夜间加重现象。

主诉头痛的患者中,提示有脑肿瘤或其他原因所致继发性头痛的特征包括新发症状和原有症状进展、清晨恶心和呕吐、之前的头痛模式显著改变以及神经系统检查异常。在大多数病例中,脑肿瘤头痛通常伴有其他神经系统症状,如癫痫发作、乏力、认知功能障碍或局灶性肌无力。

(8)特发性颅内高压(idiopathic intracranial hypertension,IIH):也称为假性脑瘤。该病依据以下临床标准定义:只有由颅内压增高引起的症状和体征(如头痛、视乳头水肿、视功能丧失),颅内压增高但脑脊液(cerebrospinal fluid,CSF)成分正常,并且神经影像学或其他评估未发现其他明显的颅内压增高原因。IIH 主要累及超重的育龄期女性。头痛是 IIH 最常见的症状(80%~90%),头痛可能为偏侧痛,性质为跳痛或搏动性痛。这些头痛可为间歇性或持续性,可每日发生,也可能发生频率更低。眼球后疼痛、眼球运动或眼球压迫时轻度疼痛是 IIH 更具特异性的表现。伴随症状常为视觉改变、视乳头水肿、搏动性耳鸣等。

(9)药物过度使用性头痛(medication-overuse headache,MOH):指由规律但过度使用急性或对症性头痛药物超过 3 个月导致的头痛,每月至少出现 15 天。停止过度使用的药物后,MOH 通常缓解。偏头痛是与 MOH 相关的最常见的原发性头痛疾病。许多用于治疗头痛的急性期对症药物都有可能引起 MOH。风险最高的是阿片类物质、含布他比妥的复方镇痛药和对乙酰氨基酚 - 阿司匹林 - 咖啡因复方药物。

二、妊娠期头痛的评估和诊断

妊娠期头痛的评估与非孕期头痛的评估基本相同。对于确定头痛诊断和决定进一步的诊断性检查和治疗计划,系统的病史采集是最重要的。绝大部分头痛患者无需接受影像学检查。但若存在提示继发性头痛病因的危险征象,则需进行影像学检查。

全面采集病史可使体格检查更有针对性,并确定是否需要进一步的检查和影像学评估。

1. **系统的病史**　如初发年龄,既往头痛史,近期任何的头痛模式变化,是否存在先兆和前驱症状,发作的频率、强度和持续时间,每月头痛天数,每月用药治疗头痛的天数,发作时间和方式,疼痛的性质和部位,伴随症状,偏头痛家族史,诱发因素和缓解因素,体位改变后(如平躺 / 直立)加重或减轻,活动对疼痛的影响,与食物 / 酒精的关系,对任何既往治疗的反应,回顾当前用药情况,任何近期的视觉改变,与近期创伤的关系,近期任何睡眠、运动、体重、饮食或工作状态的变化,近期职业或个人压力来源,一般健康状况,工作或生活方式所受的影响(失能),女性月经周期和外源性激素的影响。

2. **体格检查**　测血压及脉搏,检查头部、颈部、颞下颌区域及肩部的肌肉,检查颞部及颈部动脉,听诊有无杂音。神经系统检查包括精神状态检查、脑神经检查、检眼镜和耳镜检查,以及运动检查、步态检查、反射检查、协调性检查和感觉检查时的对称性。

3. **低危特征**　下列特征提示患者不太可能存在严重头痛的基础病因:年龄 ≤ 50 岁;原发性头痛的典型特征(见表 1-20);类似头痛的病史;无神经系统异常表现;既往头痛模式无改变;无高危共存疾病;无新的病史或检查发现。满足上述标准的头痛患者一般无需接受进一步的影像学检查。

4. 孕妇头痛的初筛流程 对于以头痛为主诉的孕妇,首先应根据既往病史及体格检查进行初步判断。

(1)快速鉴别原发性头痛和继发性头痛:以下3点可以帮助快速鉴别。

1)患者既往有原发性头痛,孕期再发(性状同前)。

2)患者既往无原发性头痛,孕期首次出现严重头痛。

3)患者既往有原发性头痛,孕期疼痛的性质、强度和相关症状较前不同。

既往有头痛病史(原发性头痛),妊娠期仍有相似头痛者,如特征症状无改变,则无必要重复检查判定头痛病因。但当患者出现以下表现(高危特征),应迅速完善相关检查和多科会诊,包括神经系统查体、影像学检查,必要时行腰椎穿刺。

高危特征:头痛伴神志改变、抽搐、视乳头水肿、视觉改变、颈部僵硬或局灶性神经系统症状/体征;突发剧烈头痛;新发偏头痛(如单侧搏动性跳痛伴恶心、呕吐、畏光或畏声);合并免疫系统疾病患者出现头痛;头痛特征(如疼痛模式、严重程度)与平常头痛不同;与发热、头部创伤、使用违禁药品/毒物暴露、咳嗽、劳力、性行为或Valsalva动作有关或由这些因素引发的头痛;使患者从睡眠中醒来的新发头痛;止痛药无法缓解的头痛。

(2)辅助检查指征及流程:头部CT或MRI是头痛的首选影像学检查。检查方法的选择和是否需要静脉对比剂视临床指征而定。实施血管成像时,需在头部CT或MRI的基础上加用脑或颈部计算机体层摄影血管造影(CTA)或磁共振血管成像(MRA),通常需要静脉给予对比剂。

孕期当高度怀疑为继发性头痛和/或神经系统病变,应进行CT或MRI检查,并根据疑诊和专科会诊结果选择适宜的影像学检查。一般而言,头部CT和MRI在妊娠期应用是安全的。考虑继发性头痛时推荐行MRI平扫,考虑脑静脉窦血栓形成时应行磁共振静脉成像(MRV,不用对比剂)。如果不能立即实施或禁用MRI,可通过头部CT平扫和增强扫描来评估出血、肿块效应或脑积水。影像学检查应注意以下事项:

MRI不会使胎儿暴露于电离辐射,也不会引起胎儿不良反应。钆造影剂可能对胎儿造成不良影响,故应避免使用,除非使用钆能显著提高诊断效果并有可能改善患者结局。

CT有电离辐射,但孕妇行头部CT时,散射导致的胎儿辐射暴露量极低。碘对比剂可穿过胎盘并对发育中胎儿的甲状腺产生瞬时作用,但是尚未报道过短暂暴露引起的临床后遗症。当有临床需要时应在权衡利弊后在妊娠期使用碘对比剂。

妊娠不是腰椎穿刺的禁忌证,如果怀疑孕妇有颅内出血、颅内压增高或感染,应在神经影像学检查后行腰椎穿刺。当颅内压增高时,颅内大型占位病变是腰椎穿刺的禁忌证,而神经影像学检查可排除颅内大型占位病变。

(3)与头痛相关的妊娠期特有疾病的评估和诊断:妊娠期新发头痛或头痛改变可能由偏头痛或其他原发性头痛所致,但此时也有许多其他病症可表现为头痛,尤其是子痫前期、PDPH和脑静脉血栓形成。对于所有孕周超过20周的头痛妊娠患者,都必须确诊或排除子痫前期。

子痫前期患者的神经系统检查结果一般正常。存在局灶性神经系统症状时,提示可能存在子痫前期并发症如脑出血、脑卒中、脑水肿,甚至PRES等。虽然抽搐是子痫的关键表现,但也可见于其他颅内病变,如脑静脉系统血栓形成、出血和肿瘤等。怀疑子痫前期/子痛时,应请产科或母胎医学科医生会诊;若神经系统检查结果异常,或排除子痫前期/子痫后剧烈头痛仍持续存在,则应请神经内科或神经外科会诊。

如果患者主诉头痛但监测血压正常,且因临产/分娩接受了椎管内麻醉,应请麻醉科或神经科医生会诊,以评估并治疗PDPH。PDPH的疼痛一般发生在穿刺后48小时内,站立或从卧床状态抬起头部时加重,仰卧位休息时通常缓解;偶尔可出现耳鸣、恶心、呕吐和脑神经功能障碍。

三、妊娠期头痛的临床思维路径

大多数患有原发性头痛综合征(紧张性头痛、偏头痛、丛集性头痛)的孕妇在怀孕前就已确诊。有头痛既往史的患者在妊娠期可能继续出现头痛;如果其特征性症状无变化且已排除子痫前期诊断,则无需重复采用复杂的诊断性检查。

在出现新发或不典型头痛且已排除子痫前期的孕妇中,约50%为偏头痛,另外50%为各种其他原因所致头痛。评估这类患者时,应首先详细地采集病史并进行体格检查。其诊断性评估方法与非妊娠成人类似,有严重基础疾病症状/体征的患者应及时接受诊断性评估。妊娠期头痛的评估和诊断流程见图1-10。

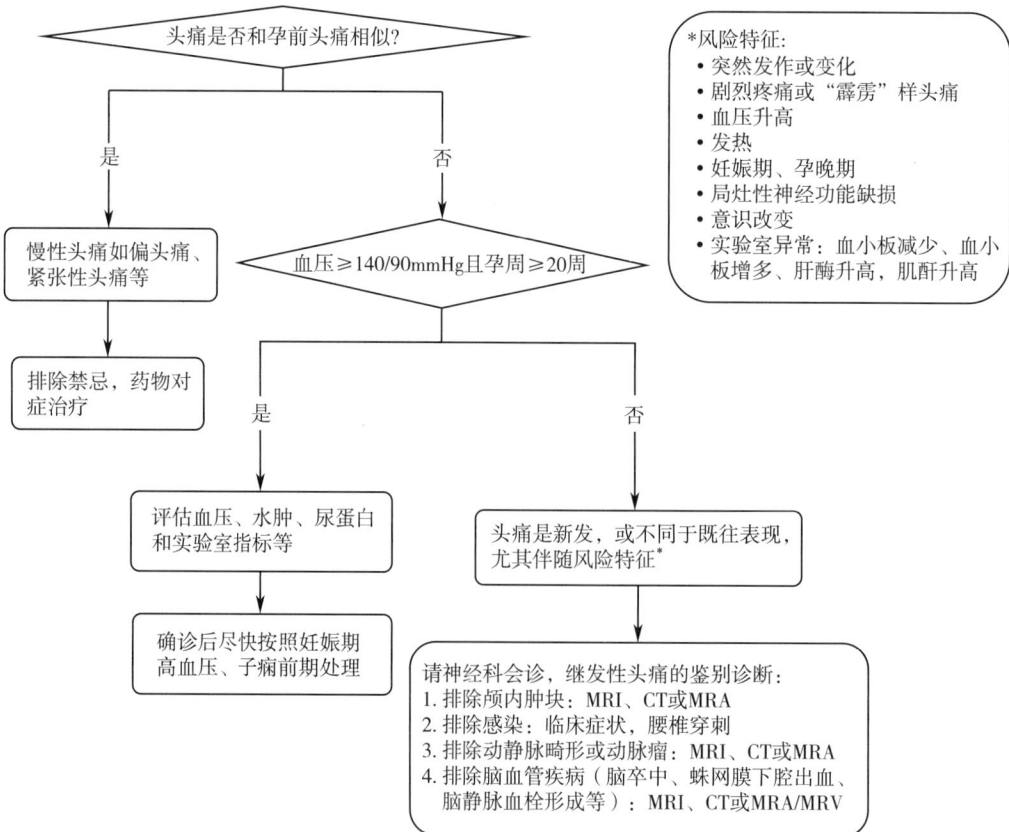

图 1-10　妊娠期头痛的评估和诊断流程

四、妊娠期头痛的管理和治疗

妊娠期头痛的管理及治疗流程详见图 1-11。

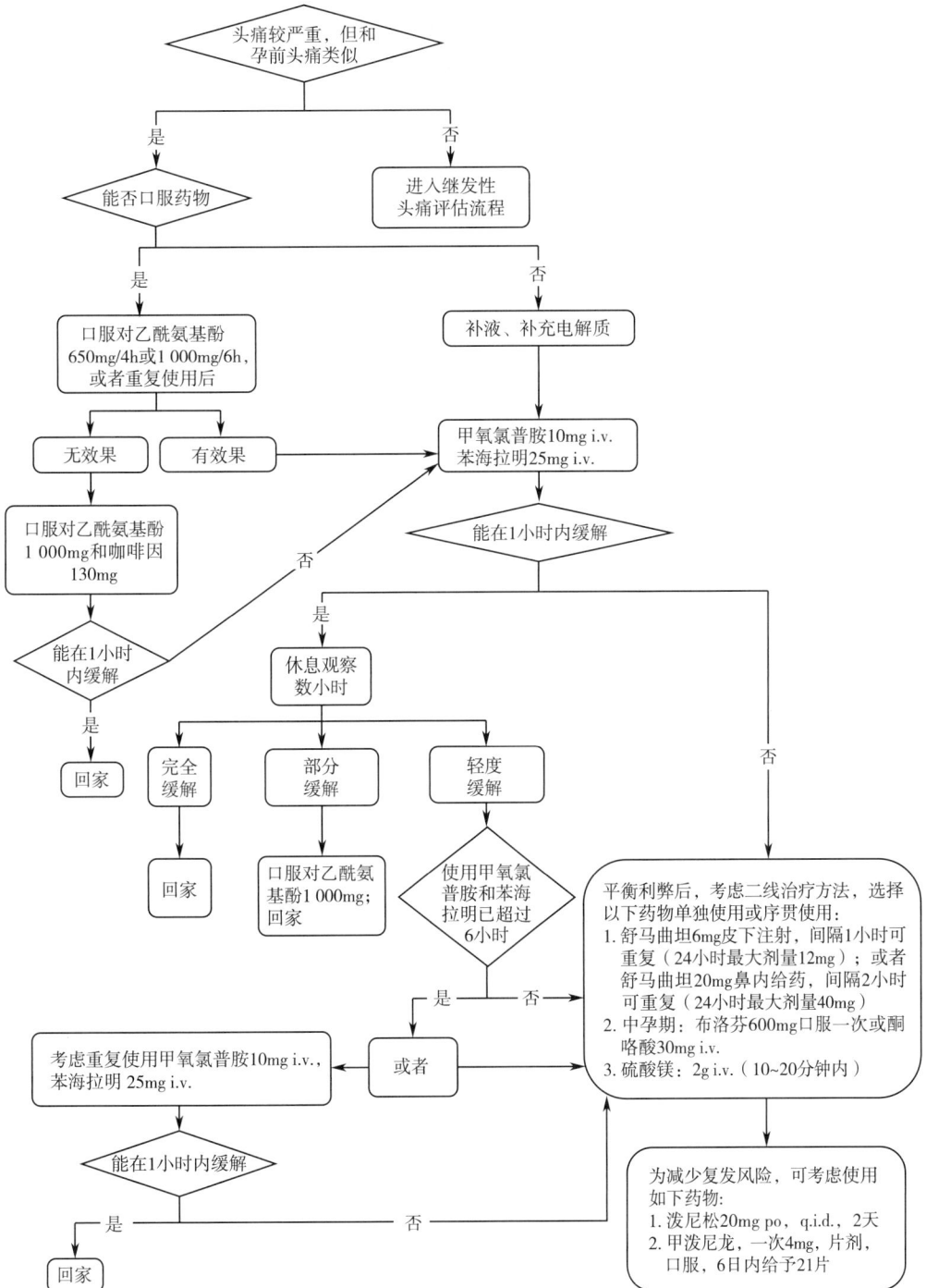

图 1-11 妊娠期头痛的管理及治疗流程

1. 偏头痛的治疗 由于担心药物对胎儿的不良影响,孕妇偏头痛的治疗与非妊娠女性稍有不同。一线治疗为对乙酰氨基酚单药或联合治疗。一般单次使用对乙酰氨基酚(1 000mg 口服)可控制症状。单次服用对乙酰氨基酚治疗无效的偏头痛可经口服联合治疗后缓解,如联合单次服用对乙酰氨基酚 650~1 000mg 和甲氧氯普胺 10mg,或对乙酰氨基酚 - 可待因,或对乙酰氨基酚 - 咖啡因 - 布他比妥。ACOG 建议在妊娠期间不要使用含有布他比妥的复合制剂,因其有致畸性且新生儿成瘾风险不明;但在临床实践中发现,对于单用对乙酰氨基酚无效的难治性偏头痛,复方药布他比妥 - 对乙酰氨基酚 - 咖啡因的疗效相当好;故医学知识库建议应由医患双方共同讨论决定是否在妊娠早期使用。ACOG 同时建议使用对乙酰氨基酚联合咖啡因来治疗妊娠期偏头痛时,需要注意当咖啡因的每日剂量超过200mg 时可能对胎儿产生影响。布他比妥每月仅限使用 4~5 天,可待因每月使用天数应不超过 9 天,以免发生药物过度使用性头痛。如果口服药物数日后偏头痛仍未缓解,则应评估偏头痛的诱发因素并更积极地治疗。

二线药物为非甾体抗炎药(nonsteroidal anti-inflammatory drug,NSAID)和阿司匹林。NSAID 如萘普生、布洛芬、双氯芬酸和酮咯酸,在妊娠 20 周前的妊娠中期使用最安全。研究提示,在妊娠早期用药可能轻度增加妊娠早期丢失率和某些先天发育异常的风险,但证据有限。从妊娠 20~30 周,存在胎儿肾脏受到影响而导致羊水过少的风险,通常发生于治疗数日至数周后;用药时间小于 48 小时一般较安全。在妊娠 30 周后,由于担心药物引起产前动脉导管早闭、新生儿持续性肺动脉高压、羊水过少及其后遗症、坏死性小肠结肠炎、肾功能不全或肾衰竭以及颅内出血,应避免使用这些药物或用药时间 <48 小时。

三线药物为阿片类物质,如羟考酮、哌替啶和吗啡。使用这类药均应采用最低有效剂量,且限制在可控制急性疼痛所需的最短用药时间。这类药物可能加重与妊娠相关的恶心 / 呕吐和便秘,且所有阿片类物质都可能引起母亲药物成瘾和新生儿戒断综合征。有限的流行病学数据显示,使用阿片类物质与后代神经系统畸形相关。故 ACOG 建议不要使用含有阿片类物质的药物来治疗妊娠期偏头痛。

ACOG 推荐甲氧氯普安 10mg(静脉或肠内),单独或联合使用苯海拉明 25mg(静脉或肠内)作为妊娠期持续性头痛的额外治疗方法,尤其是用于缓解恶心和呕吐症状。ACOG建议谨慎使用泼尼松龙、静脉注射镁或舒马曲坦作为妊娠期持续性头痛的二线治疗。妊娠期绝对禁用麦角胺,该药可能引起高张性子宫收缩和血管痉挛 / 血管收缩,对胎儿有不良影响。

偏头痛的非药物干预措施包括热敷、冰敷、按摩、休息、避开诱发因素(如保持规律的用餐和睡眠模式)以及行为治疗(如放松训练、生物反馈、认知行为疗法)。频发偏头痛者常可受益于预防性治疗。最常用的方法包括每日使用最低有效剂量的 β 受体阻滞剂或钙通道阻滞剂,以及认知和行为疗法。对于疑难病例,与神经科医生配合治疗非常重要。

2. 紧张性头痛的治疗 妊娠与非妊娠成人患者的紧张性头痛急性期治疗类似。治疗妊娠期紧张性头痛时,一线镇痛药是对乙酰氨基酚,二线药物是短疗程 NSAID。若单药治疗无效,三线治疗可以选择单次服用 500mg 对乙酰氨基酚与 100mg 咖啡因联用。其他药物无效或禁用 NSAID(如妊娠晚期)时,可考虑使用布他比妥和可待因,但应避免长期使用,因为可能出现药物依赖和药物过度使用性头痛。非药物干预措施同偏头痛。理疗也可降低某些患者的头痛频率。

3. 丛集性头痛的治疗 妊娠与非妊娠成人的丛集性头痛一线和二线治疗(氧疗、曲坦类药物)类似。大多数患者吸入 100% 的氧气可中止急性丛集性头痛。如果治疗不成功,可以选择皮下或鼻内给予舒马普坦。如果以上疗法效果欠佳,可向头部患侧的鼻孔内给予 4%利多卡因 0.5ml;大量关于妊娠期局部麻醉的经验表明,该治疗不会引起显著不良生殖或致畸效应。麦角胺可有效治疗丛集性头痛,但可能诱发高张性子宫收缩和血管痉挛 / 血管收缩,造成胎儿不良影响,故妊娠期绝对禁用;非母乳喂养患者在产后可使用该药;其禁忌证与非妊娠成人相同。丛集性头痛需要预防性治疗时,妊娠期的两个最佳选择是维拉帕米和糖皮质激素。

4. 子痫前期和子痫头痛的治疗 对于严重子痫前期或子痫头痛,其治疗原则应符合妊娠期高血压疾病的整体治疗策略,其治疗目的是控制病情、延长孕周、尽可能保障母儿安全。子痫前期病情复杂、变化快,密切评估和监测十分重要,以便及时干预、避免不良妊娠结局。出现头痛症状时,需高度警惕子痫抽搐或再抽搐。子痫前期的根治性治疗是分娩,但通常在期待治疗时应该首先启用降压治疗来减轻血压升高和预防脑卒中;硫酸镁可用于防止子痫发作的初发或复发;使用对乙酰氨基酚通常可缓解子痫前期相关头痛;针对特定神经影像学检查的多学科管理。

5. 继发于内外科基础疾病的头痛治疗 尽早识别高危患者,基层医院需及时转诊;多学科会诊评估管理,积极寻找病因并治疗,治疗策略应个体化;需谨慎评估继续妊娠风险、终止妊娠的时机及方式。

(彭 雪 陈洪琴)

第十二节 妊娠期瘙痒

瘙痒是妊娠期间常见的皮肤病症状。23%~38% 的女性在怀孕期间有瘙痒症状,2% 为严重瘙痒。妊娠期瘙痒严重影响孕妇睡眠及生活质量,还可能产生母儿不良妊娠结局。除了与妊娠特异性症状 [妊娠特应性皮疹(atopic eruption of pregnancy,AEP)、妊娠多形性皮疹(polymorphic eruption of pregnancy,PEP)、妊娠类天疱疮(pemphigoid gestations,PG)、妊娠期肝内胆汁淤积(intrahepatic cholestasis of pregnancy,ICP)] 相关外,妊娠期瘙痒还可能与妊娠期间皮肤的生理变化以及妊娠期新发皮肤病或原有皮肤病的加重相关。其中 AEP、PEP、PG均有原发性皮肤病变。虽然确切的机制尚不完全清楚,但妊娠期间的生理变化、免疫、代谢、血管和内分泌学的变化都可能加剧瘙痒。

一、引起妊娠期瘙痒的常见疾病

1. 妊娠特应性皮疹　AEP 包括妊娠期湿疹、妊娠期痒疹及瘙痒性毛囊炎,是孕期最常见的皮肤病之一。既包括原有疾病加重的患者(约占 20%),也包括怀孕期间首次出现皮肤表现的患者。典型的临床表现为分布于面部、眼睑、颈部和四肢弯曲面(即肘部前或腘窝)的湿疹。AEP 发病时间早,甚至可能在妊娠早期出现。AEP 患者通常在妊娠早期出现湿疹或瘙痒性皮损,累及躯干和四肢,可能有家族史和个人史。诊断 AEP 需依据病史和检查结果。直接免疫荧光(direct immunofluorescence,DIF)和间接免疫荧光(indirect immunofluorescence,IIF)均为阴性。皮肤活检不能诊断瘙痒,但可能有助于排除其他引起瘙痒的原因。

2. 妊娠多形性皮疹　PEP 也被称为妊娠期瘙痒性荨麻疹,是一种与妊娠相关的良性皮肤炎症性疾病,妊娠期发生率为 1∶300~1∶120。PEP 通常发生在初产妇,很少复发,多数患者在妊娠晚期或产后发病。最常见的表现为瘙痒性红斑和水肿性荨麻疹丘疹和斑块,可见 1~2mm 大小的小疱。PEP 通常始发于腹部,很快播散到身体的其他部位,如大腿、臀部和躯干等,四肢远端受累罕见。PEP 更常见于初产妇、多胎妊娠或肥胖的女性。大约 50% 的患者随着疾病的发展成为多态特征,包括广泛红斑、靶状或环状病变、囊泡和湿疹斑块。诊断基于临床表现和病史。皮肤活检组织病理学显示非特异性表皮改变,从轻度海绵状病到角化过度和角化不全的棘皮病、血管周围淋巴细胞浸润和 / 或皮肤水肿伴中性粒细胞和嗜酸性粒细胞浸润。DIF 和 IIF 检测均为阴性。

3. 妊娠类天疱疮　PG 也被称为妊娠疱疹,是一种罕见的自限性妊娠相关大疱性自身免疫性疾病,多发生于妊娠晚期,发病率约为 1/(2 000~60 000),有 30%~50% 的患者复发,复发患者往往病情发生更早更严重。该病发病被认为与大疱性类天疱疮抗原 180(BP180)引发的自身免疫反应有关,最终导致皮肤基底膜破裂和水疱形成。临床上,患者最初表现为严重瘙痒和随后的多态性炎症性皮肤病变。最初,红斑性荨麻疹丘疹和斑块发生在腹部,特征性地累及脐周区域,随后扩散到腹部其他部位和四肢。该疾病可累及整个皮肤区域和黏膜,之后是皮损进展为水疱。病灶周围皮肤的 DIF 检查和临床表现是诊断 PG 的金标准。DIF 显示沿真皮 - 表皮交界处的 C3 和 / 或 IgG 呈线性沉积。组织学没有特异性,通常用于排除其他潜在的皮肤病。

4. 妊娠期肝内胆汁淤积症　ICP 是一种妊娠中晚期特有的并发症,其发病率为 0.3%~5.6%,在我国长江流域等地发病较高。目前具体病因尚不明确。排除其他导致肝功能异常或瘙痒的疾病,根据典型临床症状和实验室检查可进行诊断。其主要表现为妊娠中晚期出现皮肤瘙痒,少数人可伴有黄疸等不适,分娩后瘙痒症状迅速消失。其主要借助以下辅助检查结果诊断:①血清总胆汁酸 ≥10μmol/L 是其主要的诊断依据;②肝功能测定:大多数 ICP 患者天冬氨酸转氨酶(aspartate transaminase,AST)、丙氨酸转氨酶(alanine transaminase,ALT)水平升高,为正常水平的 2~10 倍;③嗜肝病毒检查:需排除病毒感染,如肝炎病毒、巨细胞病毒、EB 病毒等;④肝脏超声:排除有无肝脏及胆囊的基础疾病。

5. 孕期其他瘙痒情况 在妊娠期间发作的瘙痒性皮肤病还包括银屑病,特别是脓疱性银屑病(pustular psoriasis,PP)、特应性皮炎、脱水性湿疹、皮肌炎、荨麻疹、肥大细胞增多症和扁平苔藓。约20%的孕妇在妊娠期间伴有外阴硬化性苔藓或刺激性接触性皮炎等皮肤病引起的瘙痒。瘙痒也可能由怀孕期间的生理变化引起。此外一系列系统性疾病均可引起妊娠期非皮损性慢性瘙痒,如肾脏疾病、肝病(原发性胆道胆管炎、硬化性胆管炎、病毒性肝炎、药物性胆汁淤积、梗阻性黄疸)、内分泌疾病(甲状腺毒症、Graves病、甲状腺功能减退、糖尿病神经病变等)、缺铁性贫血、恶性肿瘤(最常见霍奇金淋巴瘤、非霍奇金淋巴瘤、蕈样真菌病、真性红细胞增多症、白细胞减少症、浆细胞障碍、胆管癌和胃癌类肿瘤)、全身感染(如人类免疫缺陷病毒)、系统性风湿性病(皮肌炎、系统性硬化症、原发性干燥综合征)、药物反应(阿片类物质最常见)、神经系统疾病(多发性硬化症)和原发性精神疾病(精神性瘙痒症、妄想症、焦虑症等)。引起妊娠期瘙痒的常见疾病见表1-22。

表1-22 妊娠期瘙痒疾病的临床表现及诊断依据

疾病	主要临床表现	发病时间	部位	诊断依据
AEP	皮肤瘙痒、湿疹	妊娠早期	面部、眼睑、颈部和四肢弯曲部位	临床表现
PEP	瘙痒性红斑、水肿性荨麻疹和斑块	妊娠晚期或产后	腹部,蔓延至全身	临床表现
PG	严重瘙痒和多态性炎症性皮肤病变	妊娠晚期	特征性地累及脐周区域	临床表现和DIF*
ICP	皮肤瘙痒、黄疸	妊娠中晚期	肚脐周围皮肤及四肢皮肤	血清总胆汁酸≥10μmol/L

注:AEP.妊娠特应性皮疹;PEP.妊娠多形性皮疹;PG.妊娠类天疱疮;ICP.妊娠期肝内胆汁淤积症;*直接免疫荧光(DIF)显示沿真皮-表皮交界处的C3和/或IgG呈线性沉积。

二、妊娠期瘙痒的诊断

妊娠期瘙痒疾病的诊断主要通过病史、体格检查来完成,必要时行辅助检查等有助于对妊娠期瘙痒做出诊断和鉴别诊断。

1. 病史采集 病史采集需了解患者皮肤瘙痒病史、家族史、过敏史、既往治疗情况、发病时间(妊娠早期、妊娠中期、妊娠晚期)、有无原发性皮肤病变、皮肤病变的范围及形态、瘙痒程度、精神心理情况等情况,此外还需采集系统性疾病,如甲状腺疾病史、肝病史、肾脏疾病史、人类免疫缺陷病毒感染史、恶性肿瘤史、药物使用史、旅行史、精神疾病史、寄生虫病病史等情况。

2. 体格检查 通过检查明确有无皮肤病变、病变范围、病变部位、病变形态及其发展变化。

3. 辅助检查 常见的辅助检查主要有DIF和IIF、皮肤活检等,但在妊娠期间不常使用,仅在必要时作为皮肤疾病的鉴别诊断方法。此外,BP180 抗体检测、血清总胆汁酸(total bile acid,TBA)水平检测可分别用作诊断妊娠类天疱疮、妊娠期肝内胆汁淤积症。全血计数、肝功能检测、促甲状腺激素和血尿素氮、肌酐检测等有助于初步评估系统性疾病风险。

三、妊娠期瘙痒性疾病的治疗

1. 妊娠特应性皮疹　治疗的目的是缓解瘙痒症状和避免皮肤干燥。一线治疗为每天使用皮肤保湿剂治疗,以促进皮肤水化和缓解瘙痒症状。轻度和中度 AEP 的二线治疗包括外用糖皮质激素及抗组胺药治疗。硫唑嘌呤可用于其他治疗方案无效或有环孢素禁忌证的难治性 AEP 患者的治疗。AEP 与不良妊娠结局无关,故胎儿预后良好。

2. 妊娠多形性皮疹　一线治疗为低效价到中效价的局部类固醇、抗组胺药和润肤剂。对初始治疗无效的女性及顽固性瘙痒,可以通过短期的全身性皮质类固醇或紫外线B 段(ultraviolet B,UVB)光疗来治疗。PEP 是一种自限性疾病,不影响胎儿或孕妇的预后。

3. 妊娠类天疱疮　治疗主要集中在减轻瘙痒和防止新水疱形成上。一线治疗为高效外用糖皮质激素和抗组胺药。对于起疱性疾病患者,首选非氟化局部糖皮质激素。如果局部使用糖皮质激素是禁忌证或患者拒绝治疗,可使用钙调磷酸酶抑制剂治疗,剂量不超过5g/d,持续 2~3 周。二线治疗应采用短期疗程泼尼松龙 0.5mg/(kg·d)(最好<20mg/d)。如果治疗有效,两周内没有新的水疱形成,局部和全身糖皮质激素的使用量应逐渐减少,以防止胎儿相关的副作用。对于难治性 PG,应考虑使用其他药物,如静脉注射免疫球蛋白、氨苯砜、硫唑嘌呤等。胎儿预后相对较好。PG 可能诱发早产和胎儿生长受限,与疾病本身的严重程度有关,故患者应在整个孕期进行严格的皮肤科和产科随访。

4. 妊娠期肝内胆汁淤积症　通常在分娩后 6 周内自行消退。ICP 管理的主要目标是降低血清胆汁酸水平。一线治疗:熊脱氧胆酸,每日 1g 或 15mg/(kg·d),分 3~4 次口服。二线用药或联合用药:S- 腺苷甲硫氨酸,每日 1g,口服或静脉用药。ICP 与胎儿并发症发生率、围产期死亡率、死产、出生体重低、早产和分娩时胎儿窘迫有关。

四、妊娠期瘙痒的临床思维路径

对妊娠期瘙痒进行精确的诊治,不仅对患者的健康至关重要,而且还可以防止产生不良妊娠结局。在临床诊治过程中,主要通过有无原发性皮肤病变对妊娠期瘙痒进行诊断和鉴别,进而进行相应治疗。妊娠期瘙痒的治疗需要谨慎考虑对患者和胎儿的影响,必要时需多学科(皮肤科、产科、新生儿科、全科医生等)密切合作,以提高医护人员对妊娠期瘙痒症的诊治能力。妊娠期瘙痒诊断流程见图 1-12。

妊娠期瘙痒

有无原发皮肤病变

有 → 局部病变 / 广泛病变

无 → 局部病变 / 广泛病变

广泛病变：
- 早孕 → AEP
- 中孕或晚孕 → 脓疱 → PPP、AEP伴感染；疱疹 → PG；均不是 → PEP、AEP、PG（病程早期）

妊娠前发病或临床表现与妊娠期皮肤病不一致

炎性皮肤病、感染性皮肤病、自身免疫性皮肤病、肿瘤等

局部病变 → ICP早期局限性瘙痒症

广泛病变 → ICP后期全身性瘙痒症

妊娠前发病或临床表现与ICP及妊娠期瘙痒症不一致

- 神经性梗死
- 心因性瘙痒（妄想症、寄生虫病）
- 带状疱疹
- 外阴瘙痒
- 慢性感觉性神经病变

- 内分泌和代谢性疾病
- 传染病
- 血液病
- 药物源性
- 心因性瘙痒（抑郁、焦虑、妄想症、寄生虫病）

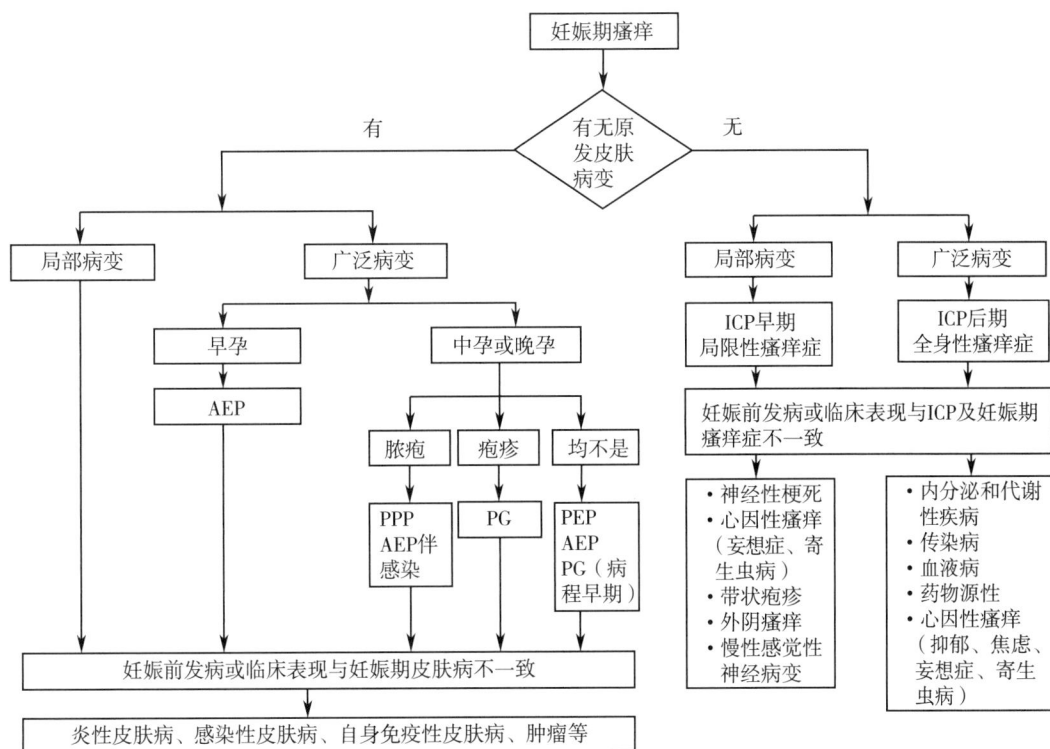

图 1-12 妊娠期瘙痒诊断流程

（乌守恒 代 莉 周 容）

第十三节 妊娠期呼吸困难

呼吸困难是妊娠期常见表现，60%~75% 的孕妇于妊娠早期或妊娠中期开始出现阵发性呼吸困难，通常是妊娠的生理现象，但也可能由疾病引起。孕产妇主观感觉到呼吸不适，临床表现为气促、张口用力呼吸、鼻翼扇动、三凹征、说话断续，甚至发绀，并伴有呼吸频率、节律的改变等症状，对母胎安危均可能产生严重影响。早期识别和诊断，对成功处理危重病例意义重大。

为了区分妊娠期呼吸困难是由于生理原因还是病理原因所致，需了解妊娠期的肺功能改变。妊娠期横膈上升后呼气储备量减少；孕激素驱动呼吸中枢，近足月时平均潮气量从 0.66L/min 上升到 0.80L/min，静息状态每分通气量从 10.7L/min 上升到 14.1L/min，呼吸频率基本不变，过度换气导致生理性呼吸困难。血液中二氧化碳分压（$PaCO_2$）轻度降低，较低的 $PaCO_2$ 可提供弥散梯度，可能有助于胎儿排出有氧代谢生成的废物。

一、引起呼吸困难的常见疾病

引起呼吸困难的常见疾病见表 1-23。

表 1-23 引起呼吸困难的常见疾病及临床表现

类型		临床症状及查体	常见疾病
肺源性呼吸困难	吸气性呼吸困难	吸气显著费力、严重者吸气出现"三凹征"（胸骨上窝、锁骨上窝、肋间隙凹陷），可伴有干咳及高调吸气性喉鸣	炎症、水肿、肿瘤或异物等所致喉部、气管狭窄与阻塞
	呼气性呼吸困难	呼气费力、呼气缓慢、呼吸时间明显延长，伴有呼气期哮鸣音	慢性支气管炎（喘息型）、慢性阻塞性肺疾病、支气管哮喘、弥漫性细支气管炎
	混合性呼吸困难	吸气期及呼气期均感呼吸费力、呼吸频率增快，深度变浅，可伴有呼吸音异常或者病理性呼吸音	重症肺炎、重症肺结核、大面积肺栓塞（梗死）、弥漫性肺间质疾病、大量胸腔积液、气胸、广泛性胸膜增厚
心源性呼吸困难	左心衰竭引起	• 有引起左心衰竭的基础病因 • 呈混合性呼吸困难，活动时呼吸困难出现或加重，休息时减轻或消失，卧位明显，坐位或立位时减轻，故而当患者病情较重时，往往被迫采取半坐位或端坐呼吸 • 两肺底或全肺出现湿啰音 • 应用强心剂、利尿剂和血管扩张剂改善左心功能后呼吸困难症状随之好转 • 急性左心衰竭时，常可出现夜间阵发性呼吸困难，表现为夜间睡眠中突感胸闷气急，被迫坐起，惊恐不安。轻者持续数分钟至数十分钟后症状逐渐减轻、消失；重者可见端坐呼吸、面色发绀、大汗、咳浆液性粉红色泡沫痰，有哮鸣音，两肺底有较多湿性啰音，心率加快，可有奔马律	风湿性心瓣膜病、高血压性心脏病、冠状动脉粥样硬化性心脏病
	右心衰竭引起	出现劳力性呼吸困难，呼吸困难与活动有关	慢性肺源性心脏病、某些先天性心脏病或者左心衰竭发展而来
	心包积液引起	心脏舒张受限，体循环静脉淤血	急性或慢性心包积液

续表

类型		临床症状及查体	常见疾病
中毒性呼吸困难	代谢性酸中毒	• 血中酸性代谢产物增多,刺激颈动脉窦、主动脉体化学感受器或直接刺激呼吸中枢引起呼吸困难 • 有引起代谢性酸中毒的基础病因 • 出现深长而规则的呼吸,可伴有鼾音,称为酸中毒深大呼吸	尿毒症、糖尿病酮症酸中毒
	药物中毒	• 有药物中毒史 • 呼吸缓慢、变浅伴有呼吸节律异常改变,如潮式呼吸或间停呼吸	吗啡类、巴比妥类等中枢抑制药物和有机磷农药中毒
	化学毒物中毒	机体缺氧	一氧化碳中毒、亚硝酸盐中毒、苯胺类中毒、氰化物中毒
神经精神性呼吸困难	神经性呼吸困难	呼吸变慢而深,并常伴有呼吸节律的改变,如双吸气(抽泣样呼吸)、呼吸遏制(吸气突然停止)	重症颅脑疾病:脑出血、脑水肿、脑部肿瘤、脑膜炎等
	精神性呼吸困难	呼吸变快而浅,伴有叹息样呼吸或出现手足抽搐	焦虑症、癔症
	血源性呼吸困难	呼吸浅,心率快	重度贫血、高铁血红蛋白血症、大出血、失血性休克

二、呼吸困难的诊断

当孕产妇自述呼吸困难时,诊断的一个难点是如何辨别基础疾病(如哮喘)、新发问题(如肺栓塞、围产期心肌病、感染)或妊娠期生理性呼吸困难,此时病史采集尤为重要。妊娠期生理性呼吸困难为孤立性表现,不伴有其他症状和体征,如咳嗽、喘息、发热、呼吸过快、胸痛、咯血、咳痰、低氧血症、心动过速、心律失常或 IgE 介导的过敏反应表现等。当孕产妇出现中重度呼吸困难,即轻微体力活动(如走路、日常活动等)甚至在安静休息状态下也出现呼吸困难,心率>120 次 /min、呼吸频率>24 次 /min、静息时血氧饱和度(SpO_2)≤95%、使用辅助呼吸机、说话难以成句、喘鸣、呼吸音不对称、弥漫性湿啰音、胸骨后疼痛、发绀、咯血、烦躁或者口咽肿胀等症状时需考虑为病理原因。

全面的体格检查尤为重要,应重点关注是否存在喘鸣、喘息、湿啰音、心动过速、心律失常、心脏杂音、外周水肿、肌无力、发音困难和风湿性疾病的证据。如杵状指与多种呼吸困难的病因有关,包括支气管扩张、特发性肺纤维化、肺癌和紫绀型心脏病;但与哮喘、慢性阻塞性肺疾病或成人发病的低氧血症无关。颈静脉扩张提示心力衰竭、心瓣膜病或肺动脉高压。心音减弱或心音遥远可能提示心包积液,但也可能是由于胸部脂肪过多或肺气肿引起的过度充气所致。

胸部影像学检查如 X 线检查及 CT 可了解肺部疾病涉及部位及程度,对估计病情及病原体有帮助。

诊断也受妊娠阶段的影响。在妊娠早期,呼吸困难病因与非妊娠患者相似。在妊娠晚期或产后,还应考虑妊娠相关病因,如重度子痫前期、围产期心肌病、肺栓塞以及脓毒症等。

三、呼吸困难的治疗原则

1. 积极解除病因 如严重气胸、气道阻塞等,祛除病因后呼吸困难自然缓解。

2. 持续给氧 不论病因为何,呼吸困难的初始治疗步骤是相似的,持续给氧、开放静脉通道也是必须的。保持呼吸道通畅,同时注意清除口、咽、喉部的分泌物,解除支气管痉挛,同时持续监测生命体征和血氧饱和度。建议将孕妇血氧饱和度维持在 95% 以上,此时相应的 PaO_2 应接近 70%。如果鼻导管或面罩吸氧达不到,应该考虑无创或者有创的正压通气。

3. 对起病急、病情进展迅速的呼吸系统感染性疾病孕妇,要注意了解有无高危的接触史;诊断不明者先采取预防性隔离措施,尽快进行咽拭子、痰培养等检查,同时请内科会诊。此类孕妇病情恶化快,母胎死亡率高,必要时转至重症监护室治疗。

4. 临床上要关注孕产妇的主诉,出现呼吸困难者应积极寻找原因。哮喘、肺结核、血栓性疾病和非典型的呼吸道感染性疾病的发病有增加的趋势,应与呼吸病专家一起共同制订诊治方案,评估其呼吸功能能否耐受后续的妊娠和分娩过程,预测可能出现的母胎风险,将高危的孕产妇转至具有专科处理能力的三级医院,选择最佳的终止妊娠时机与方式,改善母胎结局。

四、呼吸困难的临床思维路径

1. 初步病史采集和体格检查

(1)呼吸困难是否为突发性:妊娠期间生理性呼吸困难是逐渐开始的。妊娠期突发性呼吸困难的原因包括以下几种:

1)肺栓塞:孕妇除了突发性呼吸困难外,常见表现包括呼吸过速和胸膜炎性胸痛,心率增快,SpO_2 下降($\geqslant 5\%$);不对称性下肢水肿(左下肢常见)可能提示静脉血栓栓塞性疾病。妊娠导致血栓栓塞风险升高的原因包括:增大的子宫压迫下腔静脉,右髂动脉压迫左髂总静脉,导致下肢静脉瘀滞;血浆孕酮水平升高,内皮生成的前列环素和 NO 增加,促进静脉血管扩张;维生素 K 依赖性凝血因子增加和游离 S 蛋白减少导致高凝状态。

2)急性上气道梗阻:全身性过敏反应,IgE 介导急性超敏反应在出现上气道梗阻引起的急性呼吸困难同时,常伴随其他症状,如皮肤潮红、瘙痒、荨麻疹、血管性水肿、心动过速和低血压;在妊娠患者中,全身性过敏反应还可能诱发腰痛、宫缩及胎心电子监护异常,严重时导致胎儿宫内窘迫、死胎。有致敏因素暴露史且合并超敏反应症状时提示全身性过敏反应。

3）羊水栓塞：对于分娩期间出现突发性心血管衰竭、严重呼吸困难、缺氧和/或癫痫发作的孕产妇，尤其是随后出现 DIC 时，应怀疑该诊断。发病机制推测与母胎屏障破坏后羊水成分进入母体循环，母体对胎儿抗原和羊水成分发生免疫反应，当胎儿的异体抗原激活母体的炎症介质时，发生炎症、免疫等"瀑布样"级联反应，为非 IgE 介导的全身炎症反应综合征。

多达 1/3 的患者可能有濒死感、寒战、恶心和呕吐、焦虑等精神状态改变的先驱表现，随后突然出现低氧性呼吸衰竭、心源性休克引起的低血压甚至心脏停搏。典型的临床表现包括 SpO_2 下降、呼吸困难、呼吸急促、发绀、湿啰音，偶尔有喘息，80% 以上的羊水栓塞患者会出现 DIC。

4）自发性气胸：以突发性呼吸困难和胸膜炎性胸痛为特点。危险因素包括吸烟、胸腔子宫内膜异位症及自发性气胸的既往个人史或家族史。

（2）有无新发咳嗽：妊娠期生理性呼吸困难不会伴随咳嗽。对呼吸困难伴随新发咳嗽的患者需根据症状进一步评估下述疾病：

1）呼吸系统感染：社区获得性肺炎是妊娠患者急性呼吸衰竭的相对常见病因。最常见的病原体与在非妊娠患者中发现的相同，如肺炎链球菌、流感嗜血杆菌、肺炎支/衣原体、呼吸道病毒如甲型 H1N1 流感、冠状病毒谱系感染（即 SARS 和 SARS-CoV-2）等。临床特征包括发热、咳黏液脓性痰、呼吸困难、心动过速和呼吸过速。很多患者还有低氧血症、畏寒、寒战、胸膜炎性胸痛、胃肠道症状（恶心、呕吐和腹泻）及精神状态改变。听诊可发现局部爆裂音、干啰音和/或肺实变表现（如支气管呼吸音和耳语音增强）。胸部 X 线检查通常显示局灶性气腔病变。血常规表现为白细胞增多伴核左移。微生物学检查有助于明确病原菌及针对性用药。社区获得性肺炎需要给予抗生素治疗。一般是首先给予经验性治疗，然后根据微生物学检查结果改为针对性用药。孕产妇如果明确已暴露于甲型流感病毒，或是出现符合流感病毒感染的症状且尚在发病后 48 小时内，应接受针对甲型流感的治疗。在 H1N1 病毒大流行期间，奥司他韦（一次 75mg，1 日 2 次，连用 5 天）曾为推荐药物，最好是在发病后 48 小时以内给药。不要因等待确诊而延迟治疗。重症 COVID-19 孕妇需要考虑的问题包括流感或细菌性肺炎的经验性治疗、VTE 的预防、低氧血症的呼吸支持、皮质类固醇（如地塞米松、氢化可的松或甲泼尼龙）、使用对乙酰氨基酚及并发症的处理（如急性呼吸窘迫综合征、心律失常和其他心脏疾病、肾损伤）。抗病毒药物瑞德西韦、IL-6 受体阻滞剂托珠单抗，临床虽未报告严重胎儿毒性，妊娠结局的数据有限，使用时应权衡风险获益。孕妇活动性肺结核较少见，临床表现通常包括干咳、少痰、低热、咯血及体重下降。胸部 X 线检查可见各种浸润性改变，可伴有空洞或纵隔淋巴结肿大。约 2/3 的患者痰培养阳性，痰涂片抗酸杆菌阳性。

2）心脏疾病：患者可表现为急性咳嗽和喘息。如重度子痫前期、引起左心房压力升高的基础心脏疾病或胸部听诊闻及湿啰音但没有已知的肺实质疾病。心肌病或心脏瓣膜病可通过超声心动图确诊。

3）急性咳嗽的其他原因：基础慢性肺病的急性加重、哮喘发作、急性呼吸窘迫综合征（acute respiratory distress syndrome，ARDS），有时还可能是肺栓塞所致。ARDS 是一种病理生理学描述,始于由各种原因引起的急性肺损伤(表1-24)。其临床表现很大程度上取决于受损伤的程度、机体的代偿能力,以及疾病本身的进展程度。应尽早明确诊断,祛除病因,并予以针对性治疗。急性呼吸衰竭进一步恶化的特征性表现为呼吸困难、呼吸急促和低氧血症。

表 1-24　妊娠期急性肺损伤和呼吸衰竭的原因

肺炎:细菌、病毒、误吸
脓毒症:绒毛膜羊膜炎、肾盂肾炎、产褥感染、感染性流产
出血:休克、大量输血、输血相关急性肺损伤
子痫前期
宫缩抑制剂:β 受体激动剂、阿托西班、硫酸镁等
栓塞:羊水栓塞、滋养细胞疾病、空气、脂肪
结缔组织病
吸入性和灼伤性刺激物
胰腺炎
创伤
粟粒性结核
脑出血

(3)肺部听诊是否异常:生理性呼吸困难患者的肺部听诊呼吸音清,若闻及哮鸣音、湿啰音均为异常。

1)哮鸣音:通常是由支气管狭窄、气道炎症或黏液生成过多及清除不良引起的气道梗阻所致。常见于哮喘或急性支气管炎,偶见于慢性阻塞性肺疾病、全身性过敏反应相关声带水肿、麻痹或其他影响气道通畅的胸腔内病变。

2)湿啰音:提示存在累及远端肺实质的异常,肺水肿是多种妊娠期和/或围产期疾病的共同表现(表1-25)。

表 1-25　妊娠合并肺水肿的原因及相关因素分析

水肿类型	具体原因
非心源性渗透性水肿	子痫前期、急性出血、脓毒症、宫缩抑制剂、肺炎、胰腺炎
心源性肺水肿	高血压心脏病、肥胖(脂肪心)、左心瓣膜病、大量输液、肺动脉高压

(4)有无疼痛和/或其他症状:生理性呼吸困难不会伴有疼痛或其他症状。胸部肿瘤和肺栓塞可能表现为呼吸困难及胸痛、咯血、咳嗽或喘息。

(5)呼吸困难是否在接近足月时出现或加重:生理性呼吸困难通常开始于妊娠早期或

中期。

1)围产期心肌病患者常述呼吸困难,但症状发作通常为渐进性,在妊娠36周以后或分娩后5个月内出现;其他典型症状包括咳嗽、端坐呼吸、阵发性夜间呼吸困难、下肢水肿和咯血。查体可发现颈静脉压升高、心尖冲动移位、第三心音和二尖瓣反流杂音。由于正常妊娠晚期也可能出现非特异性疲劳、呼吸短促和下肢水肿等症状,且围产期心肌病是一种排除性诊断,其确诊往往会延迟。该病患者超声心动图以左心室收缩功能障碍为主要表现,左室射血分数(left ventricular ejection fraction,LVEF)<45%,可伴有左心室扩张。约50%的围产期心肌病患者心电图可表现为窦性心律过快甚至心房颤动和非特异性ST波和T波异常。

2)重度子痫前期或子痫患者出现肺水肿与液体过剩、血浆胶体渗透压降低、毛细血管通透性增加以及动脉痉挛引起心脏后负荷增加所致肺毛细血管流体静压升高有关,70%发生在产褥期。临床表现包括呼吸急促、咳嗽、喘息、烦躁不安、胸痛、心悸,伴随SpO_2降低(≤93%),听诊双肺可闻及弥漫性湿啰音。肺水肿常伴有其他器官系统的功能障碍,如DIC、急性肾衰竭、高血压危象、心脏骤停或脑水肿。

3)多数呼吸困难患者的病因来自呼吸或心血管系统,但患者可能同时具有不止一种情况,应考虑到其他与肺部或心脏无关的因素也可能是病因或促发因素,如重度贫血。重度贫血可影响氧气输送,从而因多种机制导致呼吸困难。分娩前重度贫血最常见于妊娠中晚期,多由产科出血或铁缺乏导致。

4)在妊娠晚期,肥胖、多胎妊娠、羊水过多的孕妇增大的子宫可导致横膈上抬、胸腔内压力升高,可能导致肺底部小气道变窄或闭合,相关的呼吸困难通常伴有呼吸费力或呼吸做功增加的感觉。妊娠晚期,孕妇仰卧位时下腔静脉受压,盆腔和下腔静脉血流回流受阻,静脉回心血量骤减,心排血量迅速减少,致心脏、组织供氧不足,可表现为呼吸不畅、头晕、胸闷、恶心、出汗等。

(6)患者在使用哪些药物:多种药物都有肺毒性。应询问患者的用药史,是否使用过导致呼吸系统并发症的药物。

(7)患者的家族史、个人史和职业史:发生肺病的育龄期女性有些具有明确的家族史,如α1-抗胰蛋白酶缺乏症、囊性纤维化。社交史可能提示职业相关肺病或者香烟烟雾、粉尘或烟尘暴露。最常见的获得性职业性肺病为急性毒性吸入综合征和尘肺病。

2. 初步实验室和影像学检查

(1)妊娠期D-二聚体水平通常会升高,D-二聚体检测对于诊断妊娠期肺栓塞的实用性有限。

(2)对于疑似肺炎或其他肺实质疾病的孕妇,应进行胸部影像学检查。只有在有明确医学指征的情况下,才应在怀孕期间进行胸部X线或胸部CT检查,并且应保护孕妇的腹部。

(3)超声心动图:①可明确左心室收缩功能降低所致的心力衰竭以及识别舒张功能障碍的特征,如左心室肥厚、心室重塑和左心房扩大。②缩窄性心包炎的超声心动图表现包括心包厚度增大(>2mm)、舒张期心室充盈异常以及室间隔随呼吸摆动。③肺动脉收缩压

（pulmonary artery systolic pressure，PASP）的正常上限参考值为 36~40mmHg；当三尖瓣反流速度 ≥ 2.9m/s，特别是超声心动图提示其他肺动脉高压表现，如肺动脉直径>25mm、右心室流出道加速时间<105ms、肺动脉收缩期切迹、左心室偏心指数>1.1、右心室大于左心室时，需考虑肺动脉高压。④超声心动图可充分显示升主动脉，若升主动脉根部直径 ≥ 40mm，尤其>45mm，需警惕主动脉疾病。

（4）动脉血气（arterial blood gas，ABG）分析：孕期孕酮水平升高促进每分钟通气量增加，当通气量的增加超过了代谢需求，代偿性出现呼吸性碱中毒。因此，孕期的正常血气分析显示较高的动脉血氧分压（PaO_2）和更低的 $PaCO_2$ 伴有 pH 值微碱性。妊娠女性目标 SpO_2 应 ≥ 95%，PaO_2 ≥ 70mmHg，$PaCO_2$ 为 30~32mmHg，严重的呼吸性碱中毒可减少子宫血流，高碳酸血症可能导致胎儿发生呼吸性酸中毒。

五、肺栓塞诊断流程

妊娠期发生急性肺栓塞（pulmonary embolism，PE）的风险是非妊娠期的 5~6 倍。临床特征包括呼吸困难、胸膜炎性胸痛、咳嗽、腿痛和 / 或肿胀、呼吸过速、心动过速和低氧血症。疑似肺栓塞的患者，可参照图 1-13 诊断流程进行诊疗。CTPA 和低辐射量通气灌注（ventilation perfusion，V/Q）扫描可确诊肺栓塞（见图 1-13）。Geneva 评分法（修正版）详见表 1-26。

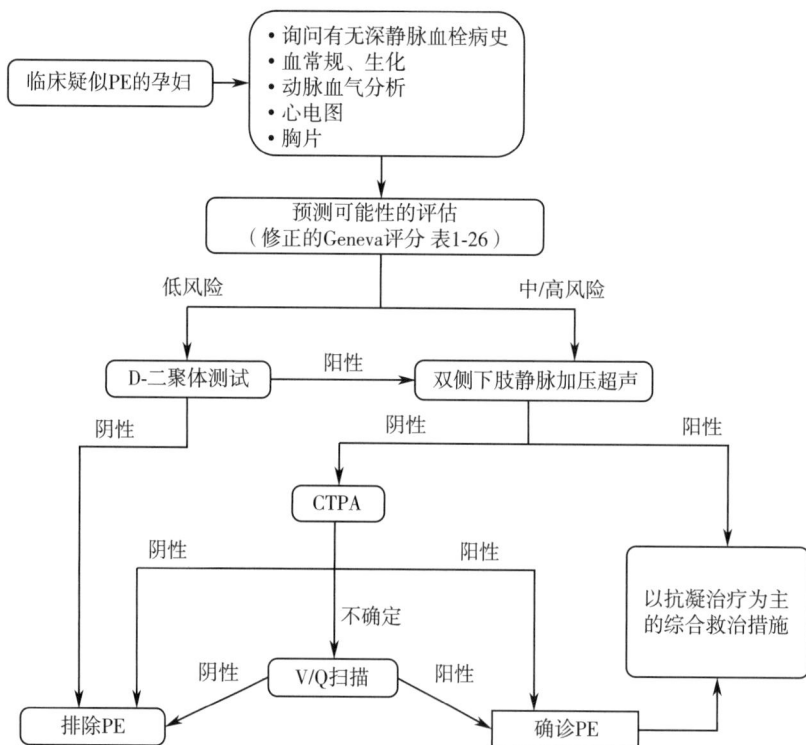

图 1-13　妊娠期疑似肺栓塞的诊断流程

表 1-26 Geneva 评分法（修正版）

项目	得分 / 分
既往肺栓塞或深静脉血栓	1
心率 75~94 次 /min	1
心率 ≥95 次 /min	2
过去 1 个月内手术或骨折	1
咯血	1
活动性肿瘤	1
单侧下肢痛	1
下肢深静脉触痛和单侧下肢水肿	1
年龄>65 岁	1

注：0~1 分为低风险；2~4 分为中风险；≥5 分为高风险。

（谭 曦 陈洪琴）

第十四节 胎动异常

胎动（fetal movement，FM）指胎儿在子宫内冲击子宫壁的活动。胎动计数（fetal movement count，FMC）是妊娠女性了解胎儿宫内状况最直接、简便且可行的重要监测手段，通过识别异常胎动并及时就诊，有助于减少胎儿宫内缺氧、死胎等严重不良妊娠结局。推荐所有孕妇在妊娠晚期每天规律自数胎动，但目前我国孕妇普遍存在胎动计数依从性差、认知程度低，对异常胎动的判断准确度和警觉性不足。由于胎动异常是胎儿可能存在"缺氧"的信号，因此，产科医生在临床上应注意询问孕妇妊娠晚期的胎动情况，警惕是否遗漏或忽视异常胎动，根据妊娠期合并症或并发症，仔细甄别胎动异常的可能原因，及时给予个体化处理。

一、胎动的基本特点

超声最早可在妊娠 11~12 周观察到胎动，而孕妇首次感受胎动的时间存在个体差异。大多数孕妇可在 16~20 周感知明显的胎动，随着孕周增加逐渐表现出胎儿自身的活动规律，并在妊娠 28~34 周达到高峰，足月以后因活动空间相对受限可较前胎动减少。妊娠晚期正常胎动每小时应不少于 3 次，每天相同时间段的胎动次数趋于规律。

二、胎动计数方法

胎动的形式主要包括胎儿四肢活动或身体翻转等大幅度动作，孕妇计数胎动应采取坐位或卧位,在安静环境下记录。目前临床上常用两种胎动计数方法。

1. 固定时间计数法　选择胎儿每天相对活跃的早 - 中 - 晚 3 个时间段,分别记录 1 小时胎动,若 5 分钟内出现连续胎动则视为 1 次,将 3 次胎动计数相加乘以 4 则得到 12 小时内的胎动总数,>30 次 /12 小时为正常。

2. 数"10"法　孕妇取左侧卧位,连续记录 2 小时,胎动计数达到 10 次,则视为胎动满意。该方法较固定时间计数法更为简便,孕妇的依从性和接受度更高。

三、胎动异常的警戒标准

在孕妇平素有规律胎动计数的前提下,判断异常主要指胎动的次数和幅度突然出现明显变化。目前国内外指南尚不推荐胎动固定值作为所有孕妇的统一警戒值,综合我国、ACOG、英国皇家妇产科医师学会(Royal College Obstetricians and Gynaecologists,RCOG)、澳大利亚 / 新西兰死胎联盟(Australian and New Zealand Shakespeare Association,ANZSA)、昆士兰胎动指南:WHO、加拿大妇产科学会(Society of Obstetricians and Gynaecologists of Canada,SOGC),强调平素胎动规律,但突然出现异常胎动,应告知孕妇立即引起重视:每小时胎动少于 3 次;2 小时内胎动少于 6 次;12 小时内胎动少于 20 次;90 分钟内无明显胎动;较前一天相同时间段的胎动次数增加或减少 50% 以上;胎动幅度较前一天明显增强或减弱。

医学知识库另外推荐 4 种胎动判断方法确认胎儿状态良好:孕妇休息及专注胎动计数时,1 小时内胎动至少 4 次,2 小时内胎动至少 10 次;孕妇正常活动时,12 小时内胎动至少 10 次;妊娠中晚期、妊娠尚未足月前,25 分钟内应至少感受到 10 次胎动;妊娠足月以后,35 分钟内至少感受到 10 次胎动。

胎动异常一定基于胎儿个体的活动基线,因此,孕妇规律胎动计数对于减少胎动异常误判、提前终止妊娠极为重要。此外,与胎动次数增加或幅度增强相比,胎动减少往往是胎儿宫内缺氧晚期的表现,应强调并告知孕妇在胎动增加明显时就尽快就诊,避免胎动减少或停止、新生儿重度窒息或胎死宫内的严重后果。

四、胎动异常的常见原因

母体、胎儿、脐带、羊水、胎盘或药物因素等都可能影响胎儿的胎动情况,均可导致胎儿急性或慢性缺氧,起初主要表现为胎动增加,若未及时纠正病因,后期则表现为胎动减少,甚至停止。

1. 母体因素　孕妇既往有不明原因的死胎史,或慢性高血压、糖尿病、慢性肾炎、系统性红斑狼疮、干燥综合征、易栓症等免疫系统疾病,或妊娠期出现并发症,包括妊娠期肝内胆汁淤积症、妊娠期高血压疾病,尤其子痫前期、产科抗磷脂综合征、胎母输血综合征,全身或宫内感染性疾病,以上合并症及并发症常导致胎儿生长受限或胎盘循环障碍,随着母体疾病进展,易导致胎儿宫内慢性或急性缺氧,表现为胎动异常。复发性、重度或持续治疗不缓解的妊娠期肝内胆汁淤积症是产科常见的妊娠晚期突发无法预计的胎死宫内的原因。

2. 胎儿因素 单胎妊娠合并宫内生长受限、胎儿先天发育异常如先天性心脏病、胎儿宫内溶血性疾病，或染色体异常如唐氏综合征。双胎妊娠合并选择性胎儿宫内生长受限、双胎生长不一致、双胎输血综合征、贫血 - 多血质综合征等，胎儿对宫内环境更敏感，且缺氧耐受力差，更易出现胎动异常。

3. 脐带因素 胎膜未破时，脐带自身过度扭转，脐带过度缠绕胎儿身体，脐带真结，或胎膜早破后出现脐带脱垂、前置血管破裂，导致胎盘 - 胎儿血供直接受阻，表现为胎动骤然增加或减少，甚至停止。

4. 羊水因素 孕妇高血糖环境、胎儿消化道或泌尿系统结构畸形导致羊水过多，胎儿宫内活动空间增加；胎儿染色体异常或未足月胎膜早破导致羊水减少，胎儿活动受限，孕妇均可自觉胎动幅度减弱或次数减少明显。

5. 胎盘因素 母体疾病合并胎盘功能进行性减退，胎盘血栓形成，胎盘梗死，严重胎盘早剥，宫内感染或免疫因素导致胎盘重度水肿，影响胎盘 - 胎儿循环，易导致胎儿急性或慢性缺氧。

6. 药物因素 妊娠期高血压疾病的孕妇使用硫酸镁解痉、杜非合剂镇静，有早产风险的孕妇使用硫酸镁保护胎儿脑神经，胎儿易出现胎动次数减少或幅度减弱，暂停使用药物后，胎动可恢复正常。

五、胎动异常的临床处理

胎动异常的临床处理流程见图 1-14。

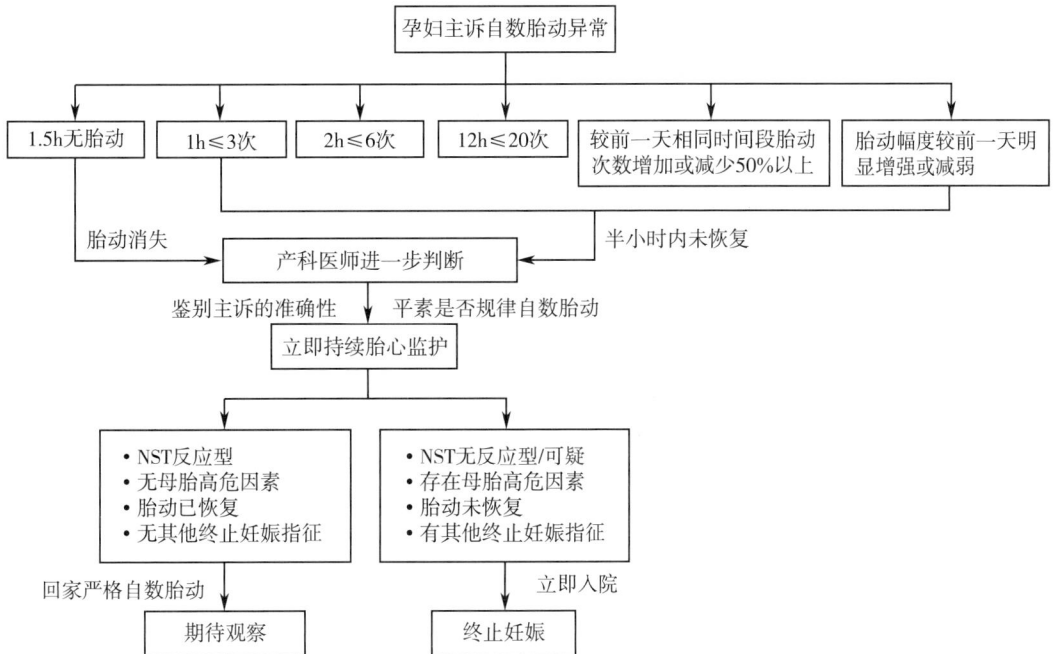

图 1-14 胎动异常的临床处理流程

孕妇是首次识别到胎动异常及影响结局的关键,尽管部分胎动异常存在一过性,孕妇一旦警觉到胎动异常情况,应立即就医,以便产科医生及时判断和处理。

1. 电子胎心监护   妊娠晚期胎动异常为主诉就诊的孕妇,首先应立即完善电子胎心监护指标。若无应激试验(non-stress test,NST)无反应,且胎动仍未恢复,结合患者的具体情况,应立即收入院,进一步评估胎儿情况,必要时剖宫分娩尽快终止妊娠。若为NST反应型,且自觉胎动恢复,也应继续完善高危因素及超声评估等,决定孕妇复查时机或是否住院监护。

2. 高危因素评估   结合产检资料,明确孕妇既往是否存在不良孕产史,以及可能影响胎动的妊娠期合并症及并发症,如常见的妊娠期肝内胆汁淤积症、妊娠期高血压疾病、产科抗磷脂综合征,双胎严重并发症等。具有明显高危因素的孕妇,即使胎动恢复,胎心监护为有反应型,也建议收入院进一步评估胎儿情况。

3. 产科超声检查及胎儿生物物理评分   胎心监护暂时排除胎儿急性缺氧的孕妇,应进一步完成常规产科超声检查,包括胎儿生长发育、羊水量、脐血流量、脐带及胎盘等,明确胎动异常的可能原因。对于胎动恢复,但胎心监护NST为可疑或无反应型,可积极完善胎儿生物物理评分,评分<6分,不排除胎儿宫内缺氧可能时,可结合孕周积极收入院,必要时终止妊娠。

4. 住院监护   胎动异常的孕妇就诊时,即使暂时排除胎儿缺氧的可能,根据孕妇存在高危因素或超声检查结果异常,应考虑积极入院加强监护。积极纠正母体合并症及并发症,存在早产风险者应积极完成促胎肺成熟、保护胎儿脑神经等治疗措施。每日行电子胎心监护、监测孕妇自数胎动、定期复查超声,动态观察至少48小时,排除胎儿缺氧风险后,结合妊娠终止时机再决定孕妇出院或分娩。

胎动存在较大的个体差异性,产科医生务必强调并告知孕妇在妊娠晚期开始熟悉胎儿的活动规律,并掌握判断胎动异常的警戒值,提高自觉胎动异常的就诊认知水平。产科医生面对胎动异常的孕妇,应立即完善电子胎心监护指标,并询问孕妇平素是否规律计数。胎心监护无反应或可疑,或胎心监护正常,但胎动仍未恢复,即高度怀疑宫内缺氧风险,应立即收入院,必要时终止妊娠。胎心监护复查正常,且胎动已恢复,可进一步筛查其高危因素决定后续复查时机或入院严格监护。

(张倩雯   龚云辉)

第十五节   妊娠水肿

水肿是妊娠期常见的症状,常见于四肢及颜面部,妊娠期母体的生理改变、妊娠期高血压疾病、妊娠合并肾脏疾病等均可能导致水肿出现。仔细地询问病史、体格检查及辅助检查有利于鉴别水肿的生理与病理情况,从而及时做出干预。

一、常见的引起水肿的疾病

1. 妊娠水肿　常见于妊娠中晚期,多发生于肢体远端,以足和小腿为主。这是由于妊娠期内分泌系统改变,垂体促肾上腺皮质激素分泌增加,肾上腺分泌的醛固酮浓度为非孕期的 4 倍,使组织易发生水钠潴留;另一方面,增大的子宫压迫下腔静脉,使下肢静脉压升高,因此妊娠期水肿常见于下肢;此外,多胎妊娠、巨大儿、羊水过多等可能加重子宫对下腔静脉的压迫,从而导致水肿加重,出现外阴、腹壁水肿。

2. 妊娠期高血压疾病　妊娠期高血压疾病的水肿可发生于下肢、外阴、腹壁及颜面部,严重者还可合并胸腔或腹腔积液。这可能与高血压引起的血管内皮功能异常、低蛋白血症及内分泌系统改变有关,水肿的严重程度可在一定程度上反映疾病的严重程度。

3. 妊娠合并肾脏疾病　妊娠合并肾脏疾病以慢性肾小球肾炎、肾病综合征及狼疮性肾炎最为常见,均可出现水肿的临床表现,多为颜面部水肿。主要是由于妊娠期肾脏负担增加及免疫系统改变,既往的肾脏疾病在妊娠期发展或隐匿的肾脏疾病在妊娠期表现出临床症状。

4. 妊娠合并肝脏疾病　妊娠期常见的肝源性水肿多发生于妊娠期急性脂肪肝、妊娠合并重症肝炎等疾病。主要由肝脏功能障碍引起的低蛋白血症所致,表现为足踝、下肢水肿,严重者可发生腹腔积液。

5. 妊娠合并深静脉血栓形成　由于雌、孕激素水平升高,促凝血因子增加、增大的子宫压迫下腔静脉导致静脉淤滞等原因,妊娠期女性发生深静脉血栓的风险增加。深静脉血栓常发生于下肢静脉,表现为受累肢体肿胀、疼痛,两侧腿围可出现明显差距。

二、水肿的诊断

1. 病史采集　有关水肿的病史采集内容见表 1-27。

表 1-27　水肿的问诊

主要项目	问诊内容
一般情况	单胎 / 多胎妊娠、孕期体重增长情况、孕期营养状况
水肿部位	颜面部、一侧 / 双侧下肢、会阴部、腹壁
水肿程度	一个部位 / 多个部位、凹陷性水肿
伴随症状	有无血压升高,有无血尿、蛋白尿,有无恶心、呕吐、厌食、上腹痛,有无局部皮温升高、疼痛
既往病史	既往是否患有肾炎、系统性红斑狼疮、病毒性肝炎,用何药物治疗,孕前及孕期病情是否控制稳定

(1)水肿的部位:下肢水肿常见于妊娠水肿、妊娠期高血压疾病、妊娠合并肝脏疾病等,下肢非对称性水肿需警惕深静脉血栓形成;颜面部水肿常见于妊娠合并肾脏疾病、妊娠期高血压疾病等;水肿严重者还可表现为外阴、腹壁水肿。

(2)水肿的程度：水肿可分为隐性水肿与显性水肿。隐性水肿无明显的体表水肿出现，可仅表现为体重异常增加；显性水肿也称凹陷性水肿，主要表现为皮肤肿胀、弹性变差、皮纹变浅，常见于足踝及小腿。

(3)伴随症状：妊娠期高血压疾病引起的水肿可合并蛋白尿、血压升高、胸腔积液、腹腔积液、肝功能异常及胎儿宫内生长受限等；妊娠合并肾脏疾病引起的水肿可合并蛋白尿、血尿、肾功能异常、血压升高等；妊娠合并肝脏疾病引起的水肿可同时合并消化道症状、黄疸、肝功能严重减退、凝血功能异常、腹腔积液等；妊娠合并深静脉血栓形成引起的水肿通常伴有受累肢体疼痛，还可出现局部皮肤温度升高、红肿。

(4)既往疾病及诊治情况：既往是否有高血压、肾病、病毒性肝炎等合并症，有无就诊，近期是否服用药物等。

2. 体格检查 首先评估全身一般情况，测量血压；检查水肿部位，以拇指按压水肿部位，皮肤凹陷需数秒才能恢复为凹陷性水肿，应做细致的全身检查，避免遗漏；测量宫高、腹围，监测胎心，评估胎儿生长发育情况。

3. 辅助检查

(1)尿常规：关注是否存在血尿、蛋白尿、病理管型等，必要时应进行24小时尿蛋白定量或尿蛋白/尿肌酐测定，了解蛋白尿的严重程度。

(2)肾功能：肾小球滤过率是评估肾功能的最佳指标，在无法测量肾小球滤过率的情况下，也可以测量血肌酐水平计算得到估算的肾小球滤过率。

(3)血清白蛋白：可以明确是否存在低蛋白血症，目前关于妊娠期低蛋白血症的诊断标准仍采用普通人群的参考区间，即血清白蛋白<30g/L。

(4)血常规：可以了解是否存在贫血、血小板降低，协助评估病情的严重程度。

(5)凝血功能：可以了解是否存在凝血功能障碍或纤溶亢进。

(6)血电解质：可以了解内环境情况。

(7)超声检查：可以了解是否存在腹腔脏器的器质性病变、胸腔积液、腹腔积液、深静脉血栓以及胎儿宫内情况等。

三、水肿的处理

妊娠水肿的治疗原则以治疗原发疾病，纠正低蛋白血症为主，以调整生活习惯为辅。

1. 治疗原发疾病

(1)妊娠期高血压疾病：按照《妊娠期高血压疾病诊治指南(2020版)》进行相应处理，积极控制血压、解痉、纠正低蛋白血症、镇静等，适当增加产检次数，定期监测血常规、尿常规、肝肾功能、凝血功能、尿蛋白及行电子胎心监护及产科超声检查等，根据母儿情况适时终止妊娠。

(2)妊娠合并肾脏疾病：根据《慢性肾脏病患者妊娠管理指南(2017版)》，应在孕前控制病情稳定，如慢性肾炎早期并达到血压控制满意、尿蛋白定量<1g/24h的患者可考虑妊娠；孕期应由产科医生及肾内科医生共同管理，规律服药，控制血压，维持内环境稳定；监测肾功能、血电解质、血清白蛋白、尿常规、尿蛋白及血压变化情况等。

（3）妊娠合并肝脏疾病：对于病毒性肝炎患者，应在肝功能正常、病毒载量水平低、肝脏超声正常的情况下备孕；妊娠期病毒性肝炎进展的患者应积极行保肝、对症、支持治疗，必要时及时终止妊娠；妊娠期急性脂肪肝一旦确诊，应尽快终止妊娠。

（4）妊娠合并深静脉血栓形成：妊娠期深静脉血栓形成以预防为主，一经确诊应积极抗凝，治疗需产科、血管外科、影像科等多学科综合救治。

2. 改善低蛋白血症 尿蛋白水平增加导致血清白蛋白丢失增加，肝功能受损导致血清白蛋白合成减少，妊娠期蛋白需要量增加导致血清白蛋白相对缺乏，均可引起低蛋白血症，从而导致水肿出现。通过增加蛋白质及能量的摄入，可在一定程度上改善低蛋白血症，缓解水肿；出现严重的水肿症状，如全身组织间隙水肿和 / 或腔隙积水时，可考虑补充人血清白蛋白，需要注意的是大剂量或长期使用血清白蛋白可能增加肾脏负担，应谨慎使用。

3. 调整生活习惯 适当活动下肢，利用小腿肌肉的收缩力促进下肢血液回流；注意保暖，可穿弹力袜避免下肢静脉淤积；规律作息，休息时抬高下肢，避免平卧位。

四、水肿诊断的临床思维路径

水肿诊断的临床思维路径见图 1-15。

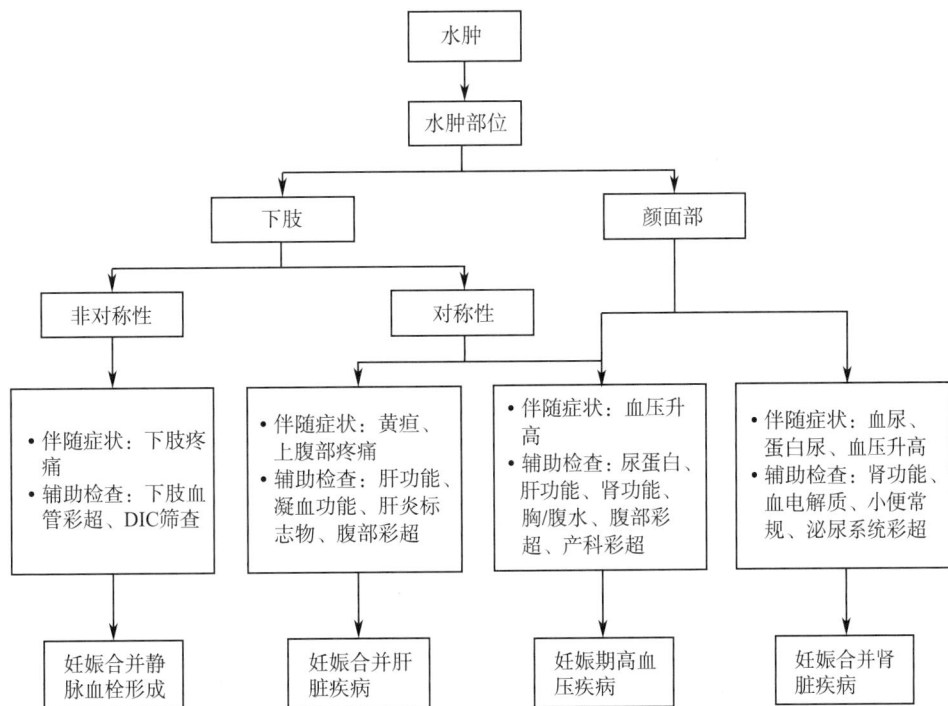

图 1-15 妊娠水肿诊断的临床思维路径

1. 水肿的诊断首先应排除病理性改变 妊娠期出现水肿症状时，应首先追问病史，既往是否患有肾脏疾病、肝脏疾病，是否存在血栓家族史，目前是否服用药物等；其次检查发生水肿的部位,最后完善血压监测、尿常规、肝肾功能检查及超声检查等。排除既往病史且辅助检查均为阴性时,仍应持续监测水肿症状变化,定期复查检验/检查相关指标。

2. 水肿的处理以治疗原发疾病、改善低蛋白血症为主,辅以调整生活习惯。

(黄　淼　龚云辉)

第十六节　围产期阴道流血

阴道流血是产科最常见的主诉之一,可以发生在妊娠期的任何阶段以及产后阶段,本节主要围绕围产期阴道流血,即妊娠 28 周以后及产后的阴道流血进行讲述。

一、常见的引起围产期阴道流血的疾病

1. 引起妊娠晚期阴道流血的疾病

(1)前置胎盘:胎盘下缘毗邻或覆盖子宫颈内口,表现为无痛性阴道流血。因胎盘位置随着孕周发生移行,故妊娠 28 周后可经超声诊断前置胎盘。

(2)胎盘早剥:正常位置的胎盘在胎儿娩出前,部分或完全从子宫壁剥离;多表现为腹部疼痛伴阴道流血,严重时可发生子宫胎盘卒中、失血性休克、凝血功能障碍等严重并发症,甚至母儿死亡。常伴有外伤或高血压、糖尿病、免疫系统疾病、胎儿生长受限等相关并发症或合并症。

(3)前置血管:胎儿脐血管距离子宫颈内口<2cm 时,诊断为前置血管。当胎儿脐血管距离子宫颈内口 2~5cm 时诊断为胎盘血管前置。一旦前置血管发生破裂,胎儿急性失血,死亡率极高。常见于帆状胎盘,也可见于双叶胎盘、副胎盘或前置胎盘等。

(4)胎盘边缘血窦破裂:临床不多见。表现为少量阴道流血,在排除前置胎盘、胎盘早剥、前置血管、宫颈病变等疾病后应考虑该病。超声检查可见胎盘边缘胎膜下不均质回声。

2. 引起产后阴道流血的疾病

(1)子宫收缩乏力:表现为子宫质地软,轮廓不清。占产后出血常见四大原因的 70%。

(2)胎盘因素:胎儿娩出后,因胎盘植入性疾病等导致胎盘部分剥离,或子宫颈内口关闭导致已剥离胎盘嵌顿,或胎盘位置异常等原因,从而影响子宫收缩导致出血。占产后出血常见四大原因的 10%。

(3)软产道裂伤:子宫下段、子宫颈、阴道、会阴等发生损伤,严重时可伤及肛门括约肌或直肠;阴道流血常发生于胎儿娩出后立即出血。占产后出血常见四大原因的 20%。

(4)凝血功能障碍:妊娠合并血液系统疾病或严重肝脏疾病等导致凝血功能异常,也可继发于羊水栓塞、胎盘早剥等产科源性疾病。占产后出血常见四大原因的 1%。产后出血的四大原因、病因及高危因素见表 1-28。

表 1-28　产后出血的四大原因、病因及高危因素

四大原因	病因	高危因素
子宫收缩乏力	全身因素	产妇体质虚弱,合并慢性全身性疾病或精神紧张等
	药物	过量使用麻醉剂、镇静剂或宫缩抑制剂等
	产程因素	急产,产程延长或滞产,试产失败等
	产科并发症	子痫前期等
	宫内感染	胎膜破裂时间长、发热等
	子宫过度膨胀	羊水过多、多胎妊娠,巨大儿等
	子宫肌壁损伤	产次多、剖宫产术史、子宫肌瘤切除术后等
	子宫发育异常	双子宫、双角子宫、残角子宫等
产道损伤	子宫颈、阴道或会阴裂伤	急产,手术产,软产道弹性差,水肿或瘢痕等
	剖宫产术子宫切口延伸或裂伤	胎位不正、胎头位置过低,子宫切口选取不当
	子宫破裂	子宫手术史,梗阻性难产
	子宫内翻	产次多,宫底胎盘,第三产程处理不当
胎盘因素	胎盘异常	多次人工流产或分娩,子宫手术史,前置胎盘、胎盘早剥、胎盘植入
	胎盘胎膜残留	产次多,既往有胎盘粘连史
凝血功能障碍	血液系统疾病	遗传性凝血功能疾病,如凝血因子缺乏、先天性纤维蛋白原缺乏等,血小板减少症
	肝脏疾病	重症肝炎、妊娠期急性脂肪肝,其他原因导致的肝损害
	产科弥散性血管内凝血	羊水栓塞、严重胎盘早剥、死胎滞留时间长、重度子痫前期及休克晚期

(5)子宫内翻:子宫底部向宫腔内陷入,子宫部分或全部翻出。多发生于第三产程,虽罕见但后果极其严重(表 1-29)。

表 1-29　子宫内翻的分类及分度

根据发生时间分类			根据严重程度分度			
急性	亚急性	慢性	Ⅰ度	Ⅱ度	Ⅲ度	Ⅳ度
产后 24 小时内	产后 24 小时至 4 周	产后 ≥1 个月	凹陷宫底位于宫腔内	凹陷宫底穿过宫腔达子宫颈外口	凹陷宫底达到或超出阴道口	子宫和阴道均凸出于阴道口外

(6)羊水栓塞:因羊水成分进入母体循环后发生炎症、免疫等级联反应,从而导致肺动脉高压、严重低氧血症、肺水肿、呼吸循环衰竭、DIC、心脏停搏等严重后果。

二、常见的引起围产期阴道流血疾病的诊断

大多数疾病的诊断过程依靠病史采集、体格检查及辅助检查,病史采集是疾病诊断及鉴

别诊断的重要环节,通过询问病史采集有效临床信息,有助于快速诊断疾病(表 1-30)。

表 1-30　围产期阴道流血病史采集主要项目

主要项目	问诊内容
一般情况	年龄、月经生育史、宫腔操作史、体重指数、有无相关高危因素
阴道流血	发生时间(产前、产时、产后)、流血量、颜色及特点(是否持续性)
伴随症状	有无心慌、心悸、胸闷、血压下降等休克表现,有无腹痛,有无阴道流液,有无胎心异常,有无心脏病、高血压、糖尿病、胎儿生长受限等其他合并症或并发症
就诊情况	既往是否有阴道流血史,就诊情况,超声有无提示胎盘低置状态、前置血管等
分娩情况	有无急产或产程延长,有无巨大儿,有无人工剥离胎盘,胎盘及胎膜是否完整等

1. 体格检查　围产期阴道流血体格检查的内容及目的包含两方面:一方面,根据体格检查判断阴道流血的病因,从而有利于及时给予病因学上的相关处理。比如产前阴道流血,体格检查需要了解有无宫缩、子宫张力如何、有无压痛,阴道流血是否来源于宫腔,胎膜是否破裂,胎心是否正常等;如为产后阴道流血,子宫质地及轮廓如何,宫颈口是否有组织嵌顿,软产道结构是否完整等。另一方面,应快速准确判断阴道流血对孕产妇和/或胎儿的影响,以便积极有效地抢救,如孕产妇的一般情况,是否贫血貌,生命体征是否稳定,休克指数如何,目前阴道流血的速度及量,有无宫腔或腹腔隐性出血,是否已继发皮肤瘀点瘀斑等凝血功能障碍;胎儿在宫内是否存活,是否存在宫内窒息等。

2. 辅助检查　血常规可协助判断失血严重程度及动态了解血小板水平,但需注意在急性失血中,因血液浓缩,血红蛋白浓度不能及时反映其真正水平;凝血功能可评估是否继发凝血功能障碍;生化检测判断有无肝肾等脏器损伤;超声可协助判断是否存在前置胎盘、前置血管、部分胎盘早剥、子宫内翻及胎盘残留。当胎盘残留时,必要时可行 MRI 判断有无胎盘植入。当大量输血时,可检测血栓弹力图协助制订输血方案。

三、围产期阴道流血的临床诊断思维路径

1. 部分围产期阴道流血的疾病可通过超声明确诊断(表 1-31)。

表 1-31　通过超声可明确诊断的疾病

超声	诊断	注意事项
胎盘覆盖子宫颈内口	前置胎盘	注意警惕是否合并前置血管
脐血管距离子宫颈内口<2cm	前置血管	—
胎盘与子宫壁间见团块	胎盘早剥	胎盘后间隙未发现团块时不能作为排除胎盘早剥的依据
胎盘边缘胎膜下不均质低回声	胎盘边缘血窦破裂	
产后宫腔占位	胎盘残留	—
宫底呈"火山"样凹陷或"靶环征"包块	子宫内翻	注意与黏膜下肌瘤、胎盘残留鉴别

2. 临床上缺乏超声等影像学检查时,通过病史采集、体格检查及实验室检查可诊断的疾病(表 1-32)。

表 1-32 通过病史采集、体格检查及实验室检查可诊断的疾病

高危因素	病史	体格检查	实验室检查	诊断
多次妊娠史、宫腔操作史、多胎、辅助生殖技术等	无诱因、无痛性阴道流血;孕期可反复发生	胎先露高浮,子宫张力低无压痛	—	前置胎盘?
外伤、未足月胎膜早破、高血压、糖尿病、胎儿生长受限等	阴道流血伴有不同程度的腹痛	母儿表现可与显性阴道流血量不成正比;可有子宫张力高,触痛明显,可伴有宫底进行性上升;多伴有胎心异常或消失	血红蛋白水平下降,出血量不多时即可出现凝血功能异常	胎盘早剥?
帆状胎盘、双叶胎盘、副胎盘或前置胎盘等	阴道流血后短时间内出现胎心异常甚至胎死宫内	无胎先露高浮、子宫张力高等	血红蛋白水平无明显改变	前置血管?
多次妊娠史、宫腔操作史、多胎、辅助生殖技术等	手取胎盘、胎盘粘连或植入	胎盘缺损	—	胎盘残留
巨大儿、急产、助产等	胎儿娩出后阴道立即流出鲜血	通过仔细体格检查可明确宫颈、阴道及会阴损伤	—	软产道裂伤
产妇体虚、产程长、羊水过多、巨大儿等	胎盘娩出后阴道流血	子宫质地软	—	子宫收缩乏力
遗传性凝血功能疾病、肝病等	平素易出血倾向	皮肤瘀点、瘀斑	凝血功能异常	凝血功能障碍
子宫收缩乏力、暴力牵拉脐带或按压宫底、胎盘粘连或植入等	剧烈腹痛、阴道流血量多	子宫底轮廓不清、阴道内有脱出物	血液指标呈失血后改变	子宫内翻
羊水过多、急产等	无其他原因可解释的急性低氧、低血压、阴道流血	—	凝血功能异常、肝肾功能损伤、血小板下降	羊水栓塞?

四、围产期阴道流血的临床治疗原则

针对妊娠晚期阴道流血,其处理原则主要参考母体一般情况、阴道流血原因及量、孕周、胎儿宫内情况等因素(图 1-16)。

孕晚期阴道流血 → 既往病史及超声检查

阴道超声或产科超声 → 前置胎盘
母体一般情况、并发症、合并症、孕周、胎儿大小、阴道流血情况等
- 期待治疗：纠正贫血、抑制宫缩、促胎肺成熟
- 终止妊娠：可获得生机儿则行剖宫产；否则行介入，必要时剖宫取胎

阴道超声 → 前置血管
孕周、出血严重程度、胎心、宫缩情况等
- 新生儿失血的抢救准备、立即剖宫产，避免术中再次损伤脐血管

产科超声 → 胎盘早剥
母体情况、孕周、胎盘剥离程度、胎心情况、宫缩情况
- 保守治疗：32周孕以前，母体及胎儿宫内情况均良好
- 剖宫产；如母体情况允许，短时间内可分娩或胎儿已死亡，可阴道试产

无超声检查 → 阴道检查出血来源

宫颈、阴道
- 阴道赘生物、宫颈息肉、糜烂、肿瘤等 → 局部压迫，如软产道梗阻，剖宫产

宫腔
- 多次妊娠、宫腔操作史等，多次反复无痛性出血，子宫软，无压痛，胎先露高浮 → 前置胎盘?
- 多于胎膜破裂或产时，少量阴道流血后出现胎心异常甚至死亡，子宫软，无压痛 → 前置血管?
- 腹痛多明显、子宫张力高、宫底升高，可伴触痛，胎心异常或死亡，母儿可有隐性出血，甚至母体DIC → 胎盘早剥?

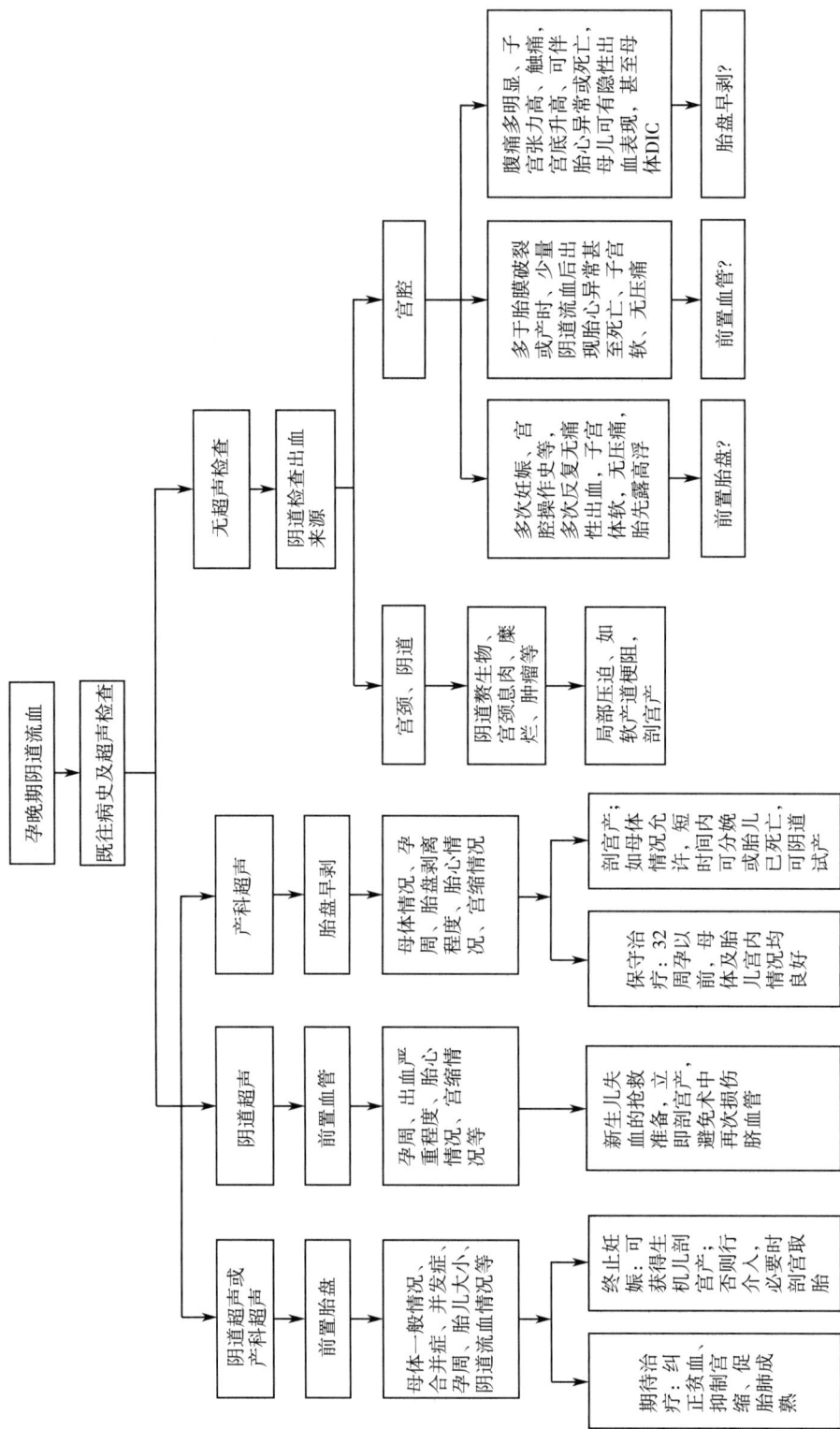

图 1-16　妊娠晚期阴道流血诊治流程图

1. 妊娠晚期阴道流血

(1)前置胎盘：当出血危及母体生命时，不论孕周，应以母体安全为主，在具有大出血抢救措施的准备下尽快终止妊娠，必要时切除子宫。如无大出血抢救条件，评估母儿情况是否适合转诊，可在充分建立静脉通道补充液体并输血等处理后转诊；如母儿情况不宜转诊，建议向上级医院呼叫人员和医疗资源的支援，就地抢救。

(2)胎盘早剥：当胎盘剥离面积小、阴道流血少、子宫张力不高、无隐性出血时，母儿症状均可不明显，如不能及时行超声检查，与前置胎盘、绒毛膜下血肿出血鉴别较困难，在此种情况下，母儿病情稳定，其处理原则主要取决于胎儿孕周。如已足月，应积极终止妊娠。如未足月，则应严密监测母儿病情变化，做好随时急诊终止妊娠或转诊的准备。在此期间，积极完善相关检查，并呼叫上级医院人员或医疗资源的支援。如胎盘剥离面积大、子宫张力高、孕妇情况危重，无论孕周大小，均应以孕妇安全为前提，立即终止妊娠，并同时做好新生儿的抢救准备。

(3)前置血管：一旦前置血管破裂出血，胎儿失血，可短时间内出现胎心异常甚至胎死宫内，此时抢救新生儿难度极大，故应充分把握在前置血管破裂前获得有生机儿，但如过早终止妊娠，早产儿不良结局风险增加；如过晚终止妊娠，宫缩或自然破膜增加前置血管破裂的风险，我国建议妊娠 34~37 周时行剖宫产终止妊娠。2023 年 SOGC 建议妊娠 32 周入院监护，针对有多胎妊娠、宫颈管短等风险者妊娠 32 周前入院；单胎妊娠孕妇建议妊娠 35~35^{+6} 周终止妊娠，双绒毛膜双羊膜囊双胎建议妊娠 33~34^{+6} 周终止妊娠，单绒毛膜双羊膜囊双胎建议妊娠 32~33^{+6} 周终止妊娠，针对有早产高危因素(多胎妊娠或宫颈管短)者可更早分娩，因此，在以上基础上应根据当地新生儿救治情况决定终止妊娠时机、是否转诊及转诊时机。

当反复阴道流血时，需在建立静脉通道的情况下行阴道检查，排除阴道、宫颈病变。

当宫腔少量流血，伴或不伴腹痛，胎心正常时，可能为胎盘边缘血窦破裂、先兆早产或先兆临产。

既往有子宫手术史，或梗阻性难产、阴道流血、下腹痛或腰痛、子宫压痛、胎心异常时应考虑子宫破裂。

2. 产后阴道流血　产后出血的四大原因可一个或多个同时出现，胎盘残留可合并子宫收缩乏力，产后大出血可继发凝血功能障碍。当出现多个原因时，则应涉及多个病因学治疗。根据高危因素提前预防及快速识别产后出血尤为重要，是治疗的关键。产后出血诊治流程图见图 1-17。

(1)子宫收缩乏力：快速正确双合诊压迫止血，简单易得、有效，同时加强缩宫素的使用，如缩宫素、麦角新碱、米索前列醇、卡前列素氨丁三醇、卡前列甲酯等，根据患者并发症/合并症选择易得的缩宫素；根据出血量，积极准备抢救或应急预案。

(2)胎盘因素：当残留部分胎盘较多时，尽量手取胎盘缩短操作时间，减少宫腔残留的机会；当手取或钳夹残留胎盘，感胎盘与宫壁粘连紧密，取出困难时，应加强宫缩同时停止操作，再商榷进一步的处理方式，切勿强行剥离导致不可控的大出血。

(3)软产道损伤：虽然软产道损伤通过仔细体格检查可明确诊断，但当软产道裂伤合并子宫收缩乏力，或出血较汹涌时，在积极促宫缩治疗的同时，需要有经验的医务人员快速明确软产道裂伤处并进行修补,否则延误治疗增加凝血功能障碍、软产道血肿的风险,进一步增加处理难度;而子宫下段破裂则需借助超声诊断,必要时须经腹手术止血。

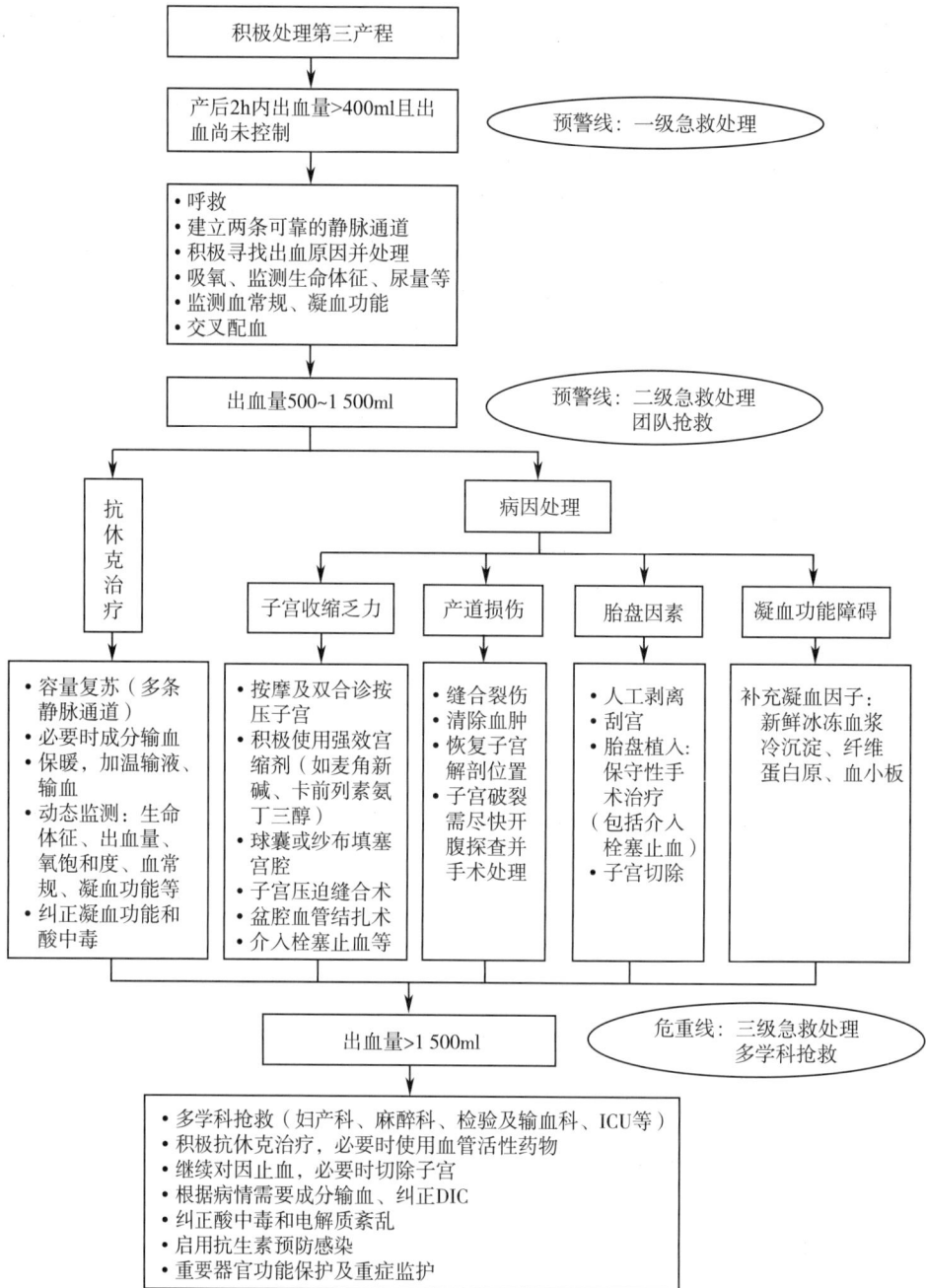

```
┌──────────────────────┐
│   积极处理第三产程     │
└──────────────────────┘
            │
            ▼
┌──────────────────────┐        ╭──────────────────────╮
│ 产后2h内出血量>400ml且出 │        │  预警线:一级急救处理    │
│ 血尚未控制             │        ╰──────────────────────╯
└──────────────────────┘
            │
            ▼
┌──────────────────────┐
│ • 呼救                 │
│ • 建立两条可靠的静脉通道 │
│ • 积极寻找出血原因并处理 │
│ • 吸氧、监测生命体征、尿量等│
│ • 监测血常规、凝血功能   │
│ • 交叉配血             │
└──────────────────────┘
            │
            ▼
┌──────────────────────┐        ╭──────────────────────╮
│  出血量500~1 500ml     │        │  预警线:二级急救处理    │
└──────────────────────┘        │  团队抢救             │
                                 ╰──────────────────────╯
```

病因处理

抗休克治疗	子宫收缩乏力	产道损伤	胎盘因素	凝血功能障碍
• 容量复苏(多条静脉通道) • 必要时成分输血 • 保暖,加温输液、输血 • 动态监测:生命体征、出血量、氧饱和度、血常规、凝血功能等 • 纠正凝血功能和酸中毒	• 按摩及双合诊按压子宫 • 积极使用强效宫缩剂(如麦角新碱、卡前列素氨丁三醇) • 球囊或纱布填塞宫腔 • 子宫压迫缝合术 • 盆腔血管结扎术 • 介入栓塞止血等	• 缝合裂伤 • 清除血肿 • 恢复子宫解剖位置 • 子宫破裂需尽快开腹探查并手术处理	• 人工剥离 • 刮宫 • 胎盘植入:保守性手术治疗(包括介入栓塞止血) • 子宫切除	补充凝血因子:新鲜冰冻血浆、冷沉淀、纤维蛋白原、血小板

```
┌──────────────────────┐        ╭──────────────────────╮
│   出血量>1 500ml       │        │  危重线:三级急救处理    │
└──────────────────────┘        │  多学科抢救           │
                                 ╰──────────────────────╯
            │
            ▼
┌──────────────────────────────────────────────┐
│ • 多学科抢救(妇产科、麻醉科、检验及输血科、ICU等)  │
│ • 积极抗休克治疗,必要时使用血管活性药物           │
│ • 继续对因止血,必要时切除子宫                   │
│ • 根据病情需要成分输血、纠正DIC                 │
│ • 纠正酸中毒和电解质紊乱                       │
│ • 启用抗生素预防感染                           │
│ • 重要器官功能保护及重症监护                   │
└──────────────────────────────────────────────┘
```

图 1-17　产后出血诊治流程图

　　(4)凝血功能障碍:伴有导致凝血功能障碍的原发疾病的产妇,应组织多学科团队救治力量,尽量在产前积极纠正凝血功能。

3. 子宫内翻 子宫内翻最初可误诊为凸出的肌瘤。一旦发现子宫内翻,在积极治疗产后出血的同时,维持母体血流动力学稳定,充分麻醉镇痛,使用药物松弛宫颈,进行子宫底复位。松弛宫颈药物可选择硝酸甘油 50μg 静脉推注,或特布他林 0.25mg 静脉推注或皮下注射,或硫酸镁 4~6g 于 15~20 分钟内静脉推注或快速滴注,后两种在前者不可获得时使用;复位包括经阴道复位和经腹复位,经阴道复位时,四根手指由凹陷的边缘逐渐向中间复位,切勿由凹陷最低点向上强行复位,复位至宫腔形态恢复正常后使用缩宫素,必要时宫腔填塞纱条以防再次子宫内翻(图 1-18)。如阴道复位困难或母体血流动力学不稳定,须经腹复位,自凹陷边缘 2cm 处依次向中心提拉凹陷处,必要时切开子宫后壁缩复环复位。

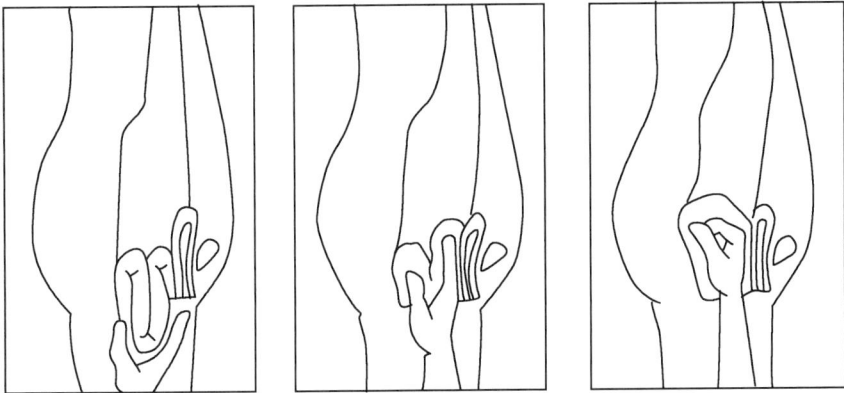

图 1-18 子宫内翻经阴道复位

4. 羊水栓塞 典型三联症为“突发”的低氧血症、低血压和凝血功能障碍,但临床中可表现多样且隐匿,有些以凝血功能异常、严重产后出血为首发表现,有些表现为短暂的、一过性的呼吸困难伴或不伴血压、血氧饱和度下降,继而出现凝血功能障碍、产后出血,此种情况容易被误认为子宫收缩乏力引起产后出血。但临床中更多见的情况则是因产后出血量估计不足引起的继发性凝血功能障碍,被误认为羊水栓塞。治疗原则:高级生命支持,维持呼吸循环稳定,纠正凝血功能,积极抢救的同时尽快终止妊娠,预防产后出血,必要时切除子宫;如妊娠 ≥ 23 周,心肺复苏 4 分钟后仍无自主心律,应紧急剖宫产以提高母体心肺复苏成功率。

(陈洪琴 谭曦 彭雪)

第二章
妇 科

　　妇科急症在妇产科急症中占有相当大的比例。妇科急症一部分是由疾病本身引起的，一部分是由妇科手术造成的。这些急症经常表现为阴道流血、腹痛、痛经、盆腔包块、阴道流液、发热、恶心、呕吐等，相对少见的一些症状包括外阴骑跨伤、外阴包块、外阴瘙痒、下肢水肿、尿潴留、便秘、切口裂开、肠道脱出、阴道异物、性侵犯等。接诊患者时，要详细询问病史，排除妊娠相关的出血和腹痛，排除药物引起的出血等情况，要了解患者的手术史，并且要给予做妇科检查，了解外阴、阴道、宫颈、子宫、附件有无压痛，有无包块等。通过病史、查体，再结合必要的辅助检查，做出初步诊断和处理。因此，掌握妇科常见急症的诊断和处理，是妇产科医生的必备技能。

第一节　阴道流血总论

　　阴道流血是妇产科最常见的主诉之一，很多疾病都会表现出阴道流血。女性阴道、子宫颈、子宫体、输卵管发生的出血都可以通过阴道流出，表现为阴道流血（除正常月经外）。通过详细的病史采集、体格检查、辅助检查可以明确诊断，达到精准治疗的目的。

一、常见的引起阴道流血的疾病

　　1. 与妊娠相关的阴道流血（详见第一章第二节）

　　（1）宫外孕：如各种类型的宫外孕。

　　（2）宫内孕：包括产前疾病，如各种类型的流产、早产、胎盘早剥、前置胎盘等；产后疾病：如产后出血、胎盘残留、子宫复旧不全等。

　　（3）妊娠滋养细胞疾病：包括葡萄胎、侵蚀性葡萄胎、绒毛膜癌等。

　　2. 与炎症相关的阴道流血　炎症引起的阴道流血并不多见，且多为少量出血。

　　（1）阴道炎：引起阴道流血最常见的是萎缩性阴道炎，多为少量流血，或者白带带血丝。部分老年患者可能发生宫腔积脓后出现白带增多、白带带血丝或者少量出血。偶有滴虫性阴道炎引起阴道流血者。

　　（2）宫颈炎：慢性宫颈炎更常见，可引起阴道流血。宫颈息肉是一种慢性宫颈炎，主要表现为同房后阴道流血，或者白带带血丝。

(3)子宫内膜炎：较长时间阴道流血可能引起子宫内膜炎，表现为阴道流血的同时下腹痛，体格检查子宫有压痛。慢性子宫内膜炎可表现为白带增多、白带带血丝、持续性下腹隐痛等。

(4)附件炎：很少引起阴道流血。

(5)儿童阴道异物：可出现阴道流血伴白带增多、异味，药物治疗病情反复。追问病史可能问出异物放入阴道病史。超声或者 CT 检查可以提示，必要时通过内镜行阴道检查可明确。

3. 与生殖器良性疾病相关的阴道流血

(1)子宫肌瘤与子宫腺肌病：主要表现为月经量增多，经期延长，月经周期尚规律。

(2)子宫内膜息肉：主要表现为经期延长或者经间期出血。

(3)子宫内膜异位症：卵巢子宫内膜异位症(卵巢巧克力囊肿)多为周期不规则阴道流血。

(4)剖宫产切口憩室：可表现为月经经期延长，或者持续少量咖啡色分泌物。

4. 与恶性肿瘤相关的阴道流血

(1)宫颈癌：多表现为同房后阴道流血，或者绝经后阴道流血，宫颈癌筛查异常，宫颈病理检查可明确诊断。晚期宫颈癌可有其他转移病灶的表现。

(2)子宫内膜癌：表现为阴道不规则出血，或者持续中量出血，特别是绝经后阴道流血。子宫内膜癌与功能失调性子宫出血临床表现相似，都表现为经期延长或者周期紊乱，临床鉴别有困难，必要时行诊断性刮宫进行鉴别。

(3)子宫肉瘤：表现为月经经期延长或不规则出血。

(4)分泌雌激素的卵巢恶性肿瘤：如分泌雌激素的颗粒细胞瘤，可表现为绝经过渡期或者绝经后阴道流血，伴附件实性包块。

(5)阴道癌：常表现为同房后阴道流血，或者不规则阴道流血，出血量较少。

(6)儿童阴道或宫颈横纹肌肉瘤：可表现为阴道流血，伴小儿哭闹时阴道口有葡萄状肿物脱出。

5. 与卵巢内分泌功能失调相关的阴道流血(详见第三章第一节)

(1)排卵期出血，排卵性或无排卵性异常子宫出血：功能失调性子宫出血表现为各种形式的异常出血，多为月经持续不干净，或者月经周期紊乱等。

(2)子宫内膜增生：多表现为月经周期紊乱，经期延长。

(3)多囊卵巢综合征：表现为月经稀发，一旦月经来潮，则多为持续出血，量多。

6. 与损伤相关的阴道流血

(1)产伤引起的阴道流血：分娩引起的外阴、阴道、子宫颈、子宫体损伤而导致的出血。

(2)非产伤引起的阴道流血：外伤(如骑跨伤，车祸，或首次同房时阴道处女膜撕裂伤等)、手术(多种涉及阴道、子宫颈、子宫的手术)、异物(宫内节育器、阴道异物等)等。手术后阴道流血常见的是剖宫术后阴道流血，多为子宫复旧不全少量出血，如果有剖宫产切口愈合不良，可表现为持续少到中量出血。宫颈环形电切术(loop electrosurgical excision procedure，LEEP)或者冷刀锥切后，宫颈局部出血，可表现为少量渗血或大量出血。人工流产或清宫术后、宫腔镜手术后、安 / 取环术后，常见少量阴道流血持续 1~2 周；如果有子宫穿孔,可表现为中到大量阴道流血,子宫肌瘤切除术中如果穿透宫腔,可能表现为术后持续少量阴道流血 1~2 周。

7. 与药物相关的阴道流血 可能引起阴道流血的药物很多,常见的有外源性雌激素或孕激素(含有性激素的保健品),一些中药等。口服紧急避孕药,或者漏服短效避孕药,口服孕激素类药物,如地诺孕素,可能引起阴道流血。部分精神疾病患者口服精神科药物后引起闭经,部分患者出现异常出血。部分放置宫内节育器的患者,特别是放置左炔诺孕酮宫内缓释节育系统(levonorgestrel-releasing intrauterine system,LNG-IUD)的患者,会出现月经量多,或者淋漓不尽,咖啡色分泌物等症状。

8. 与全身疾病相关的阴道流血 包括血小板减少性紫癜、再生障碍性贫血、肾功能受损行肾透析者、心脏瓣膜置换术后口服华法林者、白血病、肝功能损害等。

9. 生理性或者先天性发育异常引起的阴道流血 新生女婴出生后数日内有少量阴道流血,为离开母体后雌激素水平下降,子宫内膜脱落所致。先天性阴道或子宫发育异常,可能引起异常阴道流血。如阴道斜隔综合征可能引起异常阴道出血,表现为经期延长,伴或不伴腹痛,部分患者合并肾脏发育异常。

二、阴道流血的诊断

要找到引起阴道流血的疾病或原因,通过病史采集、体格检查、辅助检查才能做出诊断和鉴别诊断。病史采集可以了解阴道流血的发生发展情况,有无伴随症状,有无药物等因素影响,有无停经史,有无就诊经历等,病史采集具体项目见表 2-1。

表 2-1 阴道流血病史采集主要项目

主要项目	问诊内容
一般情况	年龄、性生活史、月经生育史、避孕情况
本次月经情况	有无停经史
阴道流血	发生发展情况,流血量
伴随症状	有无腹痛、发热、其他症状(如有无贫血)
就诊情况	有无就诊,诊治情况如何,有无手术史,外伤史
用药情况	有无长期服用药物,近期有无服用激素类药物

体格检查非常重要,可以评估阴道流血是否引起全身一般情况的改变。妇科检查前应询问患者有无性生活史,没有性生活史的女性只能做肛门检查,不能做阴道检查。妇科检查可以明确阴道流血的来源,了解出血量和出血速度。此外,还可以发现宫颈息肉、宫颈糜烂、子宫附件有无压痛,了解子宫的大小、形态、有无占位,附件有无包块等。

辅助检查有助于进一步明确诊断,比如血或者尿人绒毛膜促性腺素(human chorionic gonadotropin,HCG)水平可以判断阴道流血是否与妊娠相关;白带常规检查可以了解有无阴道炎症;宫颈癌筛查可以了解有无宫颈癌或者癌前病变;超声检查可以了解有无子宫肌瘤、附件包块、子宫内膜厚度、宫腔有无占位、宫腔有无孕囊、卵泡发育情况等,有性生活史的女性可以选择阴道超声,没有性生活史的女性做腹部超声;性激素检查可以了解卵巢功能,有无排卵等;CT或者MRI检查可以了解占位性病变与其他组织器官的关系,以及占位性病变可能的性质;血肿瘤标志物检查可以大致了解占位性病变的性质;病理检查往往可以明确疾病的性质,是否是恶性肿瘤等。

三、阴道流血的临床思维路径

1. 妇科检查可看到外阴、阴道或宫颈的病变 有些疾病,通过病史采集以及妇科检查可以直接观察到病变的情况,然后通过一些简单的辅助检查排除其他疾病后即可明确诊断。这类疾病的具体诊断路径见表 2-2。

表 2-2 通过病史采集、妇科检查即可明确诊断的疾病

病史	妇科检查	诊断	注意事项
新生儿出生后阴道少量流血	外阴未见异常,有少量血迹	生理性阴道出血	—
外伤(车祸、骑跨伤等),被性侵	外阴可能见到血肿或者撕裂伤,阴道检查可见撕裂伤、出血点	外伤或者被性侵后引起阴道流血	排除其他内脏出血情况
手术后 1 个月内阴道流血,包括子宫全切术后、子宫颈、阴道、外阴手术后(包括分娩后会阴侧切等)出血	体格检查可见阴道残端或者宫颈、阴道、外阴有明确出血点,体格检查排除盆腔感染和包块	术后出血	排除合并感染
同房出血,或者白带带血丝	宫颈见糜烂	宫颈糜烂	宫颈癌筛查排除宫颈癌
	宫颈见息肉	宫颈息肉	宫颈癌筛查排除宫颈癌

2. 需要通过病史采集、妇科检查、辅助检查明确诊断的疾病 有些阴道流血的患者需要通过病史采集、妇科检查、辅助检查才能明确疾病。阴道流血最重要的辅助检查是 HCG检查(血或尿 HCG,推荐检查血 HCG)。其次是超声检查。通过这两项检查,可以诊断大部分引起阴道流血的疾病。对于 21~65 岁有性生活的女性,都应行宫颈癌筛查。根据患者情况,可能还需要其他辅助检查。常用的辅助检查包括以下几种:

(1)HCG 检查:青春期、性成熟期、绝经过渡期女性出现阴道流血,首选行 HCG 检查(血或尿 HCG,推荐检查血 HCG),了解是否与妊娠相关。即使患者自诉有避孕措施,或者放置宫内节育器,仍然需要检查 HCG,排除避孕失败或带环受孕的情况。妊娠相关阴道流血是性成熟期女性阴道流血的常见原因。妊娠相关阴道流血在绝经过渡期女性中虽然少见,但

是也需要检查 HCG 排除。注意检查 HCG 排除未成年人遭受性侵引起妊娠的情况。HCG 阳性的患者需要做超声等进一步检查,明确具体的妊娠相关疾病。

(2)超声检查:妇科超声检查可以发现妇科大部分的疾病,超声检查对于 HCG 阳性的阴道流血患者是必查项目。对于 HCG 阴性的阴道流血的患者也建议进行妇科超声检查,了解子宫、附件的情况。

(3)宫颈癌筛查:21 岁以上有性生活的女性都应该进行宫颈癌筛查。21~25 岁可至少 3 年 1 次行宫颈细胞学检查,25~65 岁可至少 5 年 1 次行人乳头状瘤病毒(human papilloma virus,HPV)筛查或者 HPV 联合宫颈细胞学筛查,或者至少 3 年 1 次行宫颈细胞学筛查。65 岁以上的患者,若有足够的阴性筛查结果可以停止筛查,没有足够的阴性筛查结果的患者仍然需要行宫颈癌筛查。

此外,有些疾病可能还需要进一步检查,比如白带常规检查了解有无炎症,进行诊断性刮宫获取子宫内膜组织做病理学检查,需要行宫颈活检获取宫颈组织病理学检查,或者做激素检查、CT、MRI、宫腔镜检查等,才能明确诊断。青春期、育龄期、围绝经期阴道流血常见疾病诊断流程见图 2-1。绝经后期阴道流血常见疾病诊断流程见图 2-2。需要注意的是患者可能同时存在几种可以引起阴道流血的疾病,应鉴别出患者本次出血的主要原因,避免漏诊。

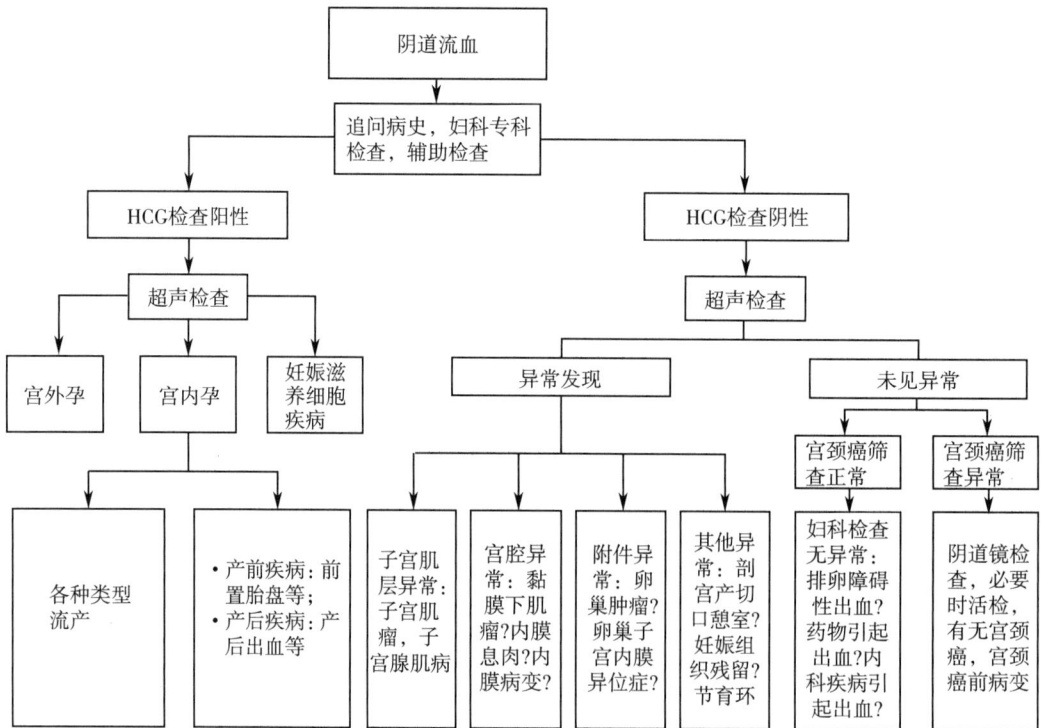

图 2-1　青春期、育龄期、围绝经期阴道流血常见疾病诊断流程

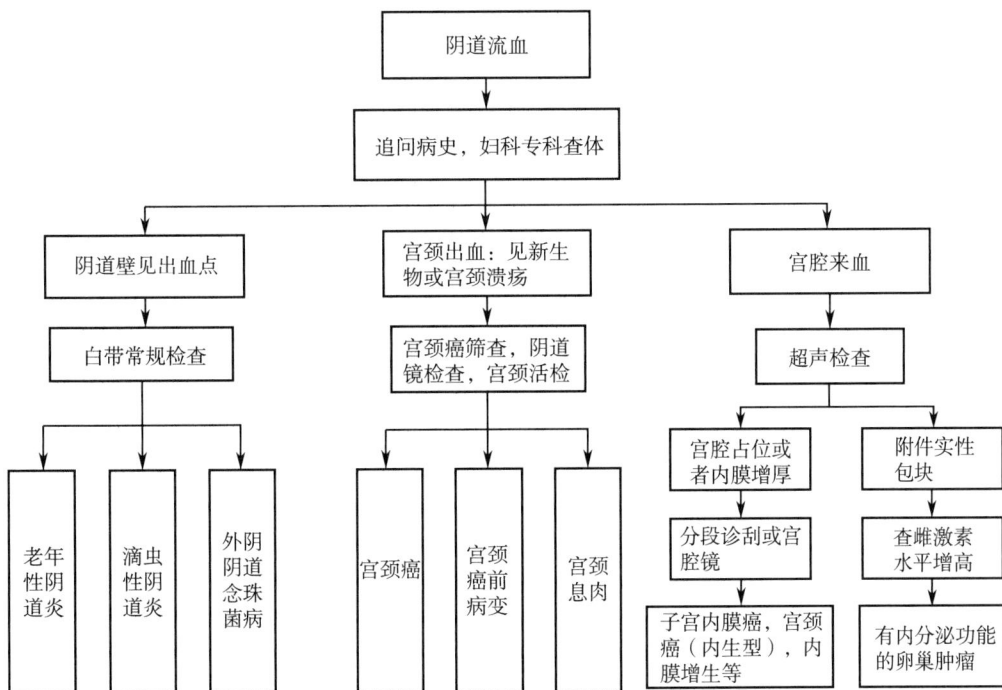

图 2-2　绝经后期阴道流血常见疾病诊断流程

（何　翔　朱仲毅）

第二节　手术后阴道流血

　　阴道流血是妇科最常见的主诉之一,阴道、子宫颈、子宫、输卵管和卵巢病变均可能表现为阴道流血,但出血的量、性质、持续时间各不相同。妇科手术后有少量阴道流血属于正常现象,手术创面或创面修复过程中均会有一定量的出血,通常在手术后几天内逐渐减少并停止出血。如发生术后并发症,则可能导致创面不易愈合并持续出血,同时可能伴随发热、疼痛、异味等其他症状。肿瘤转移复发也可能是术后出血的原因之一,需要通过进一步的检查查找病因,明确诊断并采取积极有效的治疗措施。值得注意的是,很大一部分术后大量阴道流血可以通过术后健康宣教得以预防,需慎重提醒患者在术后康复期间遵循医嘱,避免性行为、剧烈运动和其他可能导致阴道流血加重的活动;对于有术后出血倾向的患者应给予高度重视,避免发生术后大出血。

一、常见的妇科手术后阴道流血原因

　　妇科手术后多伴有少量阴道流血,一般呈点滴状,淡红色,持续数天至 1~2 周;若发生宫腔手术操作并发症,如子宫穿孔等,则可表现为术中、术后中到大量阴道流血;普通妇科手术如子宫肌瘤切除术,术中穿透宫腔未给予修补,可表现为术后持续少量阴道流血1~2周;如行子宫全切术或宫颈锥切术等,术后切口愈合不良,则可表现为少量渗血或大量出血。除此之外,仍需考虑患者术后用药情况,以及术后凝血功能等可能与全身情况相关的异常阴道流血。

1. 妇科常见手术后阴道流血

(1)子宫手术后阴道流血

1)宫腔镜术后阴道流血:宫腔镜术后可能因手术损伤、子宫内膜脱落、感染性子宫内膜炎症等引起阴道流血。宫腔镜手术为一种微创手术,操作规范可避免对宫腔、子宫颈等部位造成不必要的损伤。宫腔操作可能导致子宫内膜异常脱落,造成类似月经的出血症状,但出血量相对较少。若患者在宫腔镜手术后出现细菌感染则可能引起出血症状加重。

2)子宫肌瘤切除术后阴道流血:子宫肌瘤切除术,尤其是黏膜下肌瘤及肌壁间肌瘤透过宫腔,或是子宫肌瘤切除术同时行诊刮术的患者,手术产生的创面在愈合过程中引起少量阴道流血属于正常现象。但需警惕子宫肌瘤切除术后即刻出现大量阴道流血,最常见的原因可能是穿透宫腔的切口未缝合、线结脱落、术后未给予缩宫素促进子宫收缩等,应及时明确原因,对症处理。若患者出院后数周开始出现阴道流血则需考虑是否为月经来潮,并排除感染或切口愈合不良等可能,一般表现为阴道出血量大于平素月经量,且持续时间长,或伴有异味、腹痛等症状。

3)子宫全切术后阴道流血:术后早期可能因手术创伤、手术线结结扎不牢、患者凝血功能障碍等原因引起出血。术后早期出血可通过观察计量阴道流血量、腹腔引流情况、血常规监测帮助判断。术后阴道流血需分辨为腹腔内出血经阴道流出还是阴道断端出血,而血红蛋白水平下降、腹腔引流液的性状、引流量也可帮助判断有无活跃的腹腔内出血。

术后晚期阴道流血多与阴道内的创面感染有关。子宫切除术后阴道断端可吸收缝线一般在术后2~3周吸收、脱落,其间可能出现少量阴道出血,需加强观察,无需特殊处理。但如患者手术后过早参加体力劳动,在阴道断端未愈合的情况下线结提早脱落、伤口裂开,或伴有阴道断端感染、愈合不良等则可能引起局部充血,造成中到大量阴道流血。除此之外,子宫切除术后的部分患者可能因缝线反应、局部炎症刺激,阴道断端息肉形成,可伴随有点滴出血、分泌物带血丝或接触性出血等。

(2)宫颈手术后阴道流血

1)宫颈LEEP刀锥切或者冷刀锥切术后阴道流血:宫颈锥切术后创面少量渗血多可随着结痂自行停止,但在结痂脱落过程中又可能因剧烈运动导致宫颈未愈的伤口裂开、结痂周围毛细血管破裂,或因宫颈创面的局部感染加重阴道流血症状。

2)宫颈肌瘤或息肉术后出血:宫颈肌瘤或者息肉术后正常可能会有少量阴道流血。一般出血量少于月经量,以点滴出血为主。如果宫颈肌瘤或者息肉术后出血量多,多为某血管血栓脱落所致。

(3)附件手术后阴道流血:卵巢囊肿切除术后可能出现阴道流血,因手术对卵巢局部造成创伤等影响卵巢功能,卵巢分泌的性激素随之出现变化,导致术后阴道流血症状,出血量较少,一般不超过月经量。宫外孕术后也可因HCG水平下降,原本准备为胚胎着床而增厚的子宫内膜脱落,出现阴道流血现象,一般持续1周左右自行停止。如附件手术后阴道流血增多,明显大于月经量,需进一步寻找原因。如宫外孕术后出现异常阴道流血,需考虑持续性宫外孕、再次宫外孕以及可能发生宫外孕术后妊娠滋养细胞肿瘤等。

(4)阴道手术后阴道流血:阴道壁手术后短期内出血,可能因止血不严所致,1周后的阴道流血可能因手术创面未完全愈合,或术后感染渗出血性分泌物等。此外,阴道手术后阴道流血需警惕阴道壁血肿形成,若阴道壁血肿较大,需切开血肿,清理血肿且缝合出血点。一般阴道手术或宫颈手术后均建议给予阴道纱条填塞24~48小时以压迫止血,减少渗血,避免不必要的术后出血。

2. 计划生育手术后阴道流血

(1)人工流产或清宫术后阴道流血:人工流产或清宫术后发生阴道流血原因较多,常见为手术损伤、子宫穿孔、宫腔残留、感染、动静脉瘘、宫腔积血等。手术过程中进行刮宫或吸宫时,可能对子宫内膜造成损伤,尤其是瘢痕子宫清宫术后,手术创面较大、血管裸露,如子宫收缩欠佳,或在愈合过程中形成动静脉瘘等,均可能导致阴道流血淋漓不尽、宫腔内积血。人工流产或清宫术中若发生子宫穿孔,则可发生阴道流血,同时可能出现腹痛、盆腔内出血的表现。人工流产术后阴道流血要排除子宫穿孔的可能。流产不全、宫腔残留,甚至伴发感染,则可能导致术后阴道流血时间延长,伴下腹部疼痛,继发子宫内膜炎、附件炎等,伴腹痛、阴道异味等症状。

人工流产或者清宫术后阴道流血还要考虑妊娠滋养细胞疾病(gestational trophoblast disease,GTD)的可能。妊娠滋养细胞疾病是一组来源于胎盘滋养细胞的疾病。根据形态特征将其分为葡萄胎、侵蚀性葡萄胎、绒毛膜癌及胎盘部位滋养细胞肿瘤。临床上将侵蚀性葡萄胎和绒毛膜癌合称为妊娠滋养细胞肿瘤(gestational trophoblastic neoplasia,GTN),绝大多数继发于妊娠,极少数来源于非妊娠性绒癌。约60%的GTN继发于葡萄胎,30%继发于流产,10%出现于足月妊娠或异位妊娠后。

侵蚀性葡萄胎(invasive mole)全部继发于葡萄胎,而绒毛膜癌(choriocarcinoma)继发于葡萄胎或非葡萄胎妊娠。侵蚀性葡萄胎的恶性程度不高,大多数仅局部侵犯,4%发生远处转移。绒毛膜癌恶性程度较高,转移早而广泛。人工流产或清宫术后HCG水平持续升高,或者持续不下降,排除再次妊娠的可能性后,仍需考虑到GTN的可能。

(2)安/取环术后阴道流血:放置宫内节育器后阴道流血,通常为节育器不适应、子宫收缩不良、宫腔感染等所致。节育器类型不适合易使患者术后出现点滴状阴道流血,但需复查超声查看有无节育器移位等情况;放置及取出宫内节育器均属于有创操作,手术损伤甚至并发感染均可能导致术后阴道流血,伴有腹痛等不适。

3. 辅助生殖术后阴道流血 辅助生殖术后,尤其是取卵后阴道少量流血属于正常现象,取卵属于有创操作,可能会引起阴道壁组织损伤,造成阴道出血,同时取卵后会影响身体的激素水平,导致子宫内膜脱落,引起少量阴道流血。但如果阴道流血量较多,同时伴有腹痛等不适时,可能存在术后腹腔内出血、卵巢嵌顿等,需及时处理。

辅助生殖术后需密切观察受孕情况。各种妊娠相关的疾病,宫内妊娠包括各种类型的流产、早产、胎盘早剥、前置胎盘等均可引起阴道流血。并需警惕辅助生殖术后各种类型的宫外孕,甚至宫内妊娠合并宫外孕的可能。

4. 术后药物相关的阴道流血　术后能引起阴道流血的药物常见的有外源性雌激素或者孕激素(包括含有性激素的保健品),具有活血化瘀功效的中药或中成药、抗凝剂等。人工流产术后口服短效避孕药,或宫腔镜术后给予雌孕激素序贯疗法,出现漏服短效避孕药,口服孕激素类药物均可能引起阴道流血;部分放置宫内节育器的患者,尤其是放置 LNG-IUD 的患者,术后会出现月经淋漓不尽等症状;术后给予抗凝剂预防血栓,或者患者口服活血化瘀的中药等,均可因创面凝血功能受到影响,出现阴道流血淋漓不尽或中到大量出血情况。

5. 与全身疾病相关的术后阴道流血　患者合并可导致凝血功能障碍的全身性疾病,如肝硬化、再生障碍性贫血、血小板减少性紫癜、白血病、严重贫血、心脏瓣膜置换术后口服华法林者、严重肝肾功能损害、肾功能衰竭肾透析患者,以及严重营养不良和维生素 K 缺乏等,均可导致术后阴道流血的发生。

6. 其他　妇科肿瘤尤其是妇科恶性肿瘤术后患者出现阴道流血,排除阴道内创面愈合不良、手术并发症外,尚需要考虑肿瘤未控制、转移及复发等的可能。肿瘤侵犯部位不同可引发轻重不等的阴道出血类型。

二、术后阴道流血的诊断

术后阴道流血的诊断关键是找到引起阴道流血的原因,通过病史采集、体格检查、辅助检查做出诊断,给予鉴别诊断。

1. 病史　应详细询问患者手术经过、查看手术记录及出院记录等病史资料;详细询问术后阴道流血的发生发展情况及术前有无阴道流血等,询问有无伴随症状、术后用药情况。

2. 体格检查　通过体格检查可以评估阴道流血是否引起全身一般情况改变。妇科检查可以明确阴道流血的来源,了解出血量和出血速度,以及盆腔内有无占位、有无压痛等。

3. 辅助检查　有助于进一步明确诊断,通常情况下可完善血常规、凝血功能、肝肾功能、血 HCG、性激素检查、肿瘤标志物等,并进一步完善影像学检查。血常规可帮助判断有无感染;凝血及肝肾功能有助于判断有无全身因素导致的阴道流血;血 HCG 可以判断阴道流血是否与妊娠或妊娠物残留相关;性激素检查可以了解卵巢功能,有无排卵;超声、CT或者 MRI 等影像学检查可了解占位性病变与其他组织器官的关系,以及占位性病变可能的性质;协同肿瘤标志物检查并追溯术后病检结果可明确疾病性质,是否为恶性肿瘤复发转移等可能。

三、手术后阴道流血的临床思维路径

1. 病因分析的重要性　通过病史采集、体格检查及辅助检查,明确术后阴道流血的原因,做出正确的判断,是避免术后大出血的关键所在。诊断手术后阴道流血时须明确阴道流血症状与手术的关系、术后出血的时间、出血量等。不同时间段的出血与手术后阴道流血的原因密切相关(表 2-3)。

表 2-3 术后阴道流血时间与可能的病因分析

术后出血时间	分析阴道流血原因	查体	鉴别	处理
手术后短期内（<10 天）阴道流血	通常妇产科手术后均有少量的阴道流血，不超过 1 周，术后逐渐减少并自行停止。如手术损伤严重、手术止血不严、术后感染、凝血功能异常等可增加阴道流血量，甚至引起术后大出血	术后短时间内可见阴道内少量出血。若阴道流血多可查见阴道内活动性出血，需予以计量	术后大出血需警惕术中损伤重要脏器，排除腹腔内出血可能，警惕并排除术后感染	复查血常规、凝血，记录阴道流血量，查看腹腔引流性状等，及时处理手术损伤、纠正凝血功能
手术后<1 个月	妇科手术如子宫全切术后，宫颈、阴道及外阴手术后创面出血；剖宫产及分娩后子宫复旧不全、切口愈合不良等；人工流产或清宫术后宫腔占位、残留等	可见阴道残端或宫颈阴道及外阴有明确出血点，体格检查排除盆腔感染及包块	排除合并术后感染、排查术后药物影响等	完善辅助检查，排除外源性药物影响，抗感染、促宫缩等对症治疗
手术后 1~3 个月	妇科手术后阴道断端、宫颈创面愈合不良；产科手术后切口愈合不良；辅助生殖术后妊娠相关疾病；安置宫内节育器不适；术后药物影响等	可见阴道残端愈合不良、或宫颈创面痂壳脱落、创面未愈；阴道内有血迹	排除外源性伤害（如过度劳累、同房等因素）、查找损伤及感染原因	明确病因后对症治疗
手术后>3 个月	术后远期手术并发症，恶性肿瘤未控制、转移及复发等	在盆腔内查见占位，或阴道内破损	排除非手术原因的其他因素	明确病因，对症治疗

在外科病理学中，手术后短期内（一般指 10 天内）的出血多与手术本身相关，而这一时期的出血又可分为原发性出血（多发生于术后 24 小时内）和继发性出血（一般发生于术后 7~10 天）两种。术中止血不彻底、不完善，如结扎血管的缝线松脱，或术中小血管断端痉挛及血凝块覆盖，使创面出血暂时停止而使部分出血点被遗漏，这些是原发性出血的主要原因。由于后期手术部位的感染、炎性渗出等因素，使部分血管壁发生坏死、破裂，是导致术后继发性出血的主要原因。

原发性出血多开始于手术后的最初几小时，一般以阴道断端或宫颈锥切术后局部渗血为主；需注意的是如术后阴道流血不多，而在盆腔内创面出血逐渐形成血肿或腹腔内出血，可导致患者术后短期内出现失血性休克症状。故术后监测血常规、凝血功能以及针对有出血倾向的患者术后安置腹腔引流管是非常必要的。术后 1~2 周内，有感染症状的患者出现阴道内大量血块或鲜血涌出，则是继发性出血的主要表现，严重者可能发展为出血性休克伴感染性休克，后果较为严重。

因此，需重视术后阴道流血，并熟知术后不同时期阴道流血的可能原因，查找源头，及时处理，避免术后大出血的发生。

2. 诊断　通过详细病史采集、体格检查及完善辅助检查,可以直接观察到病情变化,以明确病因,排除可能的干预因素。做出诊断前,需清楚手术方式、手术时间、术中术后有无特殊情况发生、术后阴道流血变化及术后用药情况等。

3. 处理

(1)一般治疗:营养支持、对症、止血、抗炎治疗。贫血患者应给予补充铁剂、维生素和蛋白质,必要时输血纠正贫血;出血时间长的患者应给予抗生素预防感染;避免过度劳累,禁同房及盆浴。

(2)对因、对症治疗:根据不同病因,对症治疗是治疗术后阴道流血的关键。术后阴道出血是否正常,不能一概而论,首先要判断阴道流血是正常的术后反应还是异常的手术并发症。

1)正常术后反应

a. 手术创面:行宫颈锥切、子宫全切、阴道手术,以及宫腔镜、人工流产或诊刮等宫腔操作的手术后,局部存在创面,在创面愈合过程中,尤其是宫颈创面的痂壳脱落,会出现少量阴道流血,通常属于正常现象。

b. 药物作用:附件手术后,患者激素水平波动,可能会引起内膜脱落,引起少量阴道流血;计划生育手术后,如患者服用雌激素、孕激素等药物,同样也可能会改变体内激素水平,导致子宫内膜增生性改变或脱落,引起阴道流血的发生。

c. 排卵期出血:除此之外,如果患者选择妇科手术的时间刚好在排卵期,手术激惹引起女性体内激素水平波动,也会引发子宫内膜出现轻微脱落,从而导致少量阴道流血。

d. 月经来潮:术后如临近月经期,需排除是否为正常月经来潮导致的阴道流血。

2)术后异常阴道流血

a. 凝血功能异常:如患者在术后服用抗凝药、抗肿瘤药等药物,如华法林、甲氨蝶呤等,可能会抑制机体凝血功能,导致凝血功能异常,引起术后阴道出血。妇科恶性肿瘤患者常给予抗凝药物预防血栓,如出现阴道断端愈合不良、阴道流血淋漓不尽的情况需考虑凝血功能异常导致阴道流血的可能。

b. 感染或创面愈合不良:术后阴道流血量超过平素月经量、阴道流血持续时间长,或伴有异味、腹痛等不适,需考虑切口愈合不良、伴发感染等。需进一步检查明确诊断,如子宫全切术后阴道残端感染或者由于血糖高、营养缺乏等原因导致残端愈合不良等,可查见阴道残端愈合不佳、创面渗血或活动性出血,残端局部苍白或红肿、腐朽分泌物,较长时间的炎性刺激可能出现息肉样增生等。

3)手术并发症引起的异常阴道流血常见处理

a. 子宫手术:一般来说,宫腔镜手术仅有局部创面,没有切口,术后子宫收缩良好,一般出血量较少。但若宫腔镜手术后出现大量阴道流血,尤其是宫腔镜下子宫肌瘤切除术、严重的宫腔粘连分离术后,在促进子宫收缩的同时,需警惕子宫穿孔、破裂等并发症的发生,需进一步排除有无同时合并腹腔内出血的情况,必要时再次手术探查。

Ⅰ型切口:妊娠清宫术后,宫腔内少量的积血可通过促进宫缩排出。但若术前诊断不明确,Ⅱ型切口妊娠清宫不全、宫腔残留,则可导致术后阴道流血淋漓不尽或再次出现大量阴道流血;Ⅱ型、Ⅲ型切口妊娠术后即刻出现大量阴道流血需考虑子宫破裂的可能性。清宫不全导致的宫腔残留,若阴道流血不多,可给予抗感染对症支持治疗后宫腔镜探查清除病灶;但若切口妊娠清宫术中即刻出现大量阴道流血,有子宫破裂的可能性,需积极处理,行急诊子宫动脉介入栓塞术或手术探查,修补破裂子宫或切除子宫,挽救患者生命。

子宫全切术后断端出血首先要检查出血点,有无明显活动性出血。如果有明显活动性出血点,可先行急诊处理:行阴道断端纱布填塞,使用无菌纱布条均匀填塞进阴道内并适当加压,可起到创面压迫止血的目的,也可在填塞纱布的同时于创面放置可吸收止血纱或云南白药等促进创面更好地止血,但切忌暴力填塞导致创面扩大或未愈合的阴道断端完全裂开。一般来说,阴道断端或宫颈锥切术后创面少量出血通过填塞可有效止血,填塞后严密观察阴道流血情况并采取防感染措施,视患者情况在填塞后24~48小时内取出阴道内纱条。如活动性出血填塞止血无效可给予缝合止血;并发感染的患者需行积极有效抗感染治疗。

b.宫颈手术:宫颈手术后出血也以阴道压迫纱条为主。宫颈平滑肌瘤切除术后出血较多,可以加强宫缩,必要时可以于宫颈管内放置球囊压迫止血。宫颈息肉摘除术后出血要根据出血的部位采取不同的方式止血,如果是宫颈管内出血,可以于宫颈管内放置球囊压迫止血;如果是宫颈外口以外出血,可以行阴道纱条压迫止血。

c.阴道手术:阴道手术切口出血的处理也以阴道填塞纱条压迫止血为主,如果压迫止血无效,可考虑缝合止血。

d.计划生育手术:子宫穿孔后阴道流血首先要判断盆腔内出血的情况,可行超声检查了解盆腔出血情况,同时可行血常规等辅助检查。如果出血量不多,没有损伤肠道,以缩宫素促子宫收缩治疗为主。如果内出血较多,引起血压下降等生命体征不平稳,或者损伤肠道,需经腹腔镜或者经腹手术进行子宫修补,同时处理肠道损伤。

e.辅助生殖手术:取卵术后阴道穿刺点出血也以阴道填塞纱条压迫止血为主,如果压迫止血无效,可考虑缝合止血。

f.其他出血原因的处理:合并凝血功能障碍的全身性疾病患者,应针对内科病因治疗;合理应用止血药物如前列腺素合成酶抑制剂、抗纤溶药、促凝药等,或暂停抗凝药物的使用。

4.手术后阴道流血的预防 术后出血重在预防。术中操作规范、止血严格是防止术后阴道流血的基本要求。在手术中止血彻底,术毕冲洗创面,清除凝血块,仔细结扎每个出血点,较大的血管出血应该缝扎或双重结扎止血;对于术后有出血倾向、感染风险的患者,需合理应用止血药物及抗生素预防感染,减少继发性出血的发生;宫颈锥切术后常规给予阴道纱条填塞24小时压迫止血,观察术后阴道流血情况。妇产科手术后嘱咐患者注意休息,尤其是子宫切除术后的患者,宜清淡饮食、放松心情,避免同房及盆浴,防止出血、感染,定期前往医院复查。术后一旦发生异常阴道流血应及时就诊,查找原因,如保守措施无效,应尽早手术探查并止血,止血后仍应严密观察,防止再度出血的可能。

(王卡娜 童 安)

第三节 手术后腹痛

一、概述

妇科手术后腹痛是一种常见的术后并发症,主要表现为腹部疼痛、不适或痉挛。根据病因不同可发生于术后早期或术后几天内,甚至在手术较长时间后出现。本节主要介绍术后早期出现的腹部疼痛。妇科术后急性腹痛的发病原因多样,涉及面广,若不及时处理可能严重影响患者的手术预后与生活质量。以下将详细讨论妇科手术后急性腹痛的常见原因、诊断与鉴别诊断以及治疗方法。

二、妇科手术后急性腹痛的常见原因

1. 手术切口疼痛 术后切口疼痛的主要原因之一是手术切口的创伤。手术过程中,手术刀、电刀、超声刀等工具的使用,以及手术操作中牵拉、钳夹等动作,都会对切口周围的软组织造成不同程度的损伤,从而引发术后切口疼痛。其次,手术切口周围组织损伤会引发炎症反应,炎症因子如前列腺素、白三烯等会刺激痛觉神经,导致切口疼痛,这也是术后切口疼痛的重要原因。此外,由于手术切口止血不严密会导致术后切口血肿,通常切口血肿会在术后几天内消失,但如果血肿较大或持续时间较长,可能会导致腹痛。另外手术切口的缝合方式、缝合材料和缝合技术等也可能影响切口的疼痛程度。

2. 术后感染 术后感染是妇科手术后急性腹痛的常见原因之一。可包括切口感染、盆腔感染、腹膜炎等,可由手术操作不当、术后护理不当、疾病本身特点、手术特殊性以及患者自身原因等多种因素导致。

(1)手术操作不规范、无菌操作不严格等,均可导致手术切口及手术部位的感染。如手术器械、敷料等消毒不严格,或手术人员手部消毒不彻底,术中无菌操作不严格等,都可能将细菌带入手术区域,引发术中术后感染。

(2)术后切口护理不当,如切口敷料更换不及时、切口周围清洁不彻底等,均可能导致细菌滋生,引发切口感染。

(3)患者自身免疫功能低下会导致机体对细菌抵抗能力减弱,如糖尿病患者、长期使用免疫抑制剂的患者、老年患者等,均容易发生术后感染。

(4)患者手术前已存在感染病灶,如术前已存在的宫腔感染、盆腔炎症等,也极大增加了术后感染的风险。

(5)手术时间过长、创伤较大都可增加感染的风险。长时间的手术可能导致切口更长时间地暴露于空气中,增加了细菌感染的机会;同时,手术创伤越大,切口愈合所需时间越长,

也给了细菌滋生的时间。

(6)阴道细菌逆行感染。妇科手术多涉及阴道及盆腔,阴道内的细菌可能逆行进入宫腔及手术切口部位导致感染。

(7)其他潜在疾病也可能增加术后感染的风险。如贫血、营养不良、肝功能不全、肾功能不全等疾病,均可能影响患者的免疫功能和抵抗力,从而增加术后感染的机会。

(8)高龄患者术后感染的风险增加,可能与老年人的免疫系统功能相对较弱有关。同时老年患者多伴有多种慢性疾病,也增加了感染的风险。

(9)营养情况不良与感染风险增加有关。营养状况不良的患者,如贫血、低蛋白血症等,其免疫功能和抵抗力均较差,容易发生术后感染。肥胖患者术后感染的发生风险增加,可能与肥胖引起的代谢紊乱和免疫功能异常有关。

3. 损伤 妇科手术大多位于盆腔和中下腹腔,手术可能对周围组织造成损伤,导致术后炎症、疼痛,甚至是急腹症。常见导致术后急性腹痛的损伤包括子宫或其他生殖器官损伤、泌尿系统损伤、肠道损伤、神经损伤、血管损伤等。

(1)子宫损伤多见于宫腔内相关操作,如刮宫术,宫腔镜检查等,严重的子宫穿孔必要时需手术治疗。其他器官,如卵巢、输卵管等,可结合之前手术操作情况及术后状况综合考虑,排除急腹症后,可予以消炎、补液等对症处理,密切观察。若症状未能缓解,甚至腹痛加剧,必要时需再次手术探查。

(2)导致术后急性腹痛的泌尿系统损伤多为术中未能及时发现的潜在损伤或者迟发性损伤,包括膀胱损伤和输尿管损伤,多见于盆腹腔严重粘连或恶性肿瘤手术后。

(3)肠道损伤术后可出现急性腹痛,同时伴腹胀、呕吐、发热等症状,严重者甚至出现感染性休克。

(4)术后盆腔神经损伤近期可能导致会阴部感觉麻木或疼痛,同时伴发相应区域的感觉和运动功能异常。

(5)术中未能及时发现的血管损伤,除了出现急性腹痛,更严重的是可能导致严重出血、血肿、休克等症状。严重时甚至危及生命。

4. 肠道问题 肠道除了损伤外还可以因手术后可能出现功能紊乱,如肠胀气、肠痉挛等导致腹痛。术后肠痉挛,主要是由于术后对胃肠道的刺激,或由于手术禁食导致电解质紊乱,胃肠道蠕动明显减慢,引起胃肠内积气以及胃肠道平滑肌亢进,产生肠痉挛,主要表现为术后腹胀、腹部阵发性绞痛,以及肛门停止排气。此外,手术后新生的纤维组织可能在腹腔内形成粘连,导致肠道蠕动受限,引发腹痛,严重者甚至出现肠梗阻。

5. 疼痛耐受度差异及心理因素影响 不同个体对疼痛的耐受度存在差异,同样的手术和切口,有些人可能感觉疼痛剧烈,而有些人则可能感觉轻微。这主要与个体的生理和心理状态有关。焦虑、紧张、恐惧等心理因素也会影响患者对疼痛的感受和耐受度。有些人可能因为过度紧张而感觉疼痛更剧烈,而有些人则可能因为心态放松而疼痛感觉较轻。

6. 其他罕见的原因 如腹腔内出血、腹主动脉瘤破裂等。这些原因可能导致严重的后果,需要及时诊断和治疗。妇科手术后急性腹痛的常见原因见图 2-3。

妇科手术后急性腹痛的常见原因

- 切口疼痛
  - 创伤
    - 手术刀、电刀、超声刀等工具的使用
    - 手术操作：牵拉、钳夹等动作
  - 出血
    - 止血不严密
    - 血肿
  - 缝合方式、缝合材料和缝合技术等
- 感染
  - 切口感染
    - 手术操作不规范、无菌操作不严格
    - 术后切口护理不当
  - 盆腔感染、腹膜炎等
    - 自身免疫功能低下
    - 手术前已存在感染病灶
  - 阴道细菌逆行感染
    - 妇科手术多涉及阴道及盆腔
    - 未能及时发现的潜在疾病
- 损伤
  - 子宫损伤
    - 宫腔内相关操作：刮宫术、宫腔镜检查等
  - 泌尿系统损伤
    - 术中未能及时发现的潜在损伤或者迟发性损伤
  - 肠道损伤
    - 术后可出现急性腹痛
  - 术后盆腔神经损伤
    - 术后急性腹痛
  - 术中未能及时发现的血管损伤
    - 严重可能导致严重出血、血肿、休克等症状
- 肠道问题
  - 肠胀气、肠痉挛等导致腹痛
    - 术后出现功能紊乱
  - 术后肠痉挛
    - 胃肠道的刺激
    - 术后新生的纤维组织在腹腔内形成粘连
- 疼痛耐受度差异及心理因素影响
- 其他罕见的原因可能导致急性腹痛

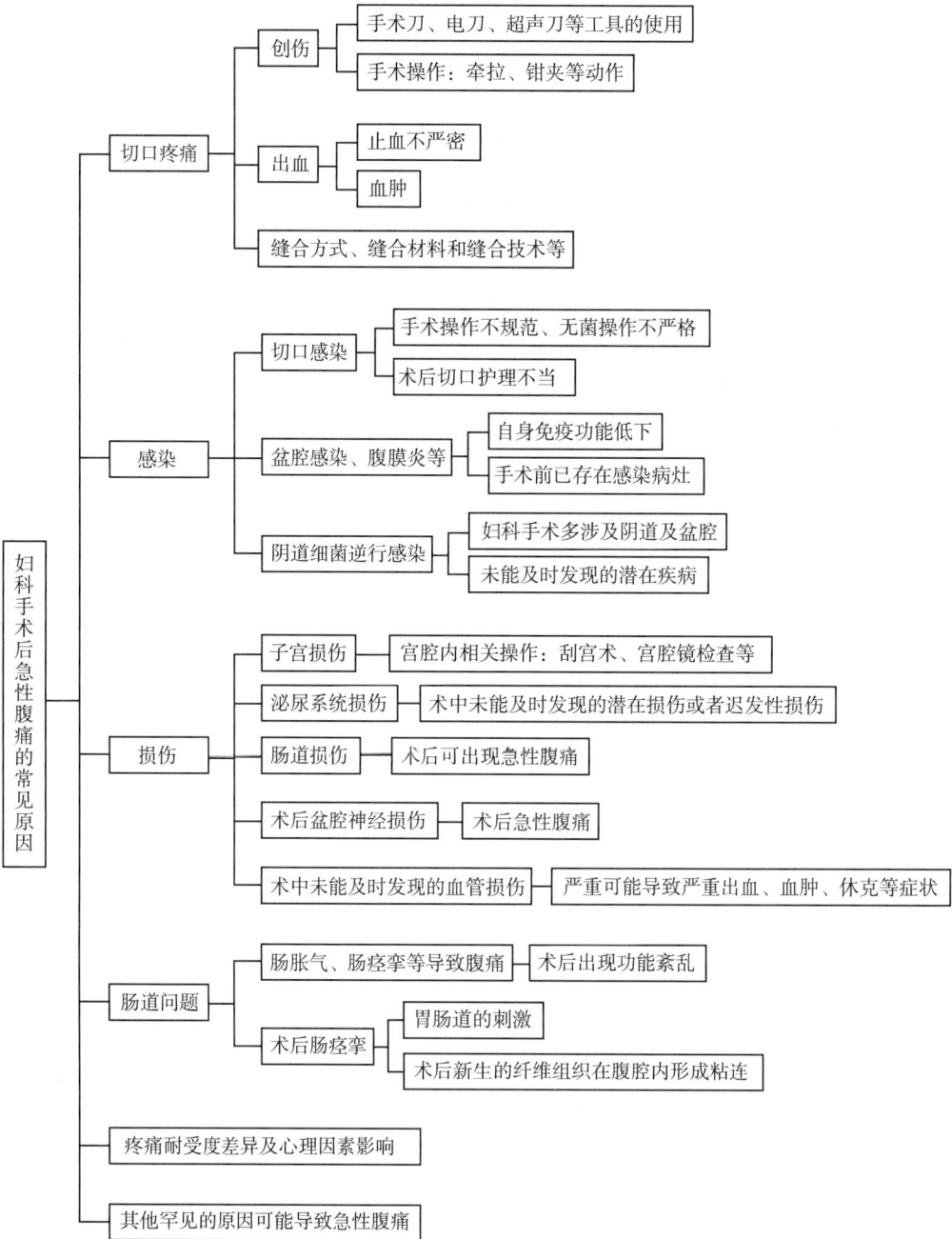

图 2-3　妇科手术后急性腹痛的常见原因

三、诊断与鉴别诊断

1. 诊断　妇科手术后急性腹痛需要综合患者的病史、症状和体格检查进行全面的评估和及时的诊断。

收集患者病史时,需询问包括患者基本情况、妇科基础疾病、手术方式及手术持续时长、手术中特殊情况,如术中是否发生或存在可疑手术损伤或手术并发症等。

针对腹痛,需仔细询问疼痛的部位、性质和程度,是否有伴随症状,是否有加重或减轻因素等。如伴有血尿、尿急、尿频、尿痛等症状,则须进一步排除膀胱损伤,而腰痛、发热、血尿则提示输尿管损伤的可能。

体格检查:需首先进行全身体格检查排除最常见的基础疾病,再针对手术区域进行进一步排查,包括腹部视诊、听诊、触诊,以了解腹部是否有肠型、胃型或压痛、反跳痛等腹膜刺激征。

对于疑似急性腹痛的患者,需要进行进一步的实验室检查和辅助检查,如腹部超声、盆腹腔 CT 或 MRI 等影像学检查,以及血液检查,包括血常规、尿常规、红细胞沉降率、C 反应蛋白等。这些检查有助于确定病因,为治疗提供依据。

2. 鉴别诊断

(1)急性阑尾炎:患者常有转移性右下腹痛,白细胞计数升高,大多需要手术治疗。

(2)急性胆囊炎:常表现为上腹部疼痛,放射至肩背部,查体有胆囊点压痛,墨菲征阳性,需要手术治疗,部分可保守治疗。

(3)急性胰腺炎:上腹部疼痛,向腰背部放射,辅助检查常提示血尿淀粉酶水平升高,部分严重的需要手术治疗。

四、治疗

妇科术后急性腹痛治疗需根据疼痛原因和程度,采用不同的治疗方案。对于病因不明的腹痛,需进一步完善辅助检查明确病因后再行治疗,避免直接采用药物镇痛掩盖隐匿的严重手术并发症,延误治疗时机。

1. 镇痛治疗　对于轻微的腹痛,可以采用非麻醉性镇痛药,如对乙酰氨基酚和布洛芬等口服止痛药缓解症状。麻醉性镇痛药如吗啡和芬太尼等,具有较强的镇痛作用,可缓解中度疼痛,但因可能导致呼吸抑制和成瘾性,需在麻醉科医生的指导下用药。此外热敷、超声理疗、中医药等可缓解由胃肠道痉挛或不适导致的轻度疼痛。

2. 抗感染治疗　如考虑腹痛为手术局部存在感染风险,完善相关检查排除损伤等其他并发症后,可使用抗生素进行预防或抗感染治疗。在用药前需进行血液或分泌物细菌培养及药敏试验,指导抗生素治疗用药调整。需注意抗生素应规范使用,避免如过敏反应和肝肾功能损伤等严重并发症的发生。

3. 其他对症治疗　术后患者可能伴有恶心、呕吐等症状导致腹部不适或疼痛,可予以格拉司琼和多潘立酮等止吐药缓解症状。此外,也可予以莫沙必利等药物促进肠胃蠕动缓解腹胀和便秘,减轻腹部疼痛不适,必要时可辅以胃肠减压等帮助胃肠道功能恢复。

4. 手术治疗 若经上述治疗后腹部疼痛不能缓解甚至有加重,或者存在不能排除的损伤或其他外科合并症(如肠粘连、不可缓解的肠梗阻、肠损伤、输尿管损伤等),则需进行再次手术治疗。

五、预防

预防妇科手术术后急性腹痛策略主要包括以下几个方面:

1. 术前宣教 向患者详细解释手术的过程和可能出现的疼痛情况,有助于减轻患者的焦虑和恐惧心理,降低因心理因素加剧的疼痛感。

2. 微创手术 尽量采用微创手术方式,减少手术切口,减轻切口创伤和神经损伤,减轻术后疼痛。

3. 术后镇痛 根据患者的具体情况,采取适当的术后镇痛措施,如口服止痛药、静脉注射镇痛药等。

4. 物理治疗 采用冷敷、热敷、按摩等方法,有助于缓解术后切口周围的肌肉紧张和疼痛,减轻术后胃肠道痉挛,缓解不适和疼痛。

5. 心理支持 对患者进行心理疏导和支持,帮助其树立正确的疼痛认知和处理方法,增强其对疼痛的耐受能力。

妇科手术术后急性腹痛诊疗流程见图 2-4。

妇科手术后急性腹痛类型多样,其症状也较为复杂。因此,医生在手术过程中应严格遵守操作规程,提高操作技能和诊断水平,并根据患者的具体情况制订个性化的治疗方案,以降低妇科手术中的损伤风险,减少术后并发症的发生。同时,需加强围手术期管理,完善术前检查和评估,控制并纠正潜在的病理生理状态,优化手术指征和时机,以及预防性应用抗生素等。对于疑似出现损伤的患者,应及时诊断并采取相应的治疗措施,以最大限度地减轻患者的痛苦并恢复健康。

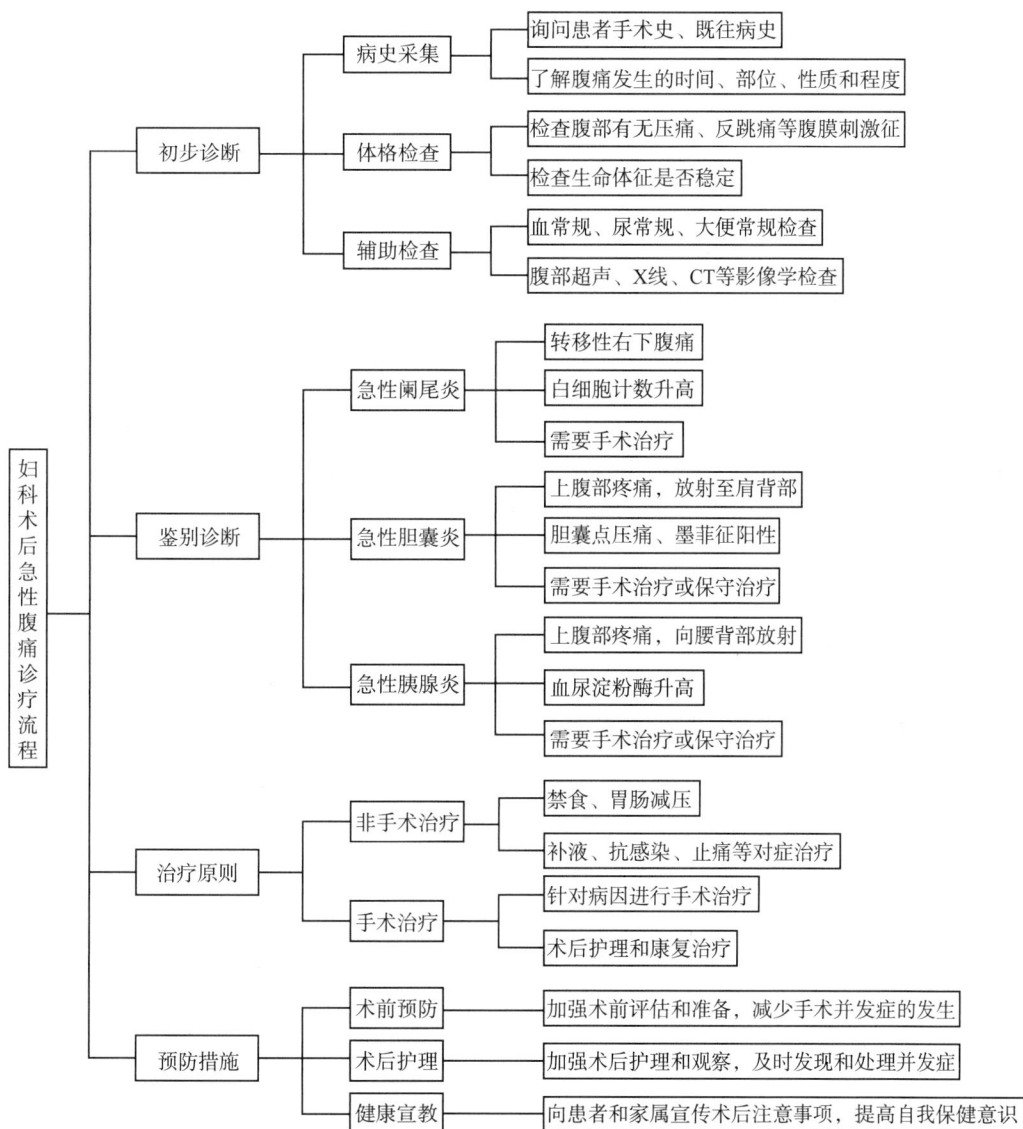

图 2-4　妇科手术术后腹痛诊疗流程

（杨　帆　何政星）

第四节　手术后发热

手术后发热是妇科手术医生在术后最关注的生命体征之一。在术后的前 3 天发热较为常见,一般是由于术后组织损伤、内出血、血肿等引起的非感染性发热。但术后发热也可能是严重并发症的表现,包括盆腹腔脓肿、肠道损伤、肺部感染、尿路感染、深静脉血栓等。评估术后发热应当全面考虑鉴别诊断,不能假定发热为感染引起。

一、术后发热的时间

术后发热的时间对于判断发热的原因具有重要意义。术后发热时间可分为速发性发热,在术中或者术后几小时内发作;急性发热,在术后 1 周内发作;亚急性发热,在术后 1~4 周发作。

1. **速发性发热**　在手术期间或者术后几小时内出现的发热要高度怀疑围手术期麻醉药物、血液制品等导致的发热。这种情况的发热常伴有过敏反应,常有血管扩张、低血压症状甚至出现皮疹。麻醉药物如琥珀胆碱发生的恶性高热通常在给药后 30 分钟内发生。

2. **急性发热**　术后 1 周内是妇科术后发热最容易发生的时间段。需要鉴别感染性发热或非感染性发热。手术创伤引起的发热通常在 3 天内消退,体温一般不超过 38.5℃。这些自限性术后发热的程度及持续时间往往取决于手术类型,手术时间越长、范围越大,发热症状可能越持久和严重。持续的发热需要考虑手术切口感染、肺部感染、尿路感染等。

3. **亚急性发热**　手术部位感染是手术 1 周后发热的常见原因,此时多数患者已出院。深静脉血栓形成和肺栓塞都可能引起发热,且在慢性疾病患者尤其是肿瘤患者更常见。

二、术后发热的原因

1. **感染性原因**　手术部位感染、生殖道感染、肺部感染、尿路感染、肠道感染是最常见的感染性发热原因。病原体常常为肠道内源性菌群或医院内细菌。其中肠道来源的细菌感染是妇科手术感染最常见的致病菌。术后病毒感染尤其是呼吸道病毒感染也可能引起发热,如甲型、乙型流感病毒感染或新冠病毒感染,当患者发热原因不明时要特别注意对病毒、支原体感染的筛查。

2. **非感染性原因**　手术部位的非感染性炎症反应,包括血肿或血清肿(组织液在创面周围异常积聚形成的局限性肿胀),是非感染性发热的常见原因,在妇科手术中如较深的子宫肌瘤切除术,血肿形成的风险较高。子宫全切术后阴道残端出血,形成盆腔血肿等,这些都是常见的术后发热的非感染性原因。另外手术后的药物治疗,特别是肝素钠的使用,也是发热的原因之一。深静脉血栓和血液制品的使用也是非感染性发热常见的因素。

三、术后发热患者诊疗的临床思路

妇科手术术后发热的患者可能涉及的辅助检查包括血 / 尿常规、血 / 尿培养、C 反应蛋白、降钙素原、胸腹盆腔 CT、肺部大血管 CTA、腹部彩超,呼吸道病毒筛查。并不是所有患者都需要完善这些检查。应当了解患者术中情况及体格检查来决定是否需要进行实验室检查和影像学检查。筛查术后发热要从以下几个方面进行考虑,可以归纳总结为四个通道(呼吸道、泌尿道、生殖道、胃肠道)、手术切口及药物。

术后发热诊断流程见图2-5。

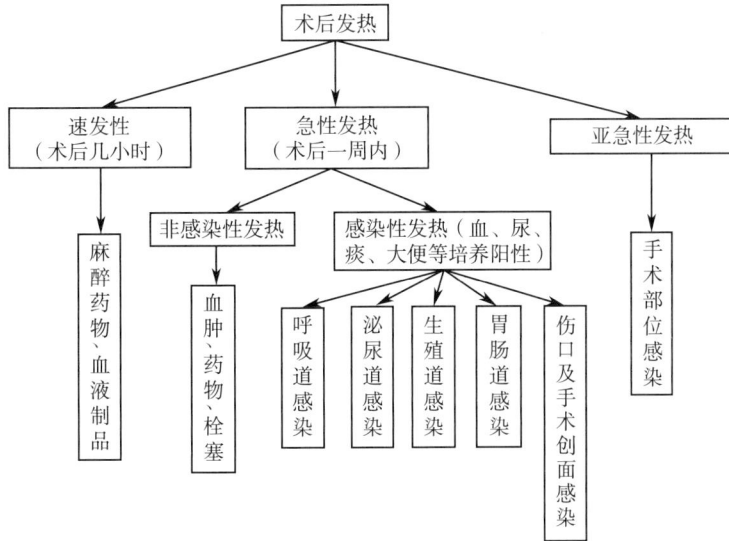

图 2-5　妇科术后发热诊断流程

1. 呼吸道　观察患者有无呼吸道症状,有无胸痛、咳嗽咳痰、气促气紧,氧饱和度是否正常;听诊有无干湿啰音,有无肺不张。有这些症状需要完善胸部CT。

2. 泌尿道　多数妇科手术患者涉及导尿管安置,即便是遵从围手术期快速康复的患者,术中也涉及导尿操作。宫颈癌根治术尿管安置时间还会更长。患者若已取导尿管,要询问有无尿频、尿急、尿痛症状,小便能否自解通畅。患者若留置导尿管,需观察尿液性状,是否清亮,有无沉渣、悬浮物等。可疑尿路感染的患者应当予以尿常规筛查。另外在子宫全切术、深部子宫内膜异位症术后患者中,还需要特别注意输尿管和膀胱损伤问题导致的发热,如果患者出现异常阴道流液,要警惕输尿管和膀胱损伤。必要时进行美兰膀胱灌注或者泌尿系统CT造影进一步明确损伤所在位置。

3. 生殖道　妇科手术后的发热需要重点了解生殖道的异常体征。有无阴道流血、阴道流液,是否伴有子宫及双侧附件区压痛。若手术切口为Ⅰ类,如卵巢囊肿切除、附件切除、未穿透黏膜层的子宫肌瘤切除术,这类患者往往不易出现术后发热,即便出现也较为短暂。若出现术后发热需警惕子宫切口或盆腔是否有血肿甚至脓肿形成。若为子宫切除或子宫肌瘤挖穿宫腔者或手术中粘连严重的患者,术后持续发热一定要注意观察阴道分泌物性状,有无异味,切口断端是否存在活动性出血,需双合诊检查了解盆腔情况。若手术为宫腔操作,还需警惕子宫穿孔以及子宫内膜炎导致的发热。

4. 胃肠道　对于术后发热的患者,需要询问有无腹泻症状,要警惕肠道感染。但另一种情况更需要重视,即手术中的肠道损伤。在一些特别困难的子宫腺肌病行子宫全切术或肿瘤出现广泛盆腹腔转移的患者中,肠道的损伤术中有时难以发现,往往术后出现肠瘘、发热、腹痛等症状。这类患者应当给予禁食,尽快完善影像学检查了解有无肠瘘的可能性。必要时还需再次行肠修补手术。

5. **手术切口** 由于微创腹腔镜手术尤其是经脐单孔腹腔镜的发展，妇科手术引流管的放置越来越少，虽然减少了手术创伤，但对患者术后观察也造成了不利因素。越是创伤小的手术出现术后发热越要重视，要警惕手术止血或缝合不彻底导致血肿、感染的可能。尤其是子宫肌瘤切除，术后持续高热一定要警惕子宫切口血肿或盆腔感染的问题。对于子宫全切术后发热的患者也要警惕阴道断端出血，局部形成血肿甚至脓肿的可能性。另外妇科手术仍然存在相当一部分的开腹手术，在发热患者中也需要检查伤口是否有脂肪液化、红肿。有引流管的患者要注意观察引流液性状，在引流物无异常且引流管通畅的情况下应尽早拔除。单孔腹腔镜脐部切口相对于传统多孔腹腔镜由于位置更深、切口更隐蔽，因此也更容易出现切口愈合不良，一定要重视伤口的检查。

6. **药物** 在进行详尽的体格检查及了解病史后若无法解释目前发热的原因，则要考虑药物因素导致的发热，需要停止一切不必要的药物，以及血液制品的输注，观察是否仍然继续发热。

四、治疗

术后发热的患者应当停止不必要的治疗，如果条件允许也应当拔除引流管或尿管。术后发热的大多数原因都不是感染，可通过服用非甾体抗炎药（NSAID）抑制发热以减轻患者的不适感。如果考虑为感染性发热，应当给予足量足疗程广谱抗生素经验治疗。对于妇科手术患者，应采用对需氧革兰氏阴性杆菌和厌氧菌均有效的方案。如果发热原因不明且血培养未在48小时后发现病原体，则应当考虑停用抗生素。对于新型冠状病毒和流感病毒引起的发热，治疗包括充足休息、液体补充、物理或药物降温（如对乙酰氨基酚或布洛芬），并进行隔离。抗病毒药物（如新型冠状病毒的瑞德西韦、流感病毒的奥司他韦）在早期使用可减轻症状和缩短病程。重症病例转诊呼吸科或重症医学科，可能需要氧疗或机械通气等支持治疗。

如果感染部位明确或血/尿/痰培养阳性，广谱抗生素方案应覆盖已知的致病微生物。只有已发现感染的患者才需要在经验性治疗48小时后继续使用抗生素，且需要根据药敏试验选择敏感性高毒副作用小的抗生素。如果已经形成脓肿，在抗生素治疗效果欠佳或脓肿体积较大时，需考虑手术进行引流以减轻病情。

（彭鸿灵　唐 林）

第五节　手术后尿潴留

尿潴留指膀胱内尿液的排空受阻或受限导致排空不完全或不充分造成膀胱内尿液蓄积。尿潴留根据起病情况可以分为急性和慢性两种类型。急性尿潴留常突然发生不能排尿而膀胱充盈膨胀，在女性中较罕见，常表现为下腹胀痛，尿意明显而引起疼痛和焦虑等症状。慢性尿潴留则起病缓慢,病程漫长,是一个渐进的过程,患者在长期的适应下其痛苦反而不重,但下腹部仍可扪及被尿液充盈的膀胱。此外,术后尿潴留是妇产科手术后常见的并发症之一,是指术后膀胱充盈状态下排空能力受损导致排泄后残余尿量增加。尿潴留的诊断主要依靠病史询问、体格检查和辅助检查。辅助检查包括尿液分析、超声检查、膀胱尿道造影、尿流动力学等。尿潴留重点需与无尿相鉴别,无尿的患者也可能存在肾功能衰竭或其肾脏不能产生足够的尿液,而非尿潴留。治疗尿潴留的原则是解除病因,治疗原发病,恢复排尿。主要方法包括药物治疗、尿道留置导尿管、膀胱造瘘术、膀胱肌注射或电刺激治疗、手术矫治等,具体治疗方案会根据患者的病情和病因而有所不同。如果不及时处理和治疗尿潴留,可能会导致尿路感染、尿石症、泌尿系统损伤以及肾功能受损等严重后果。因此,发生尿潴留时应及时进行诊断和治疗。通过仔细询问病史和进行全面的体格检查,结合相应的实验室检查和辅助检查,可以明确病因和诊断,为后续治疗提供科学依据。

一、病因

术后尿潴留的发病率为 4%~13%。研究报道盆腔手术后尿潴留的估计发病率为 2%~43%。硬膜外麻醉下剖宫产后尿潴留的发病率为 23%~28%。年龄超过 50 岁、既往有尿潴留病史、合并神经系统疾病、静脉输液>750ml、手术时间>2 小时、术中应用抗胆碱能药物、区域麻醉、盆腔手术史、尿失禁手术或盆腔根治性手术等都会增加术后发生尿潴留的风险。妇科手术后尿潴留的常见病因为以下几点。

1. 术中神经损伤　手术性神经损伤所致的下尿路功能障碍是妇科手术后尿潴留的最常见原因之一,根据手术类型不同而异。研究报道的根治性子宫切除术和直肠低位前切除术术后下尿路功能障碍的发生率分别为 20% 和 68%。主要的易损神经分别为盆丛的副交感神经和交感神经,以及腹下丛的副交感神经和交感神经。相较于良性疾病的全子宫切除术,广泛性全子宫切除术的手术范围更大,以及淋巴结清扫术中的分离、暴露、切除等操作,使得根治性子宫切除术更容易导致支配膀胱的神经受到损伤。但全子宫切除术与子宫次全切除术的发病率相似,开腹手术与腹腔镜手术的发病率也相近。此外手术可导致神经损伤、术后盆腔充血和瘢痕增生等问题,进而导致膀胱感觉功能异常和逼尿肌损伤,也是导致尿潴留的主要原因。

2. 手术时长及术中补液量　在手术时间延长时,麻醉和镇痛的时间同时延长。此外术中补液量也同步增加,若术中补液量超过 750ml,术后发生尿潴留的风险约增加 2.3 倍。因此,在术中需要及时排空尿袋,避免出现膀胱过度扩张和膀胱输尿管反流。

3. 麻醉　麻醉时间、麻醉药物用量与术后发生尿潴留的可能性呈正相关。脊椎麻醉和硬膜外麻醉和术后尿潴留有关,传导麻醉较全身麻醉术后尿潴留发生率更高(23% *vs.* 17%)。使用传导麻醉(如硬膜外麻醉、脊椎麻醉或脊椎麻醉和硬膜外联合麻醉)可以阻断骶脊髓的感觉和运动神经冲动,从而抑制排尿反射、减少逼尿肌收缩并增加膀胱容量。脊髓注射布比卡因可以持续产生 7~8 小时的神经阻滞效果。一旦脊髓阻滞减退至骶段的 S_2 或 S_3 水平,膀胱功能将开始恢复,但需要等待 1~3.5 小时的离床活动,膀胱功能才能完全恢复正常。在进行硬膜外麻醉时,如果同时使用阿片类物质,会增加罹患术后尿潴留的风险。外周神经阻滞药局限于注射区域且半衰期较短,因此较少导致术后尿潴留。

4. 既存排尿功能障碍 麻醉、手术介入和组织水肿、药物、缺乏离床活动和疼痛常常导致既存排尿功能障碍患者的术后症状加重。术前尿潴留(排泄后残余尿量 > 150ml)是盆底手术后排尿试验失败的危险因素。但盆腔脏器脱垂手术可重建患者的正常盆腔解剖,改善排尿。

5. 术后镇痛药物 相对于全身镇痛通过泵、静脉注射或肌内注射的方法,术后持续输注或患者自控的硬膜外镇痛法会导致较高的尿潴留发生率(14.7% *vs.* 3.1%)。当硬膜外使用阿片类物质时,持续输注镇痛的尿潴留发生率会高于患者自控镇痛。

6. 妇科手术相关的尿道梗阻

(1)自限性梗阻:通常为暂时性病因,如阴道血肿、阴道填塞和组织水肿等。

(2)吊带引起的梗阻:尿失禁吊带术由于压迫中段尿道或膀胱颈而引起机械性梗阻,从而导致尿流减慢、膀胱排空不完全以及排泄后残余尿量增加,这种情况可能会持续数年。术后尿潴留发病率从低到高的尿失禁手术方式依次为经闭孔尿道中段吊带术、耻骨后尿道中段吊带术、Burch 尿道固定术和筋膜吊带术。

(3)尿道损伤或尿道异物:手术缝线或吊带材料可在术中引起尿道穿孔,经尿道的合成吊带也可在术后进展数年引起迟发性尿道糜烂。尿道异物往往同时伴有排尿痛、尿流缓慢、延长和中断等症状,随着时间的进展可造成尿道结石、反复尿道感染等。此类患者通常没有肉眼血尿,但手术后出现肉眼血尿时要立即评估,如膀胱尿道内血肿等引起梗阻。通过膀胱镜检查和尿道镜检查直接观察到侵蚀的吊带或缝线可诊断。

(4)盆腔脏器脱垂:阴道前壁或子宫重度脱垂等可导致尿道机械性梗阻从而表现出排尿功能障碍。此外,轻度的盆腔脏器脱垂疾病在行尿失禁修复手术时未被发现而进一步引起尿道或膀胱颈扭曲和梗阻。盆底手术可能会加重尿道和盆底横纹肌松弛障碍,从而导致功能性排尿障碍和尿潴留,可通过尿动力学检测诊断。患者可通过腹部用力(Valsalva 动作)来克服尿道出口的阻力。

(5)便秘:术后患者胃肠功能失调引起的便秘等可引起直肠扩张导致膀胱压力降低和尿道张力增加(直肠 - 膀胱尿道反射)。

7. 长期留置尿管及感染 术后留置尿管时长与尿路感染的可能性呈正相关,而泌尿道感染引发炎症后可导致尿道炎和尿道水肿,进一步引起梗阻,从而导致尿潴留,形成恶性循环。此外生殖道疱疹可能因局部炎症和骶神经受累而引起尿潴留。其他感染还包括水痘 - 带状疱疹和外阴阴道炎等。

8. 衰老 随着年龄的增长,逼尿肌收缩强度、尿流率、膀胱感觉都显著下降,可最终引起尿潴留。年龄相关性膀胱功能下降的可能机制包括平滑肌胶原比下降、膀胱感觉减弱和脑对膀胱充盈的反应减弱。年龄 > 50 岁的患者术后尿潴留的发生率可增加 2.4 倍,且尿潴留的持续时间也更长。

9. 精神心理因素 术后患者由于精神紧张、疼痛和巨大的心理应激(特别是恶性肿瘤患者),或长期卧床不习惯床上排尿等原因使得患者不敢用力排尿。用力时伤口疼痛抑制交感神经,引起膀胱括约肌痉挛,逼尿肌不能良好收缩,也促进了尿潴留的发生。

10. 围手术期药物应用 多种药物可通过不同的作用机制引起尿潴留,其中最常见的是抗胆碱能药物和拟交感神经药物。抗胆碱能药物和阿片类物质可减弱膀胱感觉。抗胆碱能药物也可降低逼尿肌收缩力。拟交感神经药物则可增加膀胱颈区域的平滑肌张力。选择性 5- 羟色胺去甲肾上腺素再摄取抑制剂增加了由局部和脊神经元活动所介导的外括约肌的阻力,不过中枢 5- 羟色胺机制也可能参与其中(表 2-4)。

表 2-4 与尿潴留相关的药物

药物类型	具体药物
拟交感神经药物(α- 肾上腺素能药物)	麻黄碱
	去氧肾上腺素
	苯丙醇胺
	伪麻黄碱
拟交感神经药物(β- 肾上腺素能药物)	异丙肾上腺素
	奥西那林
	特布他林
抗抑郁药物	丙米嗪
	去甲替林
	阿米替林
	多塞平
	阿莫沙平
	马普替林
抗心律失常药物	奎尼丁
	普鲁卡因胺
	丙吡胺
抗胆碱能药物	阿托品
	东莨菪碱
	克利溴铵
	格隆溴铵
	溴美喷酯
	奥昔布宁
	黄酮哌酯
	莨菪碱
	颠茄素
	甲溴后马托品
	丙胺太林
	双环维林

续表

药物类型	具体药物
抗帕金森病药物	苯海索
	苯扎托品
	金刚烷胺
	左旋多巴
	溴隐亭
激素类药物	黄体酮
	雌激素
	睾酮
抗精神病药物	氟哌啶醇
	替沃噻吨
	硫利达嗪
	氯丙嗪
	氟奋乃静
	丙氯拉嗪
抗组胺药物	苯海拉明
	氯苯那敏
	溴苯那敏
	赛庚啶
	羟嗪
降压药	肼屈嗪
	硝苯地平
肌肉松弛药物	地西泮
	巴氯芬
	环苯扎林
其他	吲哚美辛
	卡马西平
	苯丙胺
	多巴胺
	长春新碱
	吗啡和其他阿片类物质
	麻醉药物

11. 内外科合并症引起的急性尿潴留　术后尿潴留需与其他原因引起的急性尿潴留相区分,病因往往共存交错。急性尿潴留是泌尿外科的常见急症,女性发病率较低,年发病

率仅为 3 例 /10 万人,与男性的发病率比为 1∶13。尿潴留可能存在一种或多种病理生理机制,常见的病因也可分为尿道梗阻性因素、神经性因素和膀胱肌源性因素三大类。

(1)尿道梗阻性因素:尿路流出道梗阻导致尿流阻力增加是尿潴留最常见的病因,可分为机械性梗阻或动力性梗阻。在女性中机械性因素常继发于尿道变形、尿道受压或尿道损伤引起的解剖畸形,包括盆腔器官脱垂性疾病(如膀胱膨出或直肠膨出)、盆腔及膀胱肿瘤、尿道狭窄、膀胱出口梗阻、粪便压迫或尿道憩室等。骨盆或尿道创伤的患者也可能因机械性破坏而发生急性尿潴留。动力性梗阻中无膀胱和尿道的器质性病变,常由排尿功能障碍引起,如尿道周围肌肉异常收缩、尿道松弛失败(Fowler 综合征)、盆底肌松弛失败或膀胱颈松弛失败(原发性膀胱颈梗阻);其中肌肉异常收缩包括功能性排尿障碍或逼尿肌括约肌协同失调。功能性阻塞需要尿动力学评估来进行诊断,常结合视频尿道膀胱造影或肌电图。

(2)神经性因素:因支配逼尿肌的感觉或运动神经阻断使尿道括约肌不完全松弛导致排尿压力升高和排泄后残余尿量增加。可由盆腔手术后的神经受损、脊髓损伤、脊髓梗死或脱髓鞘、硬膜外脓肿、硬膜外转移瘤、多发性硬化、吉兰 - 巴雷综合征、糖尿病神经病和脑卒中等神经系统疾病引起,通常伴有背痛和 / 或其他神经系统功能障碍。

(3)膀胱肌源性因素:急性膀胱扩张或膀胱过度充盈等可导致膀胱逼尿肌肌力减弱和收缩乏力。如液体冲击治疗、饮酒过量、全身麻醉或硬膜外麻醉时未留置导尿管等。此外,其他各种因素也都可引起逼尿肌活动低下(收缩强度降低和 / 或持续时间缩短)从而导致尿潴留的发生,主要通过尿动力学检查进行判断。

(4)其他:低血钾、发热也可发生尿潴留。

二、尿潴留的诊断

尿潴留的病因多种多样,通过仔细询问病史和进行全面的体格检查,结合相应的实验室检查和辅助检查,可以明确病因和诊断,为后续治疗提供科学依据。

1. 病史询问　病史询问需要全面了解患者尿潴留的起病特点、主要临床症状、既往史(尤其是既往有无排尿功能障碍及内外科合并症)、手术史、外伤史、用药史、就诊经历等。病史采集具体项目见表 2-5。

表 2-5　尿潴留病史采集主要项目

主要项目	问诊内容
一般情况	年龄、性生活史、月经生育史、避孕情况
起病特点	急性或慢性、症状持续时间、是否发生在手术或外伤后
下尿路症状及其特点	有无尿流缓慢、排尿费力、膀胱不完全排空感、耻骨上压迫感或疼痛、需要立刻再次排尿和采取某种体位才能排尿
伴随症状	血尿、发热、腹痛、腹胀、便秘、便血、神经系统症状、其他症状等
外伤 / 手术史	起病前下腹部、盆腔、会阴、直肠、尿道、脊柱等有外伤、手术史,手术需了解具体手术方式及情况

续表

主要项目	问诊内容
既往史	①既往尿潴留情况,充溢性尿失禁,血尿,下尿路感染,尿道狭窄,尿路结石,尿道排泄物性状如结石、乳糜凝块、组织块等尿路既往史;②近期性交史,产后尿潴留、有无盆腔炎,盆腔压迫性疾病如子宫肌瘤、卵巢囊肿等,盆腔脏器脱垂如子宫脱垂、阴道前或后壁脱垂等,痛经,处女膜闭锁,阴道分泌物性状等病史;③糖尿病,神经系统疾病,恶性肿瘤,休克,全身症状等病史
就诊经历	有无经尿道行导尿、膀胱尿道镜检、尿道扩张等有创检查、治疗史
用药情况	目前或近期是否使用影响膀胱及其尿道出口功能的药物(见表2-4)

2. 体格检查

(1)全身检查:基础生命体征、步态、体位、有无贫血或浮肿等。

(2)泌尿生殖系统检查

1)视诊:耻骨上多见因膀胱过度膨胀而形成的多隆起。可以检查是否有充溢性尿失禁、尿道外口狭窄、盆腔脏器脱垂、处女膜闭锁、外阴或尿道口及其周围的湿疹、出血、血肿或淤血、肿物、手术瘢痕等情况,以便鉴别术后尿潴留与其他原因引起的尿潴留。

2)触诊:下腹部耻骨上区可扪及膨胀的膀胱,除部分神经源性膀胱外,按压时伴有疼痛及尿意。妇科检查及腹部触诊可以判断尿道口、下腹部、盆腔、阴道肿物的性状及其可能的来源如膀胱巨大肿瘤、子宫肌瘤、卵巢囊肿、肠道肿瘤等。妇科检查还可以明确是否存在盆腔器官脱垂疾病。

3)叩诊:在耻骨上区叩诊膨胀的膀胱呈浊音,上界有时可达脐。移动性浊音可辨别有无腹水,需在排空膀胱尿液后进行。

(3)直肠指诊:可以评估肿块、粪便嵌塞、会阴部感觉和直肠括约肌张力,在排空膀胱后进行最佳。

(4)神经系统查体:详细的神经系统查体有助于辨别是否合并神经源性膀胱,必要时需神经科医生协助。

3. 辅助检查　妇科术后尿潴留是常见的术后并发症之一,通常无需常规行辅助检查,但若患者术后持续存在排尿功能障碍的情况应进行相关辅助检查确诊尿潴留及明确病因以帮助进一步安排治疗方案。

(1)尿潴留确诊试验

1)排尿试验:排尿试验可分为逆行排尿试验和自主排尿试验,以确定患者的排尿是否充分和最小排泄后的残余尿量。目前并没有明确的排泄后残余尿量标准参考值,公认50~100ml 为正常,>200ml 为异常,而在 100~200ml 的情况下需结合临床情况进行判断。排尿试验的成功标准为排泄后的残余尿量 ≤ 100ml 或排尿量占膀胱总容量的 2/3 以上(膀胱总容量 = 排尿量 + 排泄后残余尿量)。

首选推荐逆行排尿试验,其具有操作简单,插入导尿管次数少,完成时间短等优点。该试验先通过尿管向膀胱逆向注入 300ml 无菌生理盐水(或直到患者感觉膀胱已满),随后尿管被拔出,患者需在 15 分钟内尽量排尿。

自主排尿试验为在确认膀胱已完全排空后移除患者的导尿管,等到有强烈尿意或者4小时后再进行排尿,同时测量排尿量。并在完全排尿后15分钟内通过导管或超声测定排泄后的残余尿量。一般需要连续进行两次试验,只有通过第二次试验后才能拔除导尿管。

2)超声检查:超声评估膀胱容量方法相对简便,膀胱容量≥300ml提示尿潴留,且需要膀胱减压。然而存在以下局限性:测量结果受患者体形、组织水肿或既往手术和瘢痕影响;手术切口可能影响超声探头的放置;基于膀胱形态假设的容量模型可能对某些特定患者不准确;腹水可能会高估膀胱容量。

(2)病因筛查

1)尿动力学检查:尿动力学检查可明确膀胱收缩性、尿道张力和尿路梗阻等问题。尿动力学检查有助于识别隐匿性尿路梗阻,这类患者的逼尿肌收缩力足够强,能克服吊带术所致的尿道阻力增加,因此排泄后残余尿量保持正常。尿道压力剖析图的尿动力学检查能够判断是否存在尿路梗阻,并且定位尿路中的梗阻位置。

2)尿道膀胱镜检查:适用于怀疑尿道狭窄、尿道异物(缝线、吊带等)、膀胱尿道结石、膀胱内占位性病变(膀胱内血肿)者。尿失禁手术和盆腔脏器脱垂手术时常需要行膀胱镜检查,以探查膀胱破裂,识别膀胱内缝线或补片的安置,以及确定输尿管畅通。

3)盆底功能筛查:有持续性排尿功能障碍的女性患者应进行盆底张力和盆底肌的评估,从而确定患者是否具有正常的盆底松弛能力。

4)其他排除性检查:肾功能可以鉴别肾功能不全引起的少尿和无尿;血糖检测可判断是否存在糖尿病性周围神经病变导致的尿潴留;对怀疑有电解质紊乱者需行血电解质检查排除低钾血症、低钠血症导致的尿潴留;CT和MRI主要用于超声检查不能明确下腹部或盆腔肿物性质,且当怀疑神经源性膀胱时有助于确定中枢神经系统病变。

三、尿潴留的治疗

术后尿潴留总的治疗原则为急症导尿、病因治疗。术后尿潴留通常为急性发生,因此需要立即行导尿解除患者的症状以免引起急性膀胱扩张而加重尿潴留,在急症导尿后应分析和筛查患者术后尿潴留的可能病因,并针对病因进行治疗。绝大部分妇科术后尿潴留可行保留尿管而无须进一步治疗,若试取尿管后仍存在尿潴留的情况则需进一步根据病因进行相应治疗。

1. **急诊处理** 术后及急性尿潴留需要急诊处理,立即解决尿液引流,通过置管使膀胱减压。可采用阶梯式治疗方法,按创伤程度从小到大依次为留置Foley导尿管、留置Coudé导尿管、经皮耻骨上膀胱穿刺造瘘术等。膀胱以下尿道梗阻或神经源性膀胱等疾病引起的急性尿潴留患者可经尿道插入导尿管进行膀胱减压。导尿术的唯一绝对禁忌证是尿道损伤,相对禁忌证有尿道狭窄,近期接受尿道或膀胱手术,患者抵触或不合作者。经皮耻骨上膀胱穿刺造瘘术的适应证包括对经尿道导尿有禁忌或经尿道插管失败的患者。禁忌证包括膀胱空虚、下腹部手术史或盆腔放疗史伴严重瘢痕粘连以及全身出血性疾病。在无法插入导尿管,无条件穿刺造瘘情况下为暂时缓解患者痛苦,可在无菌条件下,在耻骨联合上缘二指正中线处,行膀胱穿刺术,抽出尿液暂时缓解患者症状后转有条件的医院进一步处理。

2. 病因治疗 除了急诊可解除的病因外,其他病因所致的急性尿潴留可在引流尿液后针对不同的病因进行治疗。尿道外伤可行尿道吻合术或尿道会师术,或先行经皮耻骨上膀胱造瘘术。膀胱内血块可在膀胱镜下清除血块后再留置导尿管。便秘则在置管引流尿液的同时行通便治疗。术后尿潴留在导尿治疗前可先试用新斯的明或针灸治疗。

(1)药物治疗:药物治疗包括改善膀胱逼尿肌收缩功能和降低尿道阻力,主要包括增强膀胱逼尿肌收缩的拟副交感神经类药物和松弛尿道括约肌的 α- 肾上腺素能受体阻断剂。临床需依据药物的可及性、禁忌证及患者依从性等进行选择。

1)拟副交感神经类药物:胆碱酯酶抑制剂或胆碱能剂合成酯可调节和兴奋膀胱平滑肌,增强膀胱逼尿肌收缩促进排尿,可用于手术后或产后的急性尿潴留,主要适用于非梗阻性急性尿潴留、神经源性和非神经源性逼尿肌收缩乏力等。临床常用代表药物如新斯的明0.5~1mg 肌内注射。其他还包括乌拉胆碱、氨甲酰胆碱、双吡己胺等。但使用此类药物时需警惕心脏停搏。

2)α- 肾上腺素能受体阻断剂:可选择性抑制尿道、膀胱颈平滑肌兴奋,缓解因逼尿肌外括约肌协同失调或尿道外括约肌痉挛所致的尿道梗阻,改善排尿障碍,主要用于缩短急性尿潴留后导尿管的留置时间和避免复发。常用药物有阿夫唑嗪缓释片、多沙唑嗪、坦索罗辛等。使用过程中应警惕眩晕、体位性低血压、恶心呕吐等不良反应。

3)抗生素:术后患者长时间卧床及保留尿管容易继发感染而引起尿潴留。除全身用抗生素外,含抗生素类药物的生理盐水冲洗膀胱可在预防膀胱感染的同时将附着于膀胱壁的炎性细胞及坏死物冲出,从而防止尿潴留。

(2)膀胱训练:尿管交替夹闭和开放可模拟正常的膀胱充盈和排空,被动维持或恢复膀胱肌张力,有助于协助治疗术后膀胱功能障碍及尿潴留。

(3)间歇性自我清洁导尿:可缓解各种原因导致的尿潴留的推荐方法,是治疗神经源性尿潴留的"金标准"。患者可根据自身情况定时进行导尿模拟膀胱的规律排空功能,提高患者的生活治疗的同时允许患者尝试自主排尿。但需要严格规范化进行,否则容易并发尿路感染。

(4)其他治疗方案:盆底康复治疗,如盆底肌训练、超短波疗法及生物反馈电刺激等。针灸治疗对产后或术后麻醉所致的逼尿肌收缩乏力有一定的治疗效果。盆腔脱垂性疾病可使用子宫托来减少脱垂缓解排尿功能障碍。尿失禁吊带造成的尿路梗阻可通过切开吊带中线予以治疗。热敷可加快腹部、膀胱区局部血液循环,促进尿道括约肌松弛和膀胱尿道消肿,反射性刺激膀胱逼尿肌收缩,促进排尿。安慰患者情绪,缓解患者的紧张和焦虑情绪。

四、尿潴留的临床思维路径

尿潴留是妇产科术后常见的并发症之一,通过病史采集、体格检查及结合部分辅助检查等可以明确病因,并针对病因做出相应的处理。尿潴留的临床诊治流程见图 2-6。

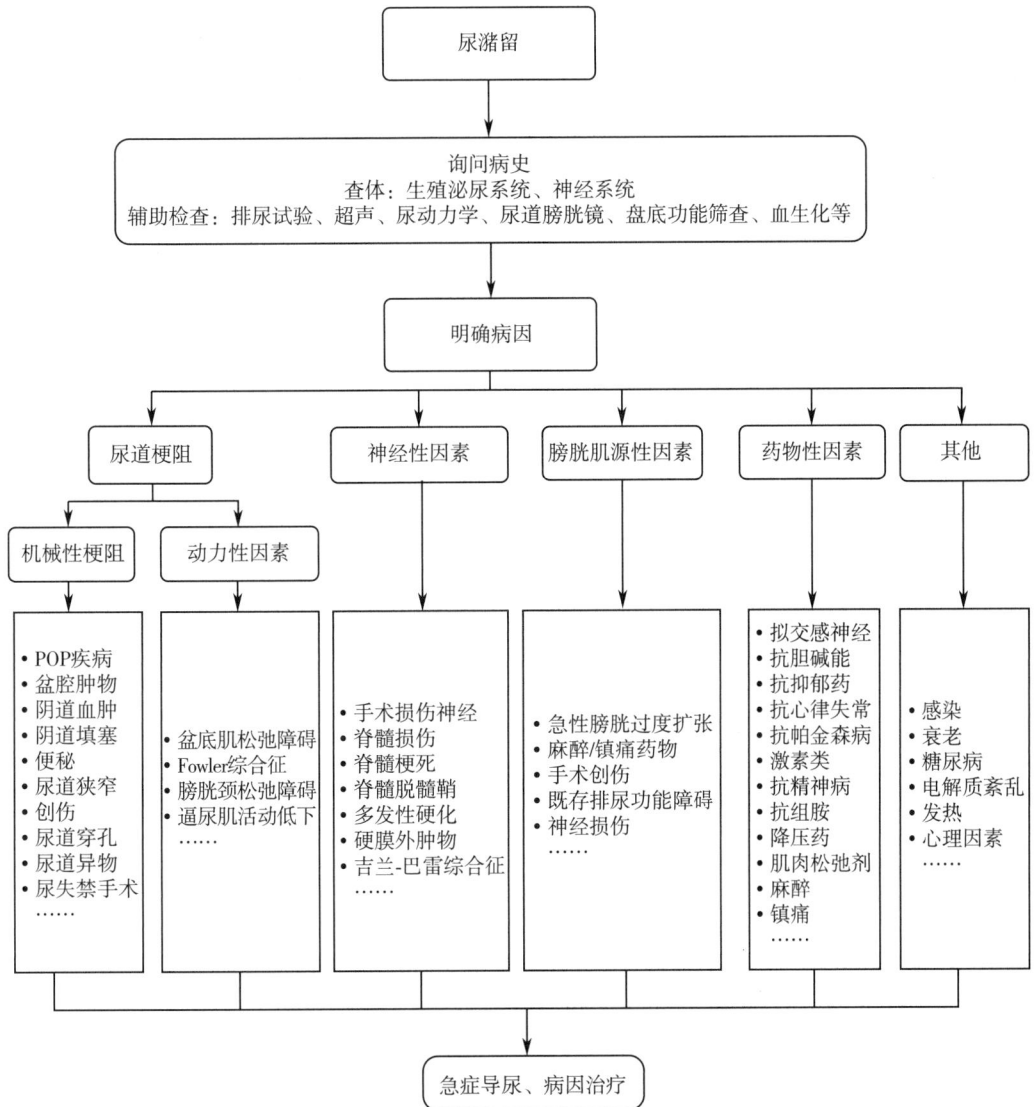

图 2-6 尿潴留的临床诊治流程

五、留置尿管的护理

1. 保留尿管时间 妇科患者术后留置导尿时间的长短需要根据病情和手术方式决定。根据快速康复理念,不涉及子宫切除的妇科手术仅行术中持续导尿,术后无需常规留置尿管,若留置导尿最好在术后 24 小时内尽早拔除导尿管。子宫颈锥切术或阴式手术等行阴道填塞可在取出阴道纱条后试取尿管。普通子宫切除或次全切除术患者可在术后 6~8 小时下床活动后试取尿管,并鼓励患者排尿,对于不能下床活动或试取尿管失败者可保留尿管至

2~3 天后试取尿管。广泛子宫次全切除术或广泛性子宫切除术建议术后保留尿管 2~3 周后试取尿管。对于老年患者或因病情需长期卧床无法下床活动者可适当延长保留尿管时间。

2. 留置导尿的护理注意事项 留置导尿应严格无菌操作,保持引流系统的密闭性、尿流的通畅及外阴的清洁干燥。长期保留尿管的患者需定期更换导尿管(2 周 1 次)和尿袋(每周 2 次),每周尿常规检查 1 次。鼓励患者多饮水达到内冲洗的目的,尿量至少维持在 1 500ml 以上。患者离床活动时,导尿管及尿袋应妥善安置。搬运患者时应夹闭引流管,防止尿液逆流。注意要及时打开导尿管,保持引流通畅。除非具有临床指征(如术后拔除导尿管后发生菌尿症的患者),否则无论短期或长期留置导尿者,均不应常规使用抗生素来预防导尿管相关尿路感染。

(童 安 王卡娜)

第六节 手术后下肢疼痛

下肢包括臀、大腿、膝、小腿、踝、足。这些部位发生疼痛是妇科最常见的术后主诉之一,很多妇科术后患者都会表现出下肢疼痛不适。下肢疼痛的原因很多,有由于下肢本身病损导致的下肢疼痛,也有躯体其他部位和系统病损间接导致的下肢疼痛。可以通过详细的病史采集、体格检查和辅助检查进行鉴别及诊断,而后针对病因精准施治,以缓解患者术后下肢疼痛不适。

一、常见的引起妇科术后下肢疼痛的疾病

1. 与妇科手术损伤相关的妇科术后下肢疼痛

(1)手术体位导致的术后下肢疼痛:包括手术强迫体位导致的骨关节、肌肉、神经不同程度的损伤带来的术后下肢疼痛。使用悬挂、支架、腿架等支撑而获得的膀胱截石位是妇科手术最常用的非自然体位。此体位设置得不恰当,常会导致下肢极度外展、外旋、伸展、屈曲,导致外周神经、软组织损伤,带来术后下肢疼痛。最常见的情况是因体位损伤神经后,在术后立即出现的下肢麻木、烧灼样疼痛,严重者可伴有运动障碍和肌力改变。

(2)手术损伤导致的术后下肢疼痛:包括妇科手术损伤盆腹腔神经带来的术后下肢疼痛。神经若受到直接牵拉或切割,导致损伤、撕裂、断裂,则常于术后立即发生下肢麻木、烧灼样疼痛,可伴随运动障碍和肌力改变;若受到钳夹、切割缝合后形成瘢痕,则在手术后发生下肢、下腹的切割痛,后期演变为慢性烧灼感。最常见的情况是闭孔神经和股神经因拉钩压迫、撕裂、切割、钳夹、缝合、穿刺发生直接损伤,导致大腿前内侧麻木,伴随大腿外旋、内收及伸腿、屈髋无力和膝腱反射消失。

(3)麻醉损伤导致的术后下肢疼痛:包括麻醉穿刺损伤神经而导致的术后下肢疼痛。

此类患者在麻醉前无疼痛，术后立即出现疼痛；严重者可能发生偏瘫、截瘫、运动功能受损。

（4）血肿和淋巴囊肿导致的术后下肢疼痛：包括血肿和淋巴囊肿压迫神经导致的下肢疼痛。

（5）卵巢手术导致的术后下肢疼痛：妇科手术切除卵巢或卵巢病变后女性激素水平降低或激素缺失，长期绝经期激素水平可导致钙流失，导致远期下肢疼痛。此症状常可伴有随钙丢失产生的其他部位的不适，如腰颈部疼痛。

（6）手术切除下肢组织导致的下肢疼痛：妇科手术一般不涉及下肢组织的切除，但可能因手术切除病灶后重建的需要而取下肢部分组织，如皮肤、皮瓣、肌肉、韧带等组织。移取下肢组织必然带来术后的下肢疼痛。疼痛在术后立刻出现，并随着下肢创面恢复逐渐好转。

（7）精神心理因素导致的下肢疼痛：手术后如果精神过度紧张、心理压力较大，加之术中组织血管的损伤导致的致痛物质的释放，也可能会放大躯体不适，产生下肢疼痛感。此类患者疼痛部位多不确切、不固定，体格检查无异常表现，多伴有其他部位不适，常主诉为周身不适，多数患者疼痛感在术后数日后逐渐减轻并消失。

2. 与炎症相关的妇科术后下肢疼痛

（1）血栓及血栓性静脉炎导致的术后下肢疼痛：包括下肢深、浅静脉血栓形成及继发的血栓性静脉炎而导致的术后下肢疼痛。这是妇科术后患者发生下肢疼痛的最常见原因之一。外科手术、肥胖、癌症、长时间卧床、制动等因素会导致患者发生血栓风险明显升高。当血栓中高风险患者术后出现下肢疼痛时，应首先筛查是否发生下肢血管血栓。一般下肢血管血栓导致下肢疼痛常常出现在术后 24~72 小时，表现为下肢突发肿胀、疼痛、水肿、肌张力增高、皮温异常增高或降低、足背动脉搏动减弱或消失，严重者可表现为体温升高、患肢剧痛、肢体坏疽，甚至休克。

（2）介入手术导致的术后下肢疼痛：包括因妇科疾病需进行介入栓塞［主要是子宫动脉栓塞术（uterine artery embolization，UAE）］后导致的下肢疼痛。UAE 术后常会发生臀部及大腿疼痛，属于术后正常情况，常在行 UAE 等介入术后几小时至 24 小时发生疼痛；疼痛多为阵发性，持续时间不一，一般在 12 小时内疼痛最重；疼痛部位一般为腰骶部，伴有下腹部或坠胀感；经过镇静镇痛后多在术后数日内逐步缓解并消失。但异常情况下，UAE 术后发生栓子脱落或因制动和血流缓慢导致下肢血栓形成，可能导致下肢疼痛，此类情况较少见，此时的疼痛发生时间及症状与血栓及血栓性静脉炎导致的术后下肢疼痛相仿。

（3）盆腹腔炎导致的术后下肢疼痛：包括术后盆腹腔、外生殖器感染导致的急性和慢性炎症引起的放射性下肢疼痛。

（4）骨关节炎导致的术后下肢疼痛：包括手术导致的机体整体损伤，以及围手术期应激导致的下肢骨关节急性或慢性炎症引起的下肢疼痛。

3. 与妇科疾病本身相关的妇科术后下肢疼痛

（1）病灶压迫神经导致的下肢疼痛：包括病灶巨大而产生的压迫症状和局部腹膜后病灶

于神经周围生长而压迫神经导致的神经性下肢疼痛。疼痛持续或因体位改变可能缓解或加重;多为全下肢的疼痛,伴麻木和感觉异常。若手术解除压迫,疼痛和感觉异常等症状会逐步缓解并消失。

(2)病灶侵蚀神经导致的下肢疼痛:包括病灶生长直接侵蚀累及盆腔神经、腹腔神经或脊髓导致的神经性下肢疼痛。若手术切除受累神经,疼痛可能逐步缓解并消失,但手术若无法清除相关病灶,则术后疼痛可能进一步加重。

(3)病灶直接累及下肢导致的下肢疼痛:包括病灶转移至下肢的骨、肌肉、皮肤而导致的下肢疼痛。伴随手术切除相关病灶,疼痛会逐步缓解并消失。但手术若无法清除相关病灶,则术后疼痛可能进一步加重。

二、妇科术后下肢疼痛的诊断

要找到引起妇科术后下肢疼痛的疾病或者原因,通过病史采集、体格检查、辅助检查才能做出诊断和鉴别诊断。

病史采集可以了解妇科术后下肢疼痛的具体发生发展情况,有无伴随症状,有无心理等因素影响,有无就诊经历等。病史采集具体项目见表2-6。

表2-6 妇科术后下肢疼痛病史采集主要项目

主要项目	问诊内容
一般情况	年龄、手术史、月经史、既往史
下肢疼痛情况	疼痛的部位、性质、程度、形式
发生发展情况	疼痛的发生时间、加重或缓解情况
伴随症状	有无腹痛、发热、其他症状(如有无潮热、贫血、运动障碍等)
就诊情况	有无就诊,诊治情况,具体妇科手术史,外伤史
用药情况	有无长期服用药物,近期有无使用抗凝类药物

体格检查非常重要,可以评估下肢疼痛是否引起全身一般情况的改变。外科检查前应询问患者有无下肢创伤、下肢外科手术、下肢畸形等,下肢创伤、外科手术、畸形的患者检查时应注意防护,避免对患者造成医源性损伤。如果需要妇科检查,在检查前应询问患者有无性生活史,没有性生活史的女性只能做肛门检查,不能做阴道检查。外科检查可明确下肢疼痛的部位、是否有触痛和压痛、有无骨关节活动受限、是否存在生理性及病理性神经反射、是否伴随存在腹部体征等。妇科检查可以帮助判断下肢疼痛与妇科疾病和手术的关系,了解妇科疾病直接或间接引起下肢疼痛的可能性。此外,还可以发现潜在的生殖器创伤、盆腔有无触痛结节,了解盆腔有无包块、压痛及反跳痛等。

辅助检查有助于进一步明确诊断并进行鉴别诊断。如查血常规、凝血功能、D-二聚体可以判断下肢疼痛是否可能与盆腹腔炎症、血肿或血栓形成相关;性激素水平检查可以了解卵巢功能,有无卵巢功能不全、衰竭等;血肿瘤标志物检查可以大致了解占位性病变的性质;病理检查往往可以明确疾病的性质,是否是恶性肿瘤等;下肢血管超声检查可以了解有无下肢静脉血栓形成;盆腔及腹腔超声检查可以了解有无盆腹腔血肿、淋巴囊肿形成,了解有无占位性病变;下肢和盆腹部 CT 及 MRI 检查可以了解有无压迫性占位、病灶累及部位,还能了解占位性病变与其他组织器官的关系,以及占位性病变可能的性质,MRI 还可以排查神经损伤情况。

三、妇科术后下肢疼痛的临床思维路径

1. 外科及妇科体格检查可查见的病变 有些疾病通过病史采集、外科及妇科体格检查可以直接观察到病变的情况,然后通过结合一些简单的辅助检查排除其他疾病后即可明确诊断。这类疾病的具体诊断路径见表 2-7。

表 2-7 通过病史采集、外科及妇科检查即可明确诊断的疾病

病史	外科查体	妇科检查	诊断	注意事项
了解是否暴力搬运、移动、制动、过度伸展屈曲或压迫	患处酸麻、胀痛、感觉异常处可伴压痛	妇科疾病本身体格检查征象,无特殊	手术体位损伤骨关节、肌肉、神经	—
了解有无术中损伤神经;术前无疼痛,术后立即出现疼痛	生理反射减弱或消失,病理反射或可引出	妇科疾病本身查体征象,无特殊	手术损伤盆腹腔神经	借助复习手术录像辅助诊断
了解是否行 UAE 等介入治疗	被动运动下肢可发生一过性疼痛加剧	可伴有盆腔压痛、宫体压痛,无反跳痛	介入手术导致的正常疼痛	排查其他器质性病变,尤其是血栓或栓子误栓其他血管
了解有无盆腹腔巨大占位	生理反射减弱或消失,病理反射或可引出	盆腔巨大占位	巨大病灶压迫神经	排查压迫其他器官情况,如输尿管受压导致肾积水
了解有无麻醉医生进行穿刺操作	生理反射减弱或消失,病理反射或可引出	妇科疾病本身体格检查征象,无特殊	麻醉穿刺损伤神经	麻醉医生辅助诊断
了解手术是否移取下肢组织	下肢创面,创面处压痛、红肿	妇科疾病本身查体征象,无特殊	手术移取下肢组织	—
了解平素是否对疼痛敏感	无异常	妇科疾病本身查体征象,无特殊	精神心理因素	排查器质性病变

2. 需要通过病史采集、外科及妇科体格检查,结合辅助检查明确诊断的疾病 部分妇科术后下肢疼痛的患者需要通过病史采集、妇科检查、辅助检查才能明确疾病。妇科术后下肢疼痛最重要的辅助检查是超声检查,其次是以 CT/MRI 为主的高分辨影像学检查。通过

这两项检查,可以诊断大部分引起术后下肢疼痛的疾病。根据患者情况,可能还需要其他辅助检查。常用的辅助检查包括以下几种:

(1)超声检查:腹部和妇科超声检查可以发现大部分疾病征象,而下肢超声检查可以敏感地发现血管内栓子或血管充盈欠佳。下肢静脉彩色超声检查对于妇科术后下肢疼痛的患者是必查项目。对于妇科术后下肢疼痛的患者也建议进行腹部和妇科超声检查,了解子宫、附件、盆腔和腹腔的情况。常见的下肢超声检查包括针对深浅静脉和动脉的超声检查,排查下肢血管血栓的主要检查对象是大隐静脉、股总静脉、股浅静脉、股深静脉、小隐静脉、腘静脉、腘动脉。据报道,超声对于下肢静脉血栓诊断的敏感度及特异度均>90%,但由于超声检查方法学受限,可以结合临床症状、下肢血管造影和反复超声检查综合判断,但不能通过一次超声检查阴性就完全排除下肢血栓。

(2)凝血相关检验:凝血功能筛查结合血浆 D- 二聚体和血栓弹力图可反映患者是否处于高血栓和血肿形成的高风险状态。当血栓形成时,血浆 D- 二聚体往往明显异常升高,伴有血栓弹力图提示高凝状态。血肿形成时与血肿形成的阶段表现不一。当血肿新发,机体处于出血倾向时,血浆 D- 二聚体往往轻微升高或正常,血栓弹力图提示低凝血或正常凝血状态,凝血功能筛查提示 PT、APTT 稍延长,纤维蛋白原处于反应性的轻度增高或消耗性降低;而当血肿形成后,机体处于凝血后状态,表现为血浆 D- 二聚体明显升高,血栓弹力图提示高凝状态,凝血功能筛查提示 PT、APTT 稍缩短,纤维蛋白原处于消耗性降低。特别强调,血浆 D- 二聚体是阴性预测价值大于阳性预测价值的指标。在筛查血栓形成时,若血浆 D- 二聚体处于低值,则提示血栓形成的风险极低,而血浆 D- 二聚体处于高值,只能提示血栓高风险,并不提示已经发生血栓。

(3)性激素检验:性激素是判断卵巢功能的客观而直接的指标。妇科附件手术后患者卵巢功能下降、衰竭或丧失,表现为高水平的促性腺激素[黄体生成素(luteinizing hormone,LH)、促卵泡激素(follicle-stimulating hormone,FSH)]、低水平的性激素[雌激素(estrogen,E_2)]、低水平的抗米勒管激素(anti-Müllerian hormone,AMH)。

(4)肿瘤标志物检查:妇科常用的肿瘤标志物包括 CA125、CA199、HE4、甲胎蛋白(alpha-fetoprotein,AFP)、癌胚抗原(carcinoembryonic antigen,CEA)、鳞状细胞癌抗原(squamous cell carcinoma antigen,SCCA)等。肿瘤标志的阴性和阳性有助于帮助判断病变性质,且可通过肿瘤标志物的升高情况判断肿瘤负荷,辅助判断妇科术后盆腹腔占位的性质。因此,肿瘤标志物检查主要用于术前发现占位包块时的疾病良恶性鉴别诊断,进而帮助鉴别妇科术后下肢疼痛是否由盆腹腔占位引起。

此外,有些疾病可能还需要进一步检查,如血常规、C 反应蛋白(C-reactive proten,CRP)、降钙素原(procalcitonin,PCT)检查了解有无炎症,进行诊断性穿刺或手术探查获取组织病理学证据等才能明确诊断。需要注意的是,患者可能同时存在几种可能引起妇科术后下肢疼痛的病因,应该鉴别出患者术后下肢疼痛的主要原因,避免误诊漏诊。

常见妇科手术后下肢疼痛的诊断流程见图 2-7。

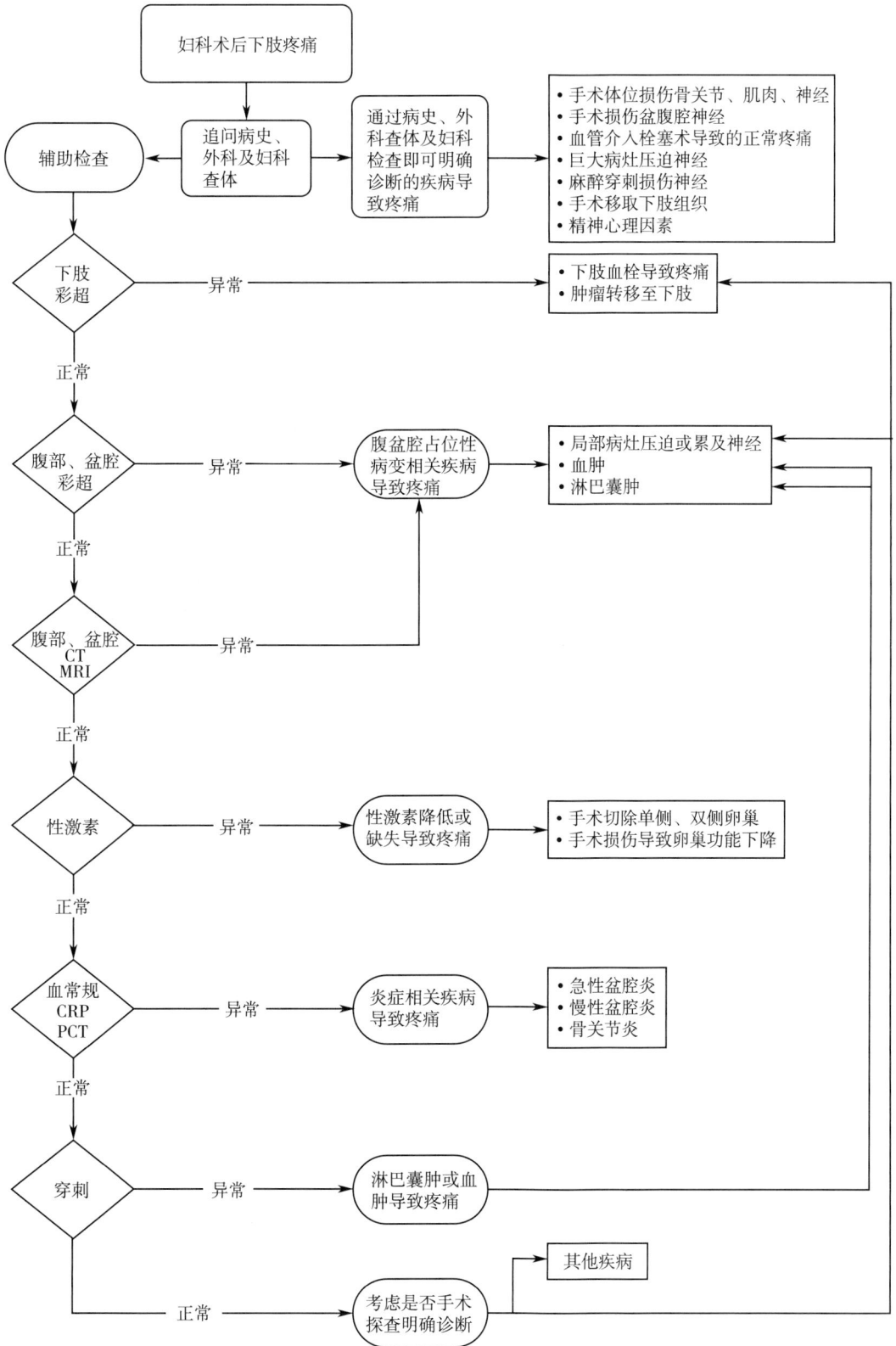

图 2-7　常见妇科手术后下肢疼痛的诊断流程

四、妇科术后下肢疼痛的处理方法

（1）外周神经损伤导致的下肢疼痛的处理：妇科手术造成外周神经损伤导致的下肢术后疼痛可以通过一般治疗、药物治疗、手术治疗等方式进行改善。

1）一般治疗：如果症状比较轻微，可以通过局部按摩的方式，促进血液循环，有利于症状的改善。合理调整饮食习惯，适当吃富含营养的食物，比如鸡蛋、牛奶、排骨汤等，可以补充身体所需要的钙元素，有助于病情的恢复。同时注意保证患者足够的睡眠，避免熬夜和劳累。

2）药物治疗：服用营养神经类的药物，如维生素 B_1、维生素 B_6 和维生素 B_{12} 等，能够促进神经的恢复。

3）手术治疗：如果病情比较严重，通过上述方式无法得到有效改善，也可以积极引导患者至神经外科就诊，通过神经修补、再植、松解术等进行处理，部分患者能够达到完全疼痛缓解。

（2）骨关节及肌肉损伤导致的下肢疼痛的处理：术后发现骨关节和肌肉损伤导致下肢疼痛。轻症者可以选择一些对症治疗的手段，如口服非甾体消炎药、改善循环的药物、营养关节软骨药物等，也可以辅以外用抗炎、止痛类药物提升疗效。此外，还可以辅以物理治疗，包括超短波治疗、红外偏振光。理疗能够促进循环，减轻炎症，使损伤结构得到修复。对于骨关节或肌肉损伤比较严重的患者可考虑骨科手术治疗的方式，包括微创手术或者开放手术等，术后配合康复训练，大部分疼痛可以完全缓解。

（3）介入手术导致的术后下肢疼痛的处理：因子宫腺肌病、子宫肌瘤、宫颈癌、胎盘植入、剖宫产切口妊娠等妇科疾病进行血管介入栓塞术，主要是 UAE 后会导致子宫肌层缺血而发生无氧代谢，进而发生组织内腺苷和乳酸堆积，栓塞组织发生酸中毒、水肿导致腰骶部和下腹部疼痛。子宫腺肌病患者疼痛最剧烈，宫颈癌、胎盘植入和剖宫产切口瘢痕妊娠者疼痛较轻。但如果使用甲氨蝶呤等灌注化疗药物，血管和组织受刺激会导致疼痛剧烈。介入治疗前给予 10mg 地塞米松，一定程度上可以缓解术后炎症反应、疼痛、恶心、呕吐等症状。术中栓塞微球混合 1% 利多卡因 10ml，或者栓塞结束后经导管子宫动脉注射 10ml 利多卡因可明显降低术后疼痛感受。有研究发现，阿片类物质 ± NSAID ± 对乙酰氨基酚 + 子宫动脉内给药，镇痛有效率可达 99.05%，值得参考。此外，介入术中动脉内注射药物也可以明显缓解术后急性症状。介入术后给予下腹部按摩、热敷、转移注意力等方法可以一定程度上缓解疼痛。介入术后发生疼痛的常见镇痛方案为口服阿片类物质联合自控镇痛泵。此外，下腹上神经阻滞（superior hypogastric nerve block，SHNB）也可以有效减少介入术后患者疼痛，但因操作相对复杂，暂未推广。介入后患者发生下肢疼痛时，应注意排除栓子掉落产生的其他部位组织器官梗死导致的疼痛。当栓子脱落导致下肢疼痛时，需检查排除下肢动脉栓塞，必要时需由血管外科评估，是否取栓。

（4）下肢血栓性静脉炎导致下肢疼痛的处理方法

1）表浅血栓性静脉炎导致的下肢疼痛的处理：表浅血栓性静脉炎常见于有下肢静脉曲张、术中静脉长时间受压的患者，另见于下肢静脉输液部位的浅静脉发红、发热、肿痛。常在术后几天内发现。拟诊后应给予保暖、湿敷、抬高患肢及镇痛药物治疗。应要求患者下床活动以尽快改善症状,同时也可防止进一步罹患深静脉血栓。

2)深部血栓性静脉炎导致的下肢疼痛的处理:约 3/4 的下肢深静脉血栓发生于术后 24 小时。常发生在小腿部,也可发生在大腿或盆腔中。一旦确诊,妇科医生应给予积极处理,同时请血管外科会诊协助诊疗。应嘱患者卧床时适当抬高患肢,改善静脉回流。在无抗凝禁忌证的情况下,应立即启动治疗剂量的抗凝治疗。抗凝治疗是该病的治疗要点,其目的是防止血栓进一步发展以及避免出现肺动脉栓塞或慢性静脉瓣膜关闭不全。常用药物有低分子肝素、肠溶阿司匹林和利伐沙班等。严重肢体末端肿胀或抗凝药物禁忌证者,可请血管外科医生会诊,考虑手术取栓。本症的主要并发症是肺栓塞,应予以重视,确诊后应积极排查是否发生肺栓塞。

五、少见术后下肢痛的处理

1. 脊髓穿刺损伤导致的下肢疼痛的处理 妇科手术麻醉穿刺导致脊髓损伤的患者发生下肢疼痛时,需要请麻醉医生会诊,查看患者病情。治疗方法有一般治疗、热敷、按摩、药物治疗、针灸治疗、专科治疗等。

2. 手术移取下肢组织导致的下肢疼痛的处理 妇科手术有时会移取下肢组织进行移位使用,此时可能导致移取组织处下肢发生术后疼痛,一般是损伤伤口导致正常术后疼痛。此时只需按照普通外科伤口进行疼痛管理即可。可予以物理、药物、针灸等方法镇痛。若术后疼痛异常强烈或术后疼痛久不缓解,应积极排查移取组织时损伤神经或移取组织处发生感染、血肿、脓肿等可能。若为外周神经损伤,则治疗方法同上述。若为后者,则应积极保守治疗,同时考虑进行清除感染组织、清除血肿或脓肿并引流等外科治疗。

3. 盆腹腔炎症导致的下肢疼痛的处理 对于盆腹腔炎症导致的下肢疼痛患者,应指导其保暖避寒,避免劳累,清淡饮食,补充富含维生素的蔬菜、瓜果,保证充足的睡眠,促进康复。药物治疗是盆腔炎治疗的重点,一般采用口服或静脉输注抗生素,配合中成药治疗盆腹腔炎症,祛除炎症后可缓解下肢疼痛。对于慢性疼痛患者,可通过局部热敷、按摩缓解疼痛症状,同时有助于促进血液循环。还可以使用镇痛药物和非甾体抗炎药(NSAID)缓解疼痛。若药物治疗效果不佳,或盆腹腔炎症持续加重,甚至发生盆腔脓肿,导致下肢疼痛加剧,可考虑采取手术方式进行治疗,如腹腔镜手术、经腹手术等,有助于祛除感染病灶,缓解症状。盆腔炎症导致的下肢疼痛一般局限在臀部,同时伴随盆腹部疼痛,可能也伴随腰骶部疼痛,当腹部疼痛减弱或消失,臀部疼痛也很快缓解,一般不会引起腿部及足部疼痛。

4. 肿瘤压迫导致的下肢疼痛的处理方法 术后肿瘤复发或肿瘤切除不完全,可能在术后快速发生因肿瘤体积巨大或瘤体部位特殊而压迫外周神经,进而导致下肢疼痛。如术后患者一般情况和疾病治疗需要进行再次手术,可通过手术切除产生压迫症状的肿瘤,祛除病因,缓解下肢疼痛。若患者病情不允许再次手术解除压迫,则应积极止痛对症处理。止痛方法可包括口服止痛药、止痛针剂肌内或静脉注射、静脉持续微泵止痛药物镇痛和神经组织麻醉止痛等。必要时可请疼痛科协助诊疗,进行强而有效的长期疼痛管理。

5. 血肿压迫导致的下肢疼痛的处理　血肿形成后一般可自行吸收,若血肿形成后病情平稳,患者一般情况好,不需要手术清除血肿,可保守治疗,予以暂时性镇痛处理,待血肿吸收后压迫症状相应缓解。若血肿不断增大,患者一般情况差,必要时应积极再次手术清除血肿,解除压迫,术后患者下肢疼痛可迅速缓解。

6. 淋巴囊肿压迫导致的下肢疼痛的处理　淋巴囊肿甚至淋巴脓肿形成后一般吸收较慢。若淋巴囊肿形成后病情平稳,患者一般情况好,则可保守治疗,予以暂时性镇痛处理,待淋巴吸收后压迫症状可相应缓解。可考虑使用传统中医中药(如六合散)外敷。若淋巴囊肿不断增大,或淋巴脓肿伴感染而使用抗生素治疗效果差,必要时应积极再次手术或穿刺放液,清除淋巴囊肿或淋巴脓肿,解除压迫和祛除感染灶,术后患者下肢疼痛应随之缓解。

7. 性激素降低/缺失导致的下肢疼痛的处理　排除器质性病变导致的患者术后下肢疼痛后,可考虑补充雌激素治疗。除补充性激素外,还应补充钙剂、维生素 D,缓解钙质流失。一般在补充雌激素后 3~6 个月,患者下肢疼痛会明显缓解,一同缓解的还有其他更年期症状,如血管舒缩症状、泌尿生殖器萎缩症状、自主神经失调症状、精神神经症状、盆底功能障碍及其引发的各类症状。但对某些雌激素依赖性的恶性肿瘤患者需慎用雌激素。此时,可以使用黑升麻制剂、非甾体抗炎药等缓解更年期症状的非性激素类药物进行对症治疗,也可以考虑中医针灸、物理治疗等方法缓解疼痛症状。

8. 精神心理因素导致的下肢疼痛的处理　术后精神心理状态不良可能造成姿势不当、肌肉紧张、血液循环不良等,而造成术后下肢疼痛。排除器质性病变和激素水平降低导致的患者术后下肢疼痛后,可考虑进行以心理干预为主的方案处理精神心理因素导致的妇科下肢疼痛。术后应引导患者积极乐观地面对疾病,并将注意力转移至适当的劳动和日常生活,避免消极心理。当妇科医生处理不满意时,应尽早建议患者及时到精神科和心理科就诊,在专科医生的指导下通过药物、心理疏导等方式进行治疗。

9. 肿瘤转移至下肢导致的下肢疼痛的处理方法　肿瘤转移至下肢引发的疼痛可以通过物理治疗、药物治疗、放射治疗、手术治疗、介入治疗等方式进行缓解。

（朱仲毅　王　乔）

第七节　手术后下肢水肿

下肢水肿是一种常见症状,尤其在妇科手术后更为常见。下肢水肿的发生原因多样,涉及生理、病理等多个因素。因此,了解其临床表现、诊断、鉴别诊断以及处理方法对于提高术后康复质量具有重要意义。

一、下肢水肿的病因

下肢水肿的病因主要包括手术本身原因、基础疾病、静脉血栓三个方面。

在妇科手术后，尤其对于行盆腔淋巴结系统性切除的患者而言，由于手术创伤、体位改变、淋巴回流受阻及盆腔淋巴囊肿等因素导致血液和淋巴液在下肢滞留，从而引发水肿。

此外，患者年龄、低蛋白血症、基础疾病（如心脏病、肾脏疾病）、药物使用等也可能导致下肢水肿的发生。晚期卵巢恶性肿瘤患者常为高龄、恶病质，且可能合并心功能不全等，发生下肢水肿的概率明显高于其他患者。

下肢深静脉血栓是妇科术后常见并发症之一，会导致下肢静脉回流通道阻塞，引起局部静脉回流受限、组织水肿，进而发生下肢水肿。

二、下肢水肿的临床表现

下肢水肿的临床表现主要包括患者感到下肢沉重或胀痛，皮肤紧张，用手指按压后留下凹陷痕迹，严重者可能出现皮肤发亮、触痛、活动受限等症状。下肢水肿是妇科术后的常见症状，尽管轻度的下肢水肿通常可以自行痊愈，但仍需要进一步排查其原因，包括但不限于前面提到的淋巴囊肿、血栓、心脏病和肾脏疾病。尤其需要注意的是，如果水肿持续不退或者伴有其他症状（如呼吸困难、胸痛等），则需要警惕深静脉血栓形成等严重疾病的早期表现。

三、下肢水肿的诊断及鉴别诊断

对下肢水肿的诊断主要依赖于患者的病史采集、临床表现评估以及相关辅助检查的结果，综合判断得出结论。通过进行体格检查可以轻松获得下肢水肿的诊断结果，但仍应进行全面评估。详细的体格检查包括观察患者的一般状况、皮肤黏膜、心肺功能等方面的异常表现。此外，还需要关注下肢水肿的程度、范围和颜色特点等方面，以便对患者的病情进行更加精确的评估。

辅助检查对于下肢水肿的诊断也具有重要意义，包括实验室检查（如血液生化、尿液分析）、影像学检查（如超声、CT）及心电图等。超声是最常用的无创检查方法，能够清楚地显示下肢的血管和淋巴管情况，排除静脉血栓，同时判断有无淋巴囊肿，对于诊断和评估下肢水肿有很高的价值。血液生化检查、心电图检查能够协助判断机体是否存在相应器官功能障碍。当怀疑下肢深静脉血栓形成合并肺栓塞时，可考虑肺动脉 CTA 等检查。

在鉴别诊断方面，首先需要明确该症状是否为妇科手术后常见并发症的结果。妇科手术后，患者可能出现不同程度的下肢水肿，可能与手术创伤、淋巴循环受阻等因素有关。

因此,在对患者病情评估时,需要详细了解手术过程、术后恢复情况及患者主观感受等,以更准确地判断病情。除了考虑妇科手术后的并发症外,还需考虑下肢水肿是否为其他疾病的症状,尤其是导致下肢静脉回流受阻的原因。例如,淋巴囊肿的存在会压迫重要血管,导致下肢静脉及淋巴液回流受阻,在下腹部或腹股沟区触及囊性固定包块的基础上,可同时伴随囊肿侧的下肢水肿;血栓、静脉曲张可能因阻塞导致静脉回流障碍,同样表现为下肢水肿等症状;心脏病可能导致血液回流受阻、外周血液瘀滞,引发下肢水肿;肾脏疾病可能导致水钠代谢紊乱,从而引发水肿。针对引起下肢水肿不同的病因,采取相应的治疗方案。

四、下肢水肿的治疗

妇科手术后的下肢水肿是常见的术后并发症之一,可引起患者的不适和疼痛。下肢水肿的治疗包括病因治疗和一般治疗,以下将分别描述。

对于因盆腔淋巴囊肿、血栓、心脏病、肾脏疾病等因素导致下肢水肿的患者,需要先进行原发病的治疗,并同时或随后处理下肢水肿。

1. 对于盆腔淋巴囊肿患者,除了上述改善下肢回流的措施之外,还应对淋巴囊肿进行相应处理。盆腔淋巴囊肿的临床表现包括下腹部不适、疼痛、下肢水肿、继发感染、肾积水及深静脉血栓形成等,辅助检查包括超声、CT 和 MRI,其中超声是盆腔淋巴囊肿的首选检查方法。如果同时伴随发热、下腹痛、血白细胞计数增高、淋巴囊肿穿刺液细菌培养阳性等,需要考虑为盆腔淋巴囊肿继发感染。盆腔淋巴囊肿的治疗遵循个体化原则,主要治疗目的为排出囊液、解除压迫、闭合囊腔,治疗手段包括介入治疗、手术治疗等,合并感染者应积极使用抗生素治疗,酌情辅助应用中医药治疗。

2. 对于下肢深静脉血栓的患者,下肢深静脉近端血栓或髂静脉血栓均可能导致下肢肿胀,且可能为不对称性。下肢血管加压超声检查是目前最常用的诊断下肢静脉血栓的无创检查,确诊后应采取抗凝治疗以预防血栓进一步扩大或脱落。这涉及使用抗凝药物,如低分子肝素、华法林、阿司匹林等,以降低血液凝块形成的风险。此外,还应注意促进血液循环,避免血液在静脉中滞留,可以通过适度的运动、使用压力袜等手段实现。对于合并低氧血症、呼吸困难、晕厥、心动过速、胸痛的患者,应警惕肺栓塞等严重疾病的可能。

3. 对于心脏病患者,需要调整药物治疗方案以改善心脏功能。这可能包括应用 β 受体阻滞剂、血管紧张素转化酶抑制剂(angiotensin converting enzyme inhibitor,ACEI)、钙通道阻滞剂等药物,以降低血压、减轻心脏负荷。若病情严重,可能需要进行手术治疗,如冠状动脉搭桥术、心脏瓣膜置换术等。同时,还应注意限制钠盐摄入,避免液体潴留。可通过减少钠盐摄入、避免高盐食物等方式实现。

4. 对于肾脏疾病患者,需要调整药物治疗方案以改善肾功能,包括应用利尿剂、降压药、肾上腺皮质激素等药物以控制水肿和高血压。在严重病情下,可能需要进行透析或肾移植手术。透析可利用机器替代肾脏进行血液过滤,去除废物和多余水分;肾移植则是将健康的肾脏移植到患者体内,代替失去功能的肾脏。同时,还应注意限制蛋白质摄入,避免液体潴留,可通过选择低蛋白饮食并减少肉类和乳制品的摄入量来实现。

而在下肢水肿的一般治疗方面来说,改善血液循环和淋巴回流是首要治疗目标,以减轻水肿症状。具体的方法包括以下几种:

(1)保持合适的体位:维持适当的体位对于手术后康复至关重要。首先,长时间处于立位或坐位会增加下肢静脉压力,从而引起血液循环障碍和血栓等并发症。因此,患者应避免这些体位,并选择适当的卧位休息,或在处于立位或坐位时适时调整体位以减轻下肢静脉压力。其次,在康复期间推荐采用卧位休息。卧位有助于减轻下肢静脉压力,促进血液回流,并降低血栓风险。此外,定期改变腿部位置也很重要。长时间保持相同的体位会导致血液在下肢滞留,增加血栓风险。因此,建议定期改变腿部位置,可酌情抬高下肢。

(2)进行适度的下肢运动和肢体按摩:除了卧床休息外,适度的下肢运动和肢体按摩可有效促进血液循环和淋巴回流。建议定期调整下肢位置,如抬高下肢、进行轻度运动等,以促进血液回流,减轻下肢静脉压力。按摩疗法可作为辅助疗法缓解下肢水肿。温和地按摩患处可促进血液循环和淋巴回流,从而减轻水肿症状。可使用温热毛巾或按摩油进行按摩以提高舒适度和效果。按摩时应施力适度,避免过度刺激皮肤,以防不良反应发生。但是,对于急性血栓患者,应限制下肢运动和按摩,以防血栓脱落引发严重后果。

(3)佩戴医用压力袜:医用压力袜可提供适度的压力,有助于促进血液和淋巴液的回流。选择合适尺码的压力袜并正确佩戴以提高效果。压力袜的佩戴时间根据水肿的严重程度而异,通常需要每天穿戴 8~10 小时,对于严重水肿的患者,建议整天和夜晚均持续佩戴。

(4)膳食和营养调整:限制钠的摄入能够减少水潴留,从而减轻水肿症状。高钠食物会增加体内水含量,导致水肿加重。因此,建议患者避免食用高钠食品,如加工食品、腌制食品和咸味零食。相反,选择富含钾的食物,如香蕉、橙子和土豆等,可以帮助平衡体内电解质,减轻水肿症状。在无法进行肠内营养的患者中,应特别关注蛋白质的补充,以预防由低白蛋白血症引起的水肿。

(5)利尿剂或其他药物的应用:利尿剂是一种促进尿液排泄的药物,可通过增加尿液排出量减轻体内积液。该方法可改善循环系统功能,减轻水肿引起的不适。利尿剂的剂量和使用方式应根据患者病情、年龄、体重等因素进行调整。在使用利尿剂时,应密切监测患者的尿量、血压、血电解质等指标,以确保药物安全有效。除了利尿剂,还有其他药物可以减轻水肿症状。例如抗凝药物可以降低血液黏稠度,减轻血管内压力,从而改善水肿情况。此外,对于特定类型的水肿,如心源性水肿、肝源性水肿等,需要选用相应的药物根据病因进行治疗。

(6)中医药治疗:中医药治疗在下肢水肿的应用主要包括针灸、中药汤剂和推拿按摩等方法。针灸是中医药治疗的重要方法之一。通过刺激特定的穴位,改善血液循环,促进淋巴排空,增强组织代谢和修复,从而减轻水肿症状。常用的穴位包括足三里、曲池、太溪等,选择的穴位根据患者的具体情况和症状来确定。中药汤剂是中医药治疗的另一种常用方法。根据患者的病情和体质特点,可开具具有清热、利水、消肿等作用的中药汤剂。常用的中药包括桃仁、赤芍、当归、黄芩等,这些药材具有活血化瘀、消肿利水的作用,有助于缓解下肢水肿。推拿按摩也是中医药治疗的一种常见方法。通过按摩下肢的经络和穴位,可促进血液循环,推动淋巴回流,缓解肌肉疲劳,减轻水肿症状。常用的推拿手法包括揉、捶、推、拉等,具体使用的手法由中医医生根据患者的具体情况来决定。

中医药治疗在妇科手术后的下肢水肿中有一定的疗效,但治疗效果可能因患者的不同体质、病情和手术方式而有所差异。在应用中医药治疗前,建议咨询专业的中医医生,根据具体情况进行综合评估,制订个体化的治疗方案。同时,中医药治疗通常是综合治疗的一部分,还应采用前文提到的相应治疗手段以达到更好的治疗效果。

下肢水肿是妇科手术常见并发症之一,但采用适当的预防措施和处理方法,多数患者能有效避免或减轻该症状。同时,也需要注意可能引起下肢水肿的其他并发症,并进行全面的检查和采取相应的治疗手段。经过专业治疗后,大部分患者有良好的预后。下肢水肿的诊疗流程见图2-8。

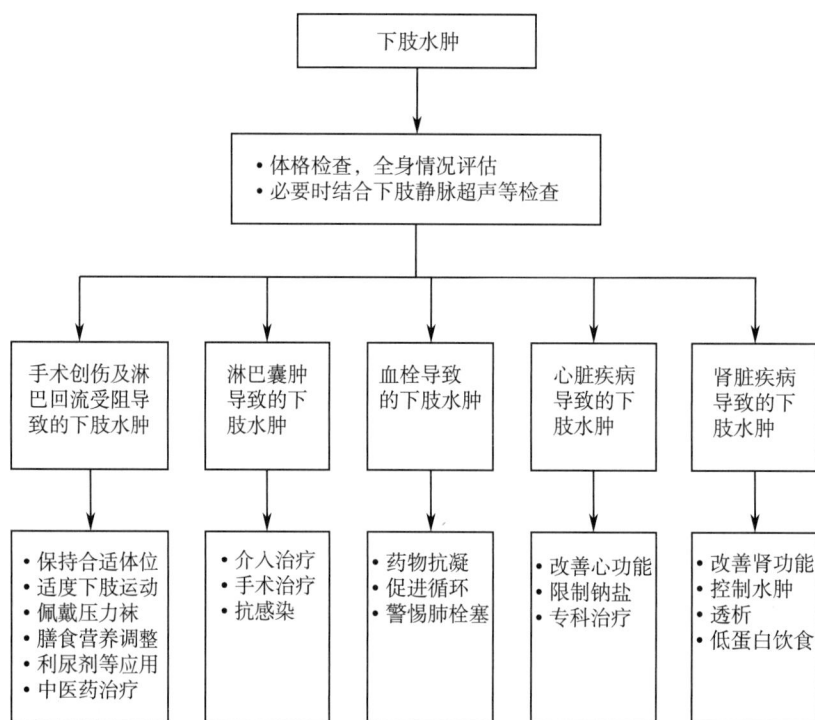

图 2-8 下肢水肿的诊疗流程

(姚 奎 綦小蓉)

第八节 手术后阴道流液

阴道流液指患者从阴道排出的分泌物增多,是妇产科常见症状之一,包括生理性的阴道分泌物增多,或发生于妇科感染性疾病、肿瘤性疾病等。

对于妇科手术后的患者,阴道流液是常见的主诉。特别是子宫全切术后的患者,围手术期出现阴道流液需高度警惕术后并发症的发生。

一、术后引起阴道流液的常见原因

1. 子宫全切术后阴道流液 子宫全切术切除子宫体、子宫颈、子宫韧带,以及盆腔的部分腹膜,部分情况下还需切除部分阴道,导致原有盆腹腔与阴道的生理屏障和支撑结构受到破坏。所以,子宫切除术后,阴道断端是盆腔分隔腹腔内外最后的一层组织结构,较薄弱。所以,子宫全切术患者出现异常阴道流液应引起重视,避免发生严重的后续问题。

阴道断端痊愈前,断端伤口可能渗出分泌物,因此短期内有阴道少许分泌物往往是正常表现。但是,当患者阴道分泌物量多、持续时间长,或出现大量血性、脓性分泌物、尿液样液体流出,或伴有下腹痛、腹胀、发热等情况时通常是围手术期并发症的重要提示,其中,以下情况最为常见:

(1)阴道断端愈合不良、感染:因阴道口毗邻肛门、术后阴道内生态环境失调,阴道断端发生切口愈合不良及感染的风险较高。另一方面,阴道断端切口隐匿,患者无法自觉或观察其愈合情况,阴道流液、流血等症状则是阴道切口愈合不良的重要表现,提示医生需及时关注及处理。

切口愈合不良的轻症患者可表现为阴道持续异常流液、血性分泌物,重症患者可发生阴道断端大量活动性出血,窥器检查阴道断端可见缝线溶解断开、组织苍白坏死、切口部分或全层裂开,甚至腹腔内组织脱出、嵌顿等,伴有感染者可有脓性分泌物,伴异味、下腹痛、发热等。

(2)术后盆腔感染:当术后阴道分泌物增多,伴有发热、腹痛等症状时,需考虑盆腔感染。术后盆腔感染常合并阴道断端切口愈合不良,体格检查窥开阴道可见阴道内较多血性、脓性分泌物,可伴有异味,切口组织坏死,肛门检查可打及阴道断端增厚、触痛明显,盆腔内温度升高、组织增厚等。严重感染者可能出现腹膜刺激征的相关表现。

(3)泌尿系统损伤:因下泌尿道与生殖系统解剖关系密切,泌尿系统损伤是妇科手术常见并发症。当子宫全切术后阴道持续流出大量黄色清亮的尿液样液体时,应高度警惕为泌尿系统损伤导致的漏尿。生殖道与泌尿道之间的任何部位形成异常通道称为尿瘘,临床表现为尿液样液体自阴道排出,不能自控,是漏尿的一种常见原因。当瘘孔很小或位置特殊时,也可能表现为间歇性、体位性、张力性漏尿,例如,膀胱损伤瘘孔较小、位置较高时,患者

站立时无阴道流液的表现,而平卧或者膀胱充盈时则出现阴道流液(漏尿)增多。

术中未及时发现的泌尿系统破损性瘘口出现阴道漏尿的时间较早;能量器械导致的迟发性热损伤,压迫嵌顿导致的缺血、坏死性损伤等常在术后7~14天才出现相应的漏尿症状;部分恶性肿瘤术后患者可能在补充放疗后才发生膀胱、输尿管损伤的表现。

膀胱损伤常发生在既往手术史(如剖宫产)导致膀胱与子宫致密粘连,解剖结构不清楚,或者肿瘤累及膀胱壁等,还可能发生于腹腔镜下子宫全切术后经阴道取出时的旋切误伤或挤压伤。输尿管损伤常发生在盆腔严重粘连、困难子宫切除术、恶性肿瘤手术、子宫内膜异位症手术等。输尿管损伤的常见位置包括输尿管从骨盆缘进入盆腔处(切断骨盆漏斗韧带时)和邻近子宫颈内口从子宫动脉下方穿过处(切断主韧带时),在宫颈癌手术中,打开输尿管隧道,在输尿管邻近阴道前外侧进入膀胱处也较易发生损伤。

术后发生尿瘘时,除阴道流液外,伴随症状还可能有尿液刺激局部组织引起的外阴瘙痒和灼热感,以及尿路感染的相关症状,若尿液经阴道排出的同时还漏入并累积于腹腔时,则可能出现腹痛、腹胀、发热等腹膜炎相关症状,当盆腔内尿液局部累积,引起包裹粘连,则可能形成盆腔囊性包块等。尿瘘还可能同时合并泌尿道梗阻及相关症状。严重泌尿系统损伤时可能伴随尿少、无尿、腰痛等表现。

(4)腹腔积液漏出:子宫全切术后,在阴道断端切口瘢愈闭合前,阴道与腹腔内相通,当阴道断端缝合针距较大、切口有裂开、腹腔内积液较多、引流管堵塞或拔除过早时,盆腹内手术创面的炎性渗出液或淋巴结切除术后渗漏的淋巴液等液体可能从阴道断端排出。尤其是对于高位腹主动脉旁淋巴结切除术后的患者,淋巴漏、乳糜漏的发生风险较高。此类情况主要表现为术后早期有较清亮的黄色、淡血性或乳糜样液体经阴道流出,不合并感染时通常不伴有其他临床表现。

(5)其他:术后较远期出现阴道流液的患者,特别是恶性肿瘤术后患者,应警惕阴道断端息肉、肿瘤复发等可能,通过专科查体一般可发现。

2. 非子宫全切术后阴道流液

(1)非病理性原因:宫腔镜手术或涉及宫腔内操作的手术,术后因膨宫液体残留,或者宫腔内创面渗出液体等原因,术后可能短期内有阴道分泌物增多、阴道流液的表现,若不伴有下腹痛、分泌物呈脓性或臭味、发热、子宫压痛等表现,多为正常表现。

(2)感染性疾病:妇科手术后可能引起患者生殖道自然防御能力下降,当病原体大量入侵或毒性较强时,生殖道容易被各种细菌、念珠菌、病毒、支原体、衣原体等感染,引起外阴炎、阴道炎、子宫颈炎、盆腔炎等。阴道分泌物增多、阴道流液是女性生殖道感染的重要表现之一。例如,术后可能导致阴道微生物群、阴道局部免疫系统以及女性内分泌系统之间的平衡出现暂时性破坏,从而导致阴道炎,包括细菌性阴道病、需氧菌性阴道炎、外阴阴道假丝酵母菌病等,临床可表现为阴道分泌物增多,呈水样或脓性,可伴异味,伴随症状有外阴瘙痒和灼热感,急性期或严重者体格检查可见阴道壁充血、水肿、黏膜溃疡等。此外,女性上生殖道感染、盆腔炎性疾病也是妇科手术后常见的并发症,包括子宫内膜炎、输卵管炎、输卵管卵巢脓肿、盆腔腹膜炎等,具体临床表现因病变范围及病情程度不同而多样,轻者症状轻微,重症者可表现为发热、盆腔及下腹痛,阴道流液可能为伴随症状之一,表现出阴道分泌物增多、脓性、恶臭,体格检查可有宫颈举痛、下腹压痛及反跳痛、盆腔压痛性包块等。

(3)妇科肿瘤:妇科手术患者在术前一般应常规进行全面的检查和评估,特别是妇科专科检查,基本可明确诊断,但也需警惕漏诊其他疾病及妇科肿瘤的可能。特别是对于保留了子宫和输卵管的患者。当此类患者术后反复出现不明原因的阴道流液时,仍需警惕是否漏诊隐匿性输卵管癌、宫颈胃型黏液腺癌等肿瘤的可能,因为这些肿瘤在早期有时难以通过常规的妇科筛查及时发现。

(4)外阴及阴道切口愈合不良:对于接受外阴或阴道内手术的患者,术后可能因切口愈合不良或感染而发生渗出液体增多甚至流脓等,通过检查伤口可以明确诊断。

(5)异物残留:生殖道在有异物或残留物的情况下也可能因炎症反应或伴有感染而引起阴道分泌物异常增多伴异味。部分妇科手术后可能需要短期内在阴道放置纱条压迫止血,如阴道肿物切除术、子宫颈锥切术等术式,临床工作中必须明确记录纱条放置及取出的操作及数量,杜绝医源性阴道内异物残留的发生。

(6)泌尿系统损伤:在不涉及切除子宫的妇科手术中,如阴道前壁修补术、阴道前壁囊肿切除术等,可能因损伤尿道或膀胱而发生尿瘘。此外,附件切除术可能在骨盆漏斗韧带与输尿管入盆处相邻的位置发生输尿管损伤,行宫颈肌瘤切除术、阔韧带肌瘤切除术时也有损伤输尿管或膀胱的风险,但在保留子宫的情况下,此类情况一般以腹腔积液、腹膜炎为表现,而较少出现阴道流液。

二、术后阴道流液的诊断及临床处理

对于术后阴道流液的患者,应详细了解患者术前病情及术中情况。一般情况下,通过充分的病史采集及专科查体基本可初步判断阴道流液的性质和原因,确诊则需要辅助检查的帮助。

1. **病史采集**　全面回顾患者术前病情及术中情况,掌握患者的术前诊断、手术间隔时间、具体手术方式、术中特殊情况、伴随症状等。了解阴道流液的量及性状,是否伴有阴道流血、发热、腹痛、腹胀、腰痛、少尿、无尿、外阴瘙痒、尿路刺激等症状。

2. **体格检查**　体格检查包括全身检查、腹部检查和妇科专科检查,其中妇科专科检查为重点。全身检查应关注患者的生命体征、一般情况等。腹部检查需观察腹部是否膨隆,腹部是否有压痛、反跳痛,是否能扪及包块等,是否有移动性浊音等。

子宫切除术后患者围手术期行专科检查需要注重外阴阴道消毒和无菌原则,操作时需轻柔,尽量不行双合诊检查,必要时可行肛门检查,避免因体格检查操作而导致阴道断端切口裂开、出血、感染等。体格检查时,采用窥器检查阴道流液的来源、量、性状、有无臭味,采集阴道排出的液体送检,观察阴道断端组织愈合情况,若有切口裂开需看清是否有组织嵌顿等。怀疑阴道断端感染、盆腔感染时,应行肛门检查扪诊阴道断端是否有压痛,盆腔组织是否有增厚、触痛等。

3. **亚甲蓝试验**　怀疑尿瘘时,在进行妇科检查的同时可进行亚甲蓝试验帮助诊断并判断是否为膀胱瘘。在阴道顶端放置棉球,用稀释的亚甲蓝溶液充盈膀胱,嘱患者平卧和走动一段时间,取出棉球。若棉球蓝染,阴道流出蓝色液体,则为膀胱瘘。

4. 靛胭脂试验　怀疑尿瘘且亚甲蓝试验阴性的患者可进行靛胭脂试验,静脉推注靛胭脂 5ml,5~10 分钟后经阴道顶端流出蓝色液体,则为输尿管瘘。目前,该试验在临床工作中较少使用。

5. 辅助检查　通常情况下,在详细了解患者的病情和体格检查后,医生应能初步判断患者术后发生阴道流液的原因,并据此选择后续的辅助检查,明确诊断。

(1)实验室检查:包括血、尿常规,肝肾功能等检查。抽取阴道内液体及分泌物进行相关检查对帮助诊断非常重要。例如,怀疑感染者,应取阴道分泌物进行显微镜检查、微生物培养等;怀疑尿瘘者应取足量液体查肌酐水平,并与尿液样本进行对比;怀疑淋巴漏者,应取标本行淋巴液、乳糜液相关检验。

(2)影像学检查:对于术后反复或持续阴道流液,特别是合并发热、腹痛、腹胀,体格检查异常的患者,应进行影像学检查明确盆腹腔内情况。轻症者可优先选择泌尿系统超声、盆腔超声了解是否有泌尿系统梗阻、盆腹腔积液、淋巴囊肿、盆腔炎性包块形成等,必要时进一步完成 CT 检查。怀疑尿瘘者,应行静脉肾盂造影(intravenous pyelography,IVP)或计算机体层成像尿路造影(computed tomography urography,CTU)明确尿瘘部位、泌尿道梗阻情况及肾脏功能等。

(3)膀胱镜和输尿管镜:对于尿瘘引起阴道流液的患者,进行膀胱镜检查可了解下泌尿道情况,明确瘘孔的位置、大小、数目,并观察输尿管开口的喷尿情况等,为后续处理提供参考。瘘孔小时可经膀胱镜或输尿管镜置入输尿管支架,缓解输尿管瘘的相关症状,解除梗阻。

(4)细胞学或组织病理学检查:对于一些特殊情况,如肿瘤恶性程度极高的患者,术后可能发生肿瘤在阴道断端快速复发、病情进展,若体格检查时肉眼发现阴道顶端异常、怀疑肿瘤复发,必要时应取细胞学涂片或组织学活检以明确诊断。

临床上根据病情及体格检查初步判断术后阴道流液的原因(表 2-8)。

表 2-8　初步判断术后阴道流液原因

手术类型	液体性状	伴随症状	妇科检查(内容见正文)	最常见原因
非子宫切除术后	少量 清亮稀薄 淡血性	无	阴性	宫腔镜残留膨宫液流出 子宫内膜创面渗出液 生理性
	大量 黏稠脓性 豆腐渣样	外阴瘙痒	外阴红肿,阴道或宫颈黏膜充血、水肿	术后并发下生殖道炎症
	较多 脓性、血性 伴异味	腹痛、腹胀 发热	子宫压痛,宫颈举痛,附件区增厚或包块,伴压痛、反跳痛	术后感染,子宫内膜炎、盆腔炎

续表

手术类型	液体性状	伴随症状	妇科检查(内容见正文)	最常见原因
子宫全切术后	少量 淡黄色、淡血性	无	阴性	正常情况
	较多 脓性、血性	阴道流血	阴道断端组织苍白坏死缝线断裂、切口裂开	阴道断端切口愈合不良
	较多	腹痛、腹胀	阴道断端及盆腔组织增厚、触痛	术后盆腹腔感染
	脓性、血性伴异味	发热	盆腔温度升高 腹膜刺激征阳性	伴或不伴其他并发症
	大量(少数量少)黄色清亮 (尿液样)	无或伴腹痛腹胀、发热、腰痛、尿路刺激征等	亚甲蓝试验阴道内蓝色液体流出	膀胱瘘
			靛胭脂试验阴道内蓝色液体流出	输尿管瘘
	较多 黄色清亮或乳糜样	无	尿瘘相关试验为阴性 取阴道内液体行乳糜试验	腹腔积液漏出 若为淋巴结切除术后,可能为淋巴漏、乳糜漏

6. 诊断及临床处理 术后阴道流液常见原因的诊断思路见图 2-9,需要注意的是,患者可能同时存在几种病因,应兼顾处理,避免漏诊。

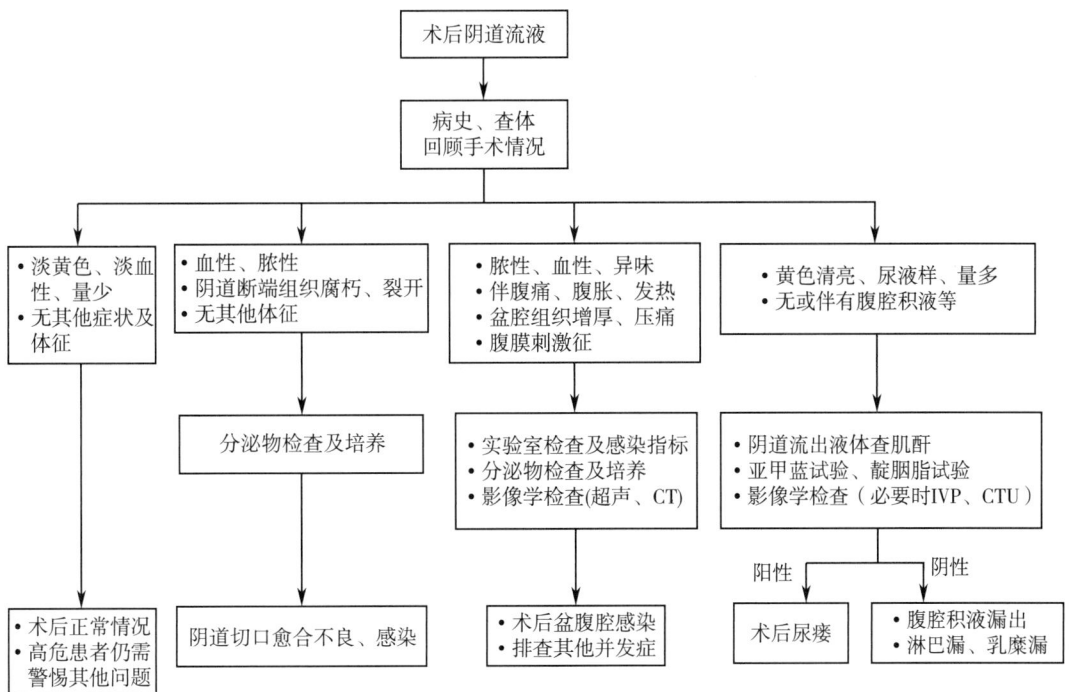

图 2-9 妇科术后阴道流液常见原因的诊断流程

(1)术后感染：对症处理的同时，足疗程使用抗生素行抗感染治疗，有条件者应根据分泌物培养结果选择抗生素。若感染严重、合并其他临床表现，或抗感染治疗无效时，需积极排查引发感染的原因，如泌尿系统损伤、肠道损伤等。

(2)阴道断端切口愈合不良：阴道断端切口愈合不良的患者应做好医患沟通，嘱患者注意休息以避免切口严重裂开，加强营养以促进切口愈合。伴有切口感染、微生物培养阳性者，可使用抗生素抗感染，并进行阴道消毒、上药等。伴有切口裂开者，若无活动性出血、组织嵌顿，经保守治疗一般可自愈。若伴有阴道断端活动性出血、腹腔组织脱出或嵌顿者，需手术治疗。

(3)尿瘘：妇科手术后最常见的尿瘘为膀胱阴道瘘和输尿管阴道瘘。

1)膀胱阴道瘘：除术中及时发现的膀胱损伤应立即修补，其他情况下的膀胱医源性损伤一般需等待3~6个月，待手术瘢痕软化、损伤确定无法自愈后再考虑手术治疗。对于瘘口<3mm的单纯性膀胱阴道瘘可保留尿管3~4周，同时充分进行对症支持和预防感染等治疗，有自愈的可能。但若保留尿管后患者仍有持续阴道流液、漏尿，则多需手术治疗。手术治疗则根据患者个体情况，选择经腹、经膀胱，或经阴道等路径进行修补术。

2)输尿管阴道瘘：处理原则是尽快恢复输尿管的连续性，保护患侧肾的功能，引流外漏尿液。术中及时发现的输尿管损伤应立即进行修复，如行输尿管膀胱再植术或输尿管端端吻合术等。术后发现或延迟发生的输尿管损伤也应该越早修复越好，但仍需结合患者的病情需要和个体情况综合考虑。对于术后发现的输尿管阴道瘘，当输尿管损伤轻、瘘孔小、连续性尚可时，可尝试置入输尿管支架3个月，部分患者可自愈。对于损伤严重，如输尿管近乎离断、输尿管闭锁等情况，建议尽早积极手术，手术方式为输尿管膀胱再植术、回肠代输尿管术等。当患者一般情况差，不适合再次手术时，可先行经皮肾穿刺造瘘术改善患侧肾功能，待患者全身情况改善后择期行再次手术。

(4)腹腔积液漏出或淋巴漏：一般情况下，子宫切除术后发生阴道内排出腹腔渗出液或淋巴液时经过保守治疗可自愈，积极对症支持、加强抗感染、减少脂肪摄入、减轻术后炎症反应等处理有助于避免感染、减少淋巴液的产生、促进腹膜对液体的吸收。大量淋巴漏和腹腔积液时可考虑腹腔穿刺进行充分引流，以减少阴道流液量、降低并发感染的风险。当持续大量淋巴漏、乳糜漏，经久无法自愈时，必要时需手术探查寻找淋巴漏的部位并进行结扎和封闭，另有文献报道可尝试通过介入手术治疗淋巴漏。

（王 乔 朱仲毅）

第九节 手术后切口疼痛

手术后伤口疼痛是外科手术后常见的并发症之一，术后患者常因伤口疼痛而感到不适，影响术后尽早活动。此外，伤口的疼痛刺激、麻醉药物的副作用等还会导致患者出现恶心、呕吐等症状,严重者甚至会导致失眠,影响伤口愈合。随着腔镜技术的发展,越来越多的妇科手术采用腹腔镜技术,微创的切口大大改善了患者术后切口疼痛的发生,但腹腔镜手术中所使用的 CO_2 灌注也会在一定程度上影响患者胃肠蠕动,使其出现术后恶心、呕吐等不良症状,刺激手术切口,增加疼痛感。

一、病因

1. 手术相关疼痛　手术相关疼痛通常出现在麻醉消退后的数十分钟至数小时内,疼痛感觉多表现为刺痛或触电感。具体发作时间会受手术类型、麻醉方式和药物使用量的影响。术后 24 小时内,切口疼痛会表现出强烈的灼热感,常伴随焦虑不安、大量出汗,有时会导致疼痛性休克,尤其在手术当天,以及夜间发作更为明显。而在术后 24~48 小时内,切口疼痛逐渐减轻,转变为轻微的胀痛或拉扯感。

2. 感染相关疼痛　术后第 3 天,切口疼痛持续或加剧,伴随红肿、热感和压痛,需要排查是否因伤口感染而引发疼痛。感染性疼痛为持续剧烈灼热痛或跳痛。

3. 张力性疼痛　术后第 7~14 天常见张力性疼痛,一次用力后会有剧烈疼痛,但紧接着感觉伤口松开,疼痛明显减轻。常见于腹壁重大手术后,先前营养状况不佳或伤口感染,致使腹部膨胀、咳嗽等因素增加切口张力导致腹壁裂开。

4. 压迫性疼痛　疼痛为持续性刺骨感,伴有明显肢体肿胀和血液循环障碍,止痛药无效,需解除压迫才可减轻痛苦,常出现于四肢骨折患者。

5. 切口血肿　反复出入穿刺口、穿刺点选择和穿刺操作不当可能引起切口血肿,导致术后切口疼痛,表现为术后穿刺口周围皮下形成局部肿块,可能引发感染、疼痛、愈合延迟等问题。为避免切口血肿应注意患者的体重与体形,熟悉下腹壁血管分布,可进行腹壁透光试验确认腹壁血管走行。减少反复进出穿刺口,重视缝合解剖等。

6. 切口疝　腹部手术后,切口处的腹壁正常结构被破坏,特别是肌腱层的破坏,导致腹壁支持力减弱,如较大的切口、切口合并感染,当出现腹压升高等情况时,肠内容物易嵌入腹壁薄弱处,形成腹壁切口疝。此外,当腹腔镜手术结束放气拔管时钩挂腹腔内容物,也容易出现切口疝。当合并肠嵌顿时,患者可表现为腹部疼痛,严重时可出现肠梗阻表现。

7. 其他　导致切口疼痛的其他因素包括管道阻塞、腹胀、咳嗽、切口碰撞或牵拉、不恰当体位、激烈操作等。及时去除这些因素可减轻或消除疼痛。

二、诊断与鉴别诊断

1. 诊断　患者主观感觉疼痛,需明确疼痛位置、范围、程度、诱因及缓解因素,充分评估疼痛情况。与疼痛相关因素有切口部位、切口大小、患者痛觉敏感程度、患者性别与年龄等。患者主诉应结合表情和生理活动等,科学分析,来判定疼痛程度。通常用疼痛数字评分法,为 0~10 分,0 分表示无疼痛,1~3 分为轻度,4~6 分为中度,7 分及以上为重度。此外,手术切口可在胸部、上腹部,以及关节、胆管或直肠等部位引起较为显著的疼痛感,尤其是切口较大的患者更易感受到疼痛。疼痛阈值较低的患者呈现更强烈的疼痛反应,而老年患者对疼痛的反应相对较迟钝,而男性患者则相对于女性更具有耐痛能力。

2. 鉴别诊断 术后切口疼痛需与切口血肿、切口疝引起的疼痛相鉴别。若术后切开出现持续性出血可能形成血肿,患者可能出现局部扪及肿块、按压痛及血红蛋白水平下降,出血量大时可出现心率增快、失血性休克、盆腹腔积液、血红蛋白水平进行性下降。若继发感染,可发热。若高度怀疑切口血肿,可行腹部彩超检查进行鉴别,必要时行腹部 CT 检查,密切关注血红蛋白水平及包块大小变化。

切口疝患者可见腹部切口处出现包块,腹部用力时尤为突出,平卧时缩小或是消失,腹腔内脏器嵌顿时,包块可突出固定。若合并肠嵌顿、肠梗阻等,患者可出现排气排便停止、呃逆等肠梗阻表现,严重时可出现肠坏死、肠穿孔等。可行腹部彩超检查进行鉴别,必要时行腹部 CT 检查。

三、治疗

1. 一般治疗 需取正确的体位并适量活动。手术后需确保患者感到舒适。硬膜外麻醉后的平卧期间及全麻清醒前,患者可采用去枕平卧并将头偏向一侧;清醒后,若血压稳定,可调整为半卧位以促进腹腔引流。术后如无禁忌,建议患者尽早起床适度活动,有助于促进胃肠功能恢复,减轻腹胀,缓解切口疼痛。对于接受胸腹部手术的患者,咳嗽或打喷嚏时可用手掌或小软枕轻压切口,以减少张力和减轻疼痛,同时要保持胸腹带的松紧适中。极少数患者可能因胃管刺激或感冒引发频繁咳嗽,可考虑雾化或止咳药物缓解咳嗽引起的疼痛。

2. 药物治疗 药物治疗包括止痛剂,是术后镇痛的主要手段之一。主要方式有以下几种:①口服药物:可用于轻度疼痛,该用药方式简单耐受、作用时间长,包括阿片类物质等,且常与非甾体抗炎药(NSAID)合用。②肌内注射:可用于术后中重度疼痛。肌内注射药物效果快速,使用方便,常见药物有吗啡和盐酸哌替啶,但效果持续时间短,自行注射不便。③静脉滴注和静脉推注:相对于肌内注射,静脉滴注或者静脉推注可以迅速实现有效的止痛药物浓度,但静脉注射可能导致呼吸抑制、尿潴留和瘙痒等副作用,需注意观察患者病情变化。④患者自控止痛方法:止痛泵通过静脉持续泵入止痛药以提供持续镇痛。当患者需要更多药物以减轻疼痛时,可通过自控镇痛泵自行注射预定剂量的药物,如吗啡、舒芬太尼和芬太尼等药物。⑤其他方法:包括经皮贴剂,如东莨菪碱等经皮贴剂、苯二氮䓬类含服制剂、口腔黏膜吸收止痛药物等。

在应用止痛药物前,必须充分评估患者病情,排除其他原因引起的不适,如吻合口瘘、继发性内出血等,以免延误病情。

3. 感染性切口治疗 当患者术后出现明显感染现象并合并以下情况时,一般可作出诊断:①切口穿刺或引流出脓液或穿刺液含脓;②切口引流液或组织培养细菌阳性或显微镜下可见脓细胞;③具备 2 项以上的炎症症状,如切口处疼痛或压痛,局部组织红肿;④切口开裂、体温 ≥38 ℃;⑤再次手术或其他检查显示脓肿或感染。

处理切口感染需全面评估感染程度、患者情况和检查结果,制订适当的治疗方案,包括提供营养、抗感染、穿刺和手术治疗。

当出现盆腔感染症状时,需启用广谱抗生素治疗,包括对厌氧菌的覆盖。为针对性指导抗生素的使用,在采用广谱抗生素前,需完善外周血、切口周围分泌物的细菌培养及药敏试验。90% 的患者在接受抗生素治疗的 48~72 小时内恢复正常体温,若经验性使用抗生素效果欠佳,需及时根据药敏试验调整治疗方案,待体温正常并稳定 24 小时后可停止口服抗生素使用。

切口感染合并积液时,可尝试在超声引导下行穿刺治疗,并对穿刺吸出物进行细菌培养和药敏试验,以指导抗生素选择。若保守治疗效果不佳,可考虑手术清创,对切口周围坏死感染组织进行清创。

术后切口感染,特别是化脓性感染,需要将切口缝线拆除,进行充分的引流和清洗,去除坏死组织。待伤口没有脓性分泌物,并且肉芽组织饱满时,再进行二期缝合。二期缝合的主要目的是在创口完全新鲜、肉芽组织饱满的情况下进行缝合,以促进创口的痊愈,术前需完善切口分泌物培养,明确感染控制。

4. 生物电刺激效应 生物电疗法是一种通过模拟生物电刺激帮助治疗腹部不同区域的治疗方式。对妇科手术后的疼痛缓解效果显著。对于盆底肌痉挛的患者,生物电低频脉冲可刺激盆底肌纤维缓解切口疼痛;对于胃肠蠕动减弱的患者,生物电刺激胃肠平滑肌纤维,可促进胃肠道功能恢复,改善消化道不适症状。

5. 切口血肿 切口血肿一旦发现,需明确有无持续性出血,停用抗凝类药物,观察血肿的大小、颜色、有无渗液等变化,以便及时发现异常情况并采取相应的治疗措施,需定期复查B 超,以了解血肿吸收情况。对于较小的血肿,可以采用局部冷敷或热敷的方法,以减轻疼痛和肿胀。冷敷可以减少局部血液循环,降低炎症反应;热敷则有助于促进血液循环,加速血肿的吸收;另外,中医药对血肿也具有良好疗效,大黄、芒硝加食醋混合外敷,可加速血肿吸收。对于较大的血肿或保守治疗无效的情况,可能需要进行血肿清除术,将血肿内的血液和坏死组织清除干净,以促进切口愈合。对于部分患者,可以在超声引导下进行穿刺抽液,将血肿内的液体抽出,减轻血肿对周围组织的压迫,缓解患者的不适感。切口血肿易导致感染的发生,应根据患者的感染情况选用合适的抗生素,以控制感染的发展,促进切口的愈合。

6. 切口疝 切口疝一经发现需首先明确有无腹腔脏器嵌顿。对于部分症状较轻、疝囊内容物可还纳的患者,可采用非手术治疗方法。主要包括佩戴腹带、增强肌肉力量等,以减轻腹壁切口疝的突出程度,减轻患者的疼痛感。对于存在腹腔脏器嵌顿、无法还纳的患者宜尽早手术解除嵌顿。通过手术治疗还纳嵌顿物,修补腹壁缺损,恢复腹壁结构的完整性。

7. 心理治疗 如果患者的注意力过分集中于疼痛部位,则使疼痛反应增强。为提供有效的心理照护,应关注患者的紧张、忧虑、焦虑和悲观情绪。可从以下几方面实施心理护理措施:表达同情、给予亲切安慰和积极鼓励;在手术前介绍术后伤口疼痛相关知识,减少对疼痛的恐惧,帮助患者做好心理准备并应对疼痛;引导患者分散注意力,例如进行轻松愉快的交谈。

(何政星 杨 帆)

第十节　手术后便秘

便秘是肠道排便困难,表现为排便时间长,次数少,排便受阻,伴有直肠坠胀和排便不尽等症状。便秘是术后常见并发症之一,多发生于患者进食后,表现为 3 天以上未排便、次数减少、粪便干燥或难以排出。次数减少是指每周排便<3 次,表现为排便不畅、排便困难、排便感不完全、排便耗时,需要手段协助排便。

腹部手术后患者常出现便秘,原因包括手术刺激导致胃肠蠕动减缓、麻醉药和抗生素副作用使胃肠道蠕动受抑制;手术后切口疼痛导致活动减少,内分泌功能下降,影响结肠吸收水分,导致粪便干燥难排;术后患者避免强力排便,以免影响伤口愈合,不利于排便。便秘可能会加重患者术后不适,如腹胀、纳差、疼痛,影响恢复。同时,便秘导致的排便不畅还可能使患者的伤口疼痛加剧,心脏负担增加,术后并发症风险提高,焦虑情绪加剧,住院时间延长,疼痛加剧,康复不利等,对患者的身心造成双重影响,进一步降低生活品质。

一、病因

1. **腹部手术**　围手术期中使用的各种药物,如麻醉药物、抗生素等,导致患者交感神经被抑制,影响胃肠道蠕动。手术后几天,麻醉药物残留导致便秘高发,发生率最高时间是术后 1~5 天,尤其是使用镇痛副作用严重的阿片类药物;术后患者因各种原因下床活动减少,导致胃肠道分泌功能减弱,影响结肠吸水功能,从而导致粪便干结难排,常见原因包括术后伤口疼痛、留置管道多活动不便等;手术后,患者胆怯用力排便,以避免干扰手术伤口康复,不利于排便;另外,对于行广泛子宫切除手术的患者,因盆腔自主神经受损,也可能导致排便困难。

2. **年龄**　便秘常见于年长患者。随着食量及活动量的下降,胃肠道分泌减少,肠道蠕动受阻,腹部及盆底肌肉虚弱,肛门括约肌失去张力等症状,进而减缓消化过程,引起便秘困扰。此外,老年人常因老年性认知障碍或精神抑郁症等精神障碍,影响排便反射导致便秘。

3. **饮食因素**　腹部手术后复原初期,宜选择容易消化的流质或半流质食物。为确保手术后的营养供给,患者通常在术后摄入大量蛋白质、脂肪,而摄入膳食纤维不足。而膳食纤维有利于促进肠道蠕动,而高脂高蛋白饮食在肠道内传输较慢,可能导致便秘的发生。另外,老年人由于摄入食物较少,热量摄入不足,胃肠道通过时间延长,也可能导致便秘。据报道,胃肠反射受食物摄入量的影响,1kcal 饮食可激发肠道蠕动,而 0.35kcal 则无此效果。脂肪是主要刺激反射的食物,而蛋白质则不具有此作用。

4. **精神心理因素**　患有抑郁、焦虑、强迫症等心理障碍的患者更容易发生便秘。手术前后患者常伴有焦虑、抑郁等心理状态,增加了术后便秘的发生率。

5. **医源性因素**　由于社会压力或个人主观原因,使部分患者长期服用泻剂,特别是刺激性泻剂,长期使用可能伤害肠道黏膜神经,导致肠道肌肉张力降低,从而导致严重便秘。

二、诊断与鉴别诊断

1. 诊断　功能性便秘的诊断主要根据患者的临床表现,需遵循由罗马基金会于 2016 年发布的罗马Ⅳ断标准:①症状必须持续至少 6 个月。②近 3 个月内需符合以下至少 2 项症状:排便频率减少,每周自发排便少于 3 次;排便费力,排便时需过度用力;粪便干燥,粪便呈硬块或干球状;排便不尽感,排便后仍有未排尽的感觉;肛门、直肠阻塞感,排便时感觉有肛门或直肠阻塞;需要手法辅助排便,需要用手按压腹部或用手协助排便。③需排除器质性疾病(如肠梗阻、肿瘤、炎症性肠病等)或药物引起的便秘。

根据功能性便秘的病理生理学机制,可划分为以下四类:

(1)慢传输型便秘,结肠动力障碍,肠道传输缓慢,主要表现为排便次数减少、便意不强烈、粪便干硬,伴有腹胀感。

(2)排便障碍型便秘,结肠传输功能正常,但腹肌、盆底肌、肛门括约肌不能有效协调运动,使粪便不能顺利排出,主要表现为大便不尽、排便困难及肛门坠胀。

(3)混合型便秘同时具有慢传输型便秘及排便障碍型便秘的特点。

(4)正常传输型便秘常见于便秘型肠易激综合征患者,这类患者可在排便后缓解腹痛、腹胀。

详细问诊和进行体格检查在进一步诊断便秘时具有重要作用。要重点了解便秘的症状、程度、患者感受,以及对生活质量的影响。不同病理生理机制可能存在不同症状,有助于鉴别诊断。另外,患者合并慢性基础疾病和用药史可能导致便秘,需充分了解患者病史。

便秘患者的体格检查包括全身检查、腹部检查和直肠指检,长期便秘者还需定期检查粪便检测和便血试验。在腹部检查中需重点观察腹部是否存在压痛、是否能扪及包块。直肠指检可检测肛门直肠区是否存在肿物等器质性改变,并可评估肛门括约肌和耻骨直肠肌的功能。正常情况下,当患者用力排便时肛门松弛,手指可顺利进入肛门,若手指被夹紧则提示肛门括约肌收缩不协调。此外,肛门直肠疼痛的患者需检查耻骨直肠肌是否存在触痛,用以鉴别肛提肌综合征与非特异性功能性疼痛。

当前用于便秘的临床检查包括结肠传输试验、肛门直肠测压、球囊逼出试验和排粪造影等,对直肠功能的科学评估、便秘分类和治疗方案选择具有重要意义。结肠传输试验主要用于检查结肠传输性运动迟缓引发的便秘,在展示直肠膜脱出、直肠内套叠和会阴下移等方面具有一定优势。动态 MRI 排粪造影在排便障碍型便秘的诊断中具备一定的临床意义,尤其是在显示膀胱脱垂、子宫下垂和其他盆底、盆壁病变方面有明显优势。

2. 鉴别诊断　对于手术后出现的便秘,需要与非手术原因引起的便秘进行鉴别。对于年龄超过 40 岁、出现可疑症状的患者,需完善相关检查,以明确是否存在器质性病变,如是否伴有结直肠形态学的变化。当患者同时出现出血、便潜血阳性、贫血、体重减轻、腹痛、腹部肿块、结直肠息肉史和结直肠癌家族史,需高度怀疑恶变可能。需鉴别的疾病包括:①器质性疾病,如结直肠肿瘤;②内分泌代谢病,如甲状腺功能减退;③神经系统疾病,如自主神经病变等；④肌肉疾病，如皮肌炎等；⑤药物相关便秘，如抗抑郁药、钙剂、铁剂等。

三、治疗

1. **一般治疗**　包括规律如厕，调整饮食结构，增加高纤维食物摄入，保证每日饮水1 500~2 000ml，增加活动量，避免久坐等。

2. **药物治疗**　目前便秘的主要治疗手段是药物治疗，包括以下几类：

（1）泻药

1）容积性泻药：通过促进肠道吸水，增加肠道容积而起通便作用，适用于轻度便秘患者，如麦麸等。

2）肠道渗透性泻药：通过在肠道内引起高渗状态，吸收水分，增加粪便容积，刺激肠道蠕动，适用于轻、中度便秘患者，如聚乙二醇4000散、乳果糖等，其中聚乙二醇4000散因其在服用后不被肠道吸收、不被代谢，通过氢键固定水分子，软化粪便，不影响电解质平衡，副作用较少，适合糖尿病患者使用。而乳果糖经细菌于肠道内分解成乳酸和乙酸，刺激肠道蠕动，促进氨和其他含氮物质排泄，促进生理菌群生长，适用于便秘伴有肝功能失代偿的患者，可预防和治疗肝性脑病。

3）润肠泻药：可润滑肠壁和粪便，抑制水分吸收，促进排便，适用于粪便干硬患者，如液态石蜡、开塞露、麻仁润肠丸等。

4）刺激性泻剂：可刺激肠道神经系统，促进肠道蠕动和分泌物释放，如蓖麻油等，但长时间使用此类药物有严重的成瘾性，可能会导致不可逆的肠道神经损伤，建议短期、间歇性使用。

（2）促胃肠动力药物：可刺激肠神经丛神经元，增加肠道蠕动和液体分泌。包括5-羟色胺（5-hydroxytryptamine，5-HT）受体激动剂，代表性药物有莫沙必利等。

（3）促分泌药物：作用于氯离子通道，促进肠道内液体运输和分泌。鸟苷酸环化酶C激动剂可增加肠液分泌和运动频率，缓解症状。代表药物包括鲁比前列酮等。

（4）微生态药物：便秘患者肠道内微生态环境改变会导致有益双歧杆菌减少，潜在致病菌及外来病原体过度生长，引发便秘等肠道功能失调。益生菌补充可有效改善患者便秘症状，如罗伊乳杆菌、双歧杆三联活菌制剂。

3. **生物电治疗**　生物电治疗具有无创、便捷、安全等优势，通过模仿低频脉冲生物电，刺激腹部各部位平滑肌，模拟肌肉的运动来增加肌肉收缩，改善患者胃肠蠕动。

4. **中医治疗**　中医药治疗便秘主张辨证施治，如脾虚型便秘可采用大剂量生白术健脾补气。除此之外，针灸疗法、按摩推拿也能通过改善胃肠道血液循环，促进蠕动，改善患者的症状和焦虑抑郁状态。

5. **精神心理治疗**　良好的心理状态和睡眠对缓解便秘症状具有重要意义。对于具有明显精神心理症状的便秘患者，需同时针对性的治疗精神问题。如对合并精神心理障碍、睡眠障碍的患者给予心理指导和认知治疗；对合并明显心障碍的患者使用抗抑郁焦虑药物治疗等。

（何政星　杨　帆）

第十一节　非手术后阴道流血

阴道流血指除正常月经以外的异常出血。阴道流血是妇产科最常见的主诉之一,很多疾病都会表现出阴道流血。女性生殖系统的出血都可以经阴道流出,表现为阴道流血(除正常月经外)。通过详细的病史采集、体格检查、辅助检查,可以明确诊断,达到精准治疗的目的。

一、育龄期常见的引起阴道流血的疾病

如果有性生活,需要通过妊娠试验大致分为妊娠相关的阴道流血和非妊娠相关的阴道流血。

1. 与妊娠相关的阴道流血(详见产科第一章第二、三节)

2. 与炎症相关的阴道流血

(1)阴道炎:偶有滴虫性阴道炎引起阴道流血者,往往呈点状出血。主要表现为阴道分泌物增多,外阴瘙痒。体格检查:呈泡沫样白带,有腐臭味,阴道壁充血明显,可见散在出血点。可通过阴道分泌物中找到滴虫确诊。滴虫性阴道炎往往通过性交传染。男性感染滴虫后常无症状,容易成为感染源。治疗需要性伴侣同时治疗。由于滴虫可在存在阴道、尿道、前庭大腺等多个部位,药物首选口服硝基咪唑类药物,包括甲硝唑、替硝唑等。推荐方案:甲硝唑 400mg,每天 2 次,连用 7 天。替代方案:替硝唑 2g,顿服。性伴侣的治疗方法一样。由于滴虫再感染的概率高,在初次治疗 3 个月内需复查白带常规。

(2)急性宫颈炎:可表现为经间期出血或接触性出血,往往伴有脓性白带。合并尿路感染则有尿频、尿急等症状。急性宫颈炎往往由于人工流产、产伤等导致宫颈损伤,病原体由此引发感染。最常见的病原体为淋球菌、沙眼衣原体等。除此之外,还可能由于物理、化学刺激等引起。体格检查:宫颈区域呈现显著的充血和水肿现象,黏膜层出现外翻情况,宫颈入口处伴有脓性白带附着。宫颈明显充血水肿,并且可见黏膜外翻以及宫颈口脓性白带附着。宫颈分泌物检查显示白细胞增多。在显微镜下观察宫颈或阴道分泌物,可见大量白细胞,提示可初步诊断急性宫颈炎。此时,需要进一步检测性传播疾病病原体及阴道炎相关指标。在诊断过程中,患者的表现至少应包括以下两种情况之一:①在采集的子宫颈或子宫颈管棉签样本中,可以直接观察到有脓液或伴有黏液的脓性排出物;②用棉签清理宫颈部位的黏膜表层时,常会遇到血液渗出的情况。检查结果显示阴道分泌物中白细胞含量超出正常水平,涂片经过革兰氏染色后发现中性粒细胞占比较高,中性粒细胞>30 个 /HPF,而湿片检查中白细胞>10 个 /HPF。需排除滴虫或需氧型阴道炎的可能。治疗主要以全身抗炎治疗为主。经验性用药需要覆盖淋球菌和沙眼衣原体的广谱抗生素。针对急性淋病奈瑟球菌性宫颈炎主张单次大剂量给药,包括二代或三代头孢菌素类抗生素、头霉素,以及氨基糖苷类药物;针对沙眼衣原体宫颈炎常使用四环素类、大环内酯类以及喹诺酮类药物。性伴侣需要同时治疗。

(3)宫颈息肉:是一种慢性宫颈炎,主要表现为同房后阴道流血,或者白带带血丝。体格

检查可见红色,质软的舌状赘生物,触之易出血。蒂粗细不一。宫颈细胞学检查往往未见上皮内瘤变以及癌变。需要通过手术摘除。

(4)子宫内膜炎:急性子宫内膜炎多发生在顺产、剖宫产、宫腔操作手术后以及经期同房后等。病原体经创面入侵,导致子宫内膜感染。临床表现为白带增多,下腹痛伴发热。白带为黄绿色,脓样甚至带血。较长时间的阴道流血也可能引起子宫内膜炎,表现为阴道流血的同时下腹痛,体格检查发现子宫有压痛。治疗一般全身使用抗生素。慢性子宫内膜炎可表现为白带增多,白带带血丝,持续性下腹隐痛等。慢性子宫内膜炎治疗以口服抗生素为主,可选择多西环素或左氧氟沙星和甲硝唑联合用药方案。

(5)盆腔炎性疾病(pelvic inflammatory disease,PID):包含子宫内膜炎症、输卵管炎症、输卵管卵巢化脓性疾病及盆腔膜炎等。根据病原体种类、炎症反应的程度、感染严重性以及范围,临床表现存在一定的差异。常见症状包括发热、腹痛、异常阴道分泌物或阴道流血。全身症状可表现为寒战、高热和头痛等。腹痛多为下腹部持续性胀痛或隐痛,并在月经期、过度劳累或性生活后加重。女性月经期间可能出现经血量增加或周期时间延长的现象。若患部发生脓肿形成,下腹部区域可能会出现肿块以及遭受局部压迫的症状。若脓肿发生于子宫前侧位置,可能导致膀胱受到刺激,从而出现一系列症状,如排尿不畅、频繁欲尿以及强烈的尿意。若诱发泌尿系统肌肉炎症,或许会导致排尿时产生疼痛等不适。当脓肿包块出现在直肠子宫陷凹处,可能导致直肠受到刺激,引发一系列症状,如腹泻、强烈的排便欲望以及排便困难。体格检查通常发现下腹痛压痛和反跳痛。妇科检查:观察到阴道分泌物为脓状,颜色为白色,子宫颈呈现显著的充血现象。清理子宫颈外部的分泌物后,如果注意到有脓液从宫颈口溢出,表明子宫颈管道内层或子宫腔可能遭受了急性感染。盆腔内温度上升,宫颈处剧痛及摇摆痛明显。患者的子宫尺寸略微超出常规范围,伴随疼痛感,同时两侧附件区也有压痛。若存在输卵管积水的情况,则可能摸到变粗的输卵管。若存在输卵管卵巢脓肿,可能会触及肿块,其活动受限并且有明显压痛。若盆腔积脓处于较低位置,通常能在后穹窿或侧穹窿区域触及肿块,并可有波动感,通过三合诊检查能更好地揭示盆腔的具体状况。病原体检测包括宫颈分泌物中的沙眼衣原体和淋病奈瑟菌检测,以及宫颈分泌物培养。对发热患者还需要进行血培养。必要时,还需检测血常规、CRP、红细胞沉降率和降钙素原水平。此外,盆腔脏器超声、CT 或 MRI 等影像学检查也常用于辅助诊断(表 2-9)。

表 2-9　PID 的诊断标准

最低标准
　　宫颈举痛或子宫体压痛或附件区压痛

附加标准
- 口腔温度超过 38.3℃
- 子宫颈异常黏液脓性分泌物或子宫颈脆性增加
- 在阴道分泌物的生理盐水涂片镜检中,观察到众多白细胞的存在
- 血红细胞沉降率上升
- 血 C 反应蛋白水平上升
- 实验室检查证实宫颈部位存在淋病奈瑟球菌或是沙眼衣原体的感染情况

续表

特异标准

- 子宫内膜活检提示内膜炎
- 经阴道超声或磁共振成像提示,输卵管呈现扩张,伴有积液,可单独出现,也可能与盆腔积液相伴随,此外,输卵管与卵巢区域可能形成肿块
- 腹腔镜检查发现盆腔炎症性疾病(PID)的迹象

在性活跃的年轻女性和存在性传播疾病风险的女性中,若出现腹部疼痛,且已排除其他引起下腹疼痛的潜在原因,妇科检查满足最低诊断要求时,可考虑实施经验性药物干预。附加诊断可提高诊断的准确性,而特异性标准基本能够诊断 PID。

以抗菌药物治疗为主,必要时行手术治疗。正确、规范使用抗菌药物可使 90% 以上的 PID 患者治愈。抗菌药物的治疗原则:及时、经验、广谱、个体化治疗。要求在诊断明确后随机开始使用抗生素。由于药敏试验需要数天培养,初始治疗常为经验性用药。由于盆腔炎性疾病常存在混合性感染,选择的抗菌药物需要覆盖所有可能的病原体包括厌氧菌、需氧菌、支原体、淋病奈瑟球菌等。药物选择还需要考虑药物安全性、患者医从性等。根据疾病的严重程度决定静脉或非静脉给药。抗菌药物治疗至少持续 14 天。轻到中度的盆腔炎性疾病可口服或肌内注射抗菌药物。推荐方案为 β- 内酰胺类 + 甲硝唑 + 四环素类。替代方案包括氟喹诺酮类 + 甲硝唑方案和大环内酯类 + 甲硝唑方案。住院使用静脉抗生素的指征包括不能排除手术紧急情况(如阑尾炎)、输卵管卵巢脓肿、妊娠、严重疾病、恶心和呕吐,或口腔温度 38.5℃、无法遵循或耐受门诊口服方案、口服抗菌药物治疗无临床反应。推荐方案为 β- 内酰胺类 + 甲硝唑 + 四环素类。替代方案包括氨苄青霉素 + 四环素类、克林霉素 + 庆大霉素和喹诺酮类 + 甲硝唑。手术治疗适用于药物治疗效果不理想的输卵管卵巢脓肿病例。对于包括药物治疗无效的输卵管卵巢脓肿和盆腹腔脓肿,强效抗生素治疗 48~72 小时后,如果发热症状未见减退,反而中毒迹象加剧或肿块增大,为避免脓肿破裂的风险,手术治疗可能成为一种选择。根据患者的一般情况、脓肿大小及位置、病变累及的范围、有无生育意愿等决定采用开腹或腹腔镜方式。手术方式包括脓肿切开引流、患侧输卵管和 / 或卵巢切除术,甚至子宫及双附件切除术。在抗菌药物治疗的基础上,结合中医中药和物理治疗,可能在减少慢性盆腔痛等后遗症方面可发挥一定的作用。

3. 与生殖器良性疾病相关的阴道流血

(1)子宫肌瘤:由子宫内平滑肌细胞增殖构成的良性肿瘤,在女性中极为普遍。育龄期女性的患病率可达 25%,引起月经改变常见于黏膜下子宫肌瘤以及肌壁间肌瘤突向黏膜下类型。表现为经期延长、月经量增加和周期缩短,可能导致贫血。也可能出现阴道分泌物增加或异常液体排出。黏膜下子宫肌瘤以及较大的肌壁间肌瘤导致宫腔增大,内膜面积增大,可以表现为月经量增多,经期延长。也可表现为月经周期缩短,经期经量尚规律。长期的经量增多可出现贫血。体格检查:子宫增大,肌壁间肌瘤可导致子宫形态不规则,有明显凹凸不平感。大肌瘤甚至可在下腹部扪及包块。黏膜下肌瘤往往出现子宫均匀增大。子宫内部的超声波成像显示出类似圆形或椭圆形的低回声团块,这些团块可能单独出现或成群出现,并且大多数有明显边界。黏膜下肌瘤合并感染后可出现脓性白带、发热。体格检查:子宫压

痛。血常规提示白细胞总数以及中性粒细胞比例上升。子宫肌瘤的影像学诊断方法包括超声和 MRI 检查。

无症状的肌瘤无需特殊处理,定期随访即可。如有经量增多甚至出现贫血的症状或短期内肌瘤长大则需治疗。

治疗方法以手术为主。手术治疗的适宜情况包括:①当子宫肌瘤引起月经过多或非正常出血,可能引发贫血症状时。因受到如泌尿、消化或神经系统的压迫而引起相应的症状,且现有的药物治疗并未见效。②肌瘤合并不孕。③拟怀孕的子宫肌瘤患者,若肌瘤直径 ≥4cm,推荐进行子宫肌瘤切除手术。④绝经后未接受激素替代疗法而肌瘤持续增大者。对于有生育要求或强烈希望保留子宫的患者,可选择行子宫肌瘤切除术。对于年龄较大,无生育要求或怀疑恶变者,则应选择子宫切除术。手术途径包括宫腔镜、腹腔镜以及开腹等方式。具体选择取决于术者的手术操作技术和经验,以及患者自身的具体条件。微创治疗方法还包括经导管 UAE 和高强度超声聚焦疗法(high intensity focused ultrasound ablation,HIFUA)等。这些方法主要通过缩小肌瘤体积或破坏子宫内膜来缓解症状,但不易获取肌瘤组织进行病理检查,可能存在子宫肉瘤漏诊的风险。针对多发性肌瘤(>5 个)且体积较大(直径>10cm),特别是位置敏感或盆腔广泛粘连的情形,手术难度加大,也提高了孕期子宫破裂的可能,此时开放性手术为较佳选择。

药物干预主要应用于:①针对子宫肌瘤引发的月经过多及贫血症状,通过术前药物干预,旨在纠正贫血状况,减小肌瘤体积及子宫大小,从而为手术治疗做好前期准备;②对于患有子宫肌瘤的女性,在怀孕之前,可以通过药物治疗减小子宫及其肌瘤的大小,从而为怀孕创造有利条件;③对于多发性子宫肌瘤患者,在实施切除术之后需采取措施避免短期内疾病再次出现;④拒绝或不适合接受手术的患者。子宫肌瘤的治疗用药主要分为两个主要类别:一部分药物能缓解月经量过多的情况,但对减小肌瘤的大小效果不明显,例如包含性激素的药物,如复合型口服避孕药和 LNG-IUD。抗出血药物包括氨甲环酸、云南白药,以及非甾体抗炎药(NSAID)。某些药物具备缓解贫血状况与减小肌瘤大小的双重效果,如促性腺激素释放激素激动剂(gonadotropin releasing hormone agonist,GnRH-a)及米非司酮等。然而,这两类药物均存在不能长期使用,停药后肌瘤可能继续生长的弊端。

(2)子宫腺肌病:子宫内膜(腺体和间质)侵入子宫肌层生长所引发的病变。主要临床症状包括月经量增加(可能导致严重贫血)、继发性痛经且痛经逐渐加剧,以及生育障碍。患者通常有多次分娩或人工流产的病史。痛经多为继发性并进行性加重。然而,某些患者的经期疼痛表现并不具有代表性。此外,患者或许还会遭遇性生活时的疼痛或持续性的盆腔不适,间或伴随腰部及骶骨区域钝痛。月经异常可能表现为月经量多、经期延长,以及前后期点滴出血。经量过多最为常见,严重者可致贫血。年轻女性常生育力低下,甚至合并不孕、流产、早产、不良产科并发症及死产的风险显著增加。随着子宫逐渐增大,其可能会对周围的器官产生压迫,从而引起一系列临床表现。如对膀胱的压迫可能造成频繁排尿和尿急,而对肠道的影响则可能包括便秘以及肛门坠胀不适感。长期疼痛、月经量异常增加,以及生育困难可能导致与精神心理相关的身体症状等。体格检查:子宫常呈后屈位,质硬且有压痛,经期时压痛更为明显。子宫活动度差,呈球形长大,以前后径增加明显。影像学检查包括超声、MRI 及 CT 等。超声检查发现受累肌层内直径 1~5mm 无回声或低回声小囊肿或微囊肿是子宫腺肌病的特异性表现。

子宫腺肌病治疗的目标在于减轻疼痛、降低出血量，以及增强生殖功能。药物治疗的效果通常为暂时性，停药后症状易复发，常需长期使用。常用药物有以下几种：

1) 非甾体抗炎药（NSAID）：主要用于减轻子宫腺肌病引发的疼痛，及减少月经量。不良反应：主要表现为消化系统症状，长期服用需注意可能引发胃溃疡。

2) 口服避孕药：周期性服用有助于减轻子宫腺肌病引发的疼痛及降低月经量。可连续或周期性应用 6 个月及以上。不良反应：包括消化系统症状、体重上升、情绪变动、乳腺不适、肝功能异常及静脉血栓风险。对于年满 40 岁或存在血栓形成风险因素（如糖尿病、高血压、有血栓病史，以及吸烟习惯）的患者，使用时需格外小心。

3) 口服孕激素类药物：能够减轻子宫腺肌病引起的疼痛和减少月经量，常规使用的药物有地诺孕素、地屈孕酮、高效孕激素、甲地孕酮，以及炔诺酮等。通常连续使用 6 个月以上。主要的不良反应是子宫不规则出血，其他罕见的不良反应包括体重上升、头痛，以及乳房不适等。

4) 雄激素衍生物：主要包括达那唑和孕三烯酮。副作用包括卵巢功能抑制以及雄激素样作用，如多毛、痤疮、皮脂增加、性欲减退、肝功能异常，以及体重增加。

5) 促性腺激素释放激素激动剂（GnRHa）：能迅速而显著地减轻痛感、减少月经量并减小子宫大小。GnRHa 也可用作大子宫或合并贫血患者的术前预处理及术后巩固治疗。不良反应：主要源于低雌激素水平引发的更年期相关体征，包括潮热、阴道干涩、性欲减退、睡眠障碍和情绪低落等，若长期接受治疗，可能引起骨密度下降。

6) 左炔诺孕酮宫内缓释节育系统（LNGIUS）：能够连续 5 年在子宫腔中平稳释放左炔诺孕酮，对于子宫腺肌病导致的痛经、长期下腹部疼痛，以及月经量过多的治疗效果，相较于复合口服避孕药更为显著。可作为子宫腺肌病患者月经过多、无需生育的最佳疗法。不良影响：可能包含断断续续的出血和闭经。子宫腺肌病的患者，其宫腔深度若超出 10cm，可能会经历环脱落和移位的状况。在对有月经周期不规律或影像学检查发现子宫内膜存在异常情况的患者置入 LNGIUS 前，必须先行刮宫术，以确诊是否存在子宫内膜病变。

子宫腺肌病的手术治疗方式有以下几种：

1) 子宫全切术：对那些出现症状的子宫腺肌病患者来说，进行子宫全切是一种彻底的治疗方式。这个手术可以通过几种不同的方法进行，包括经腹腔镜、直接开腹或者经阴道。手术方式的选择取决于许多因素，如子宫的大小、盆腔的粘连情况等。

2) 保留子宫的手术：由于子宫腺肌瘤与肌层界线模糊，病灶难以被彻底切除，因此术后疼痛容易反复出现。子宫壁在病灶移除后的重塑过程相对复杂，因此，开腹手术方式更为适宜。在实施保留子宫的手术之后，需密切观察症状的减轻程度、再次发作的可能性、怀孕及分娩的结果，以及子宫破裂风险等问题。

子宫腺肌病的介入治疗包括子宫动脉栓塞术、高强度超声聚焦疗法、消融治疗及其他（如射频或微波消融等）治疗方法。这些策略最多只能减轻病变、缓解病情，无法彻底消除病灶或取得病理组织以进行病理分析，因此必须谨慎地挑选适宜的治疗案例。

（3）子宫内膜息肉：可表现为经期延长、经量增加、月经淋漓不尽、经间期点滴状出血，以及性交后出血等症状。部分患者伴有腹痛和阴道流液。子宫内膜息肉可能引起不孕、复发性流产以及连续种植不成功。妇科检查：若息肉脱至宫颈口，可见宫颈口有息肉样赘生物。超声检测结果显示在宫腔内发现一个边界清晰的强回声区，子宫内膜与肌层之间的分界线保持完好无损。多发子宫内膜息肉可能导致子宫内膜增厚，超声学图像呈现不均匀回声，并且可以观察到多个不规则的强回声团块。通过对患者的病史采集、临床表现、妇科检查，以及阴道超声检查的综合分析，可以初步确定子宫内膜息肉的存在。建议在宫腔镜操作下移除子宫内膜息肉，并行组织病理学检查。宫腔镜下可见宫腔内单个或多个大小不一的息肉，表面光滑，形态规则。刮宫术通常在无法直接观察的情况下执行，往往导致不彻底的清除，因此不建议作为常规的治疗手段。仅被限于无法进行宫腔镜手术或因大量出血而难以承受宫腔镜手术的患者。

（4）子宫内膜异位症：指子宫内黏膜组织（包括腺体和间质）在子宫内部及以外区域生长、扩张并侵犯其他组织，造成周期性出血，并可能导致疼痛、不孕，以及肿块或硬结的形成。近 20% 的患者有月经异常，表现为经量增多、经期延长或月经淋漓不尽。可能与子宫内膜异位症病灶破坏卵巢组织，导致无排卵或黄体功能不足有关。患者疼痛可表现为痛经、慢性盆腔疼痛、性交痛，以及急腹症。不孕也是子宫内膜异位症患者的常见症状。妇科检查可以发现子宫常为后屈位，活动度差。三合诊检查可发现子宫后方、直肠子宫陷凹及子宫骶韧带处有触痛结节。卵巢子宫内膜异位症（卵巢巧克力囊肿）患者可在附件区触及囊实性占位，活动度差。诊断辅助手段包括影像学检查及腹腔镜检查。对于不适合进行经阴道超声检查的患者（如缺乏性生活史），可以选择进行腹部或经直肠超声检查。通过将经阴道超声检查与患者的临床症状、个人病史，以及妇科检查结果相结合，可以显著提升诊断的精确度。为评价影响肠道、膀胱或者输尿管的深层子宫内膜异位症病变的范围，可以选择进行盆腔 MRI 检查。腹腔镜检查是诊断子宫内膜异位症的"金标准"，可探查病变部位及范围，并取得病变组织并进行组织病理学诊断。手术诊断还需包括子宫内膜异位症分期、分型及生育力评估。CA125 水平升高在严重子宫内膜异位症中更为常见，特别是当伴有显著的盆腔炎症反应、破裂的子宫内膜异位囊肿或子宫腺肌病时。

治疗目的：减灭和消除病灶，缓解和消除疼痛，提升和增进生育力，减少和防止再次发作。对于症状轻微或无症状的患者可选择期待治疗，定期随访。有生育要求的轻症患者可先尝试药物治疗。

药物治疗：子宫内膜异位症的长期管理应以药物治疗为主。由于子宫内膜异位症无法彻底根除，药物治疗必须既有效又安全，并且需持续进行，直至患者绝经或准备怀孕。产后女性需及时重启先前的药物疗法。持续服用药物是关键，要选择疗效显著且易于耐受的药物。子宫内膜异位症的治疗药物主要包括非甾体抗炎药（NSAID）、孕激素类、复方口服避孕药（combined oral contraceptive，COC）及 GnRH-a。详见前文子宫腺肌病的药物治疗。

手术治疗：目的是祛除病灶、恢复解剖结构并促进生育。适用于经药物干预效果不佳、局部病灶恶化、生育力尚未恢复，或是存在较大卵巢内膜异位囊肿的患者。目前多数采用腹腔镜手术。手术方式如下：

1)保留生育力手术：对于年轻并且有生育愿望，而药物治疗并未产生效果的患者，可以选择进行保留生育能力的手术。手术尽量祛除可见病灶，分离粘连，恢复解剖结构，并切除卵巢子宫内膜异位囊肿。由于子宫内膜异位症复发率高，建议有生育需求者尽早妊娠或使用药物减少复发。

2)保留卵巢内分泌功能手术：适于无生育要求且症状较重的患者。此类手术切除子宫以及子宫内膜异位症病灶，同时保留至少一侧或部分卵巢。

3)根治性手术：适于年龄较大、无生育要求的重症患者。手术切除子宫、双附件，以及所有肉眼可见的病灶。

(5)剖宫产切口憩室：在剖宫产手术后，子宫的切口未能良好愈合，导致切口处肌肉层变薄，从而形成一个与子宫腔相连的空腔或凹陷。一些患者可能有异常的阴道出血、不孕症、慢性盆腔疼痛和月经痛等症状。阴道流血表现为剖宫产术后出现的经期延长，或者持续少量咖啡色分泌物。上述症状不会随时间出现变化，月经周期正常，不能通过其他妇科疾病解释。阴道超声检查作为一种便捷且广泛应用的诊断手段，建议在月经期或阴道出血未止时避免进行。超声检查结果显示，位于子宫前壁下段的剖宫产切口处，浆膜层完整但肌肉层出现断裂，呈现出界线不清的楔形或囊状低回声区域。宫腔镜提示剖宫产切口处凹陷形成"活瓣"，憩室底部血管增生、迂曲。宫腔声学造影术可见子宫下段楔形或囊性液性暗区。MRI可见子宫前壁下段瘢痕影，局部变薄，龛影与宫腔相通。宫腔镜检查是目前诊断切口憩室的最佳方法。宫腔镜检查可见子宫下段剖宫产切口处有凹陷，形成憩室样结构。凹陷内常有陈旧性积血，憩室底部毛细血管增生，迂曲。

治疗方法包括药物治疗和手术治疗。

药物治疗一般适用于症状为异常子宫出血、无生育要求的患者，可选择口服避孕药。但常有停药后症状复发。有报道可使用LNG-IUS或中药治疗，但长期使用的疗效有待验证。

手术治疗以微创手术为主，包括宫腔镜、腹腔镜及阴式手术。通过切除或电灼憩室内异常黏膜组织和异常增生的血管，改善异常子宫出血的症状；针对意图怀孕的患者，必须额外提升子宫瘢痕部位的组织密度。

1)宫腔镜手术：对憩室底部进行切开处理，消除其对月经血流的阻碍，并通过电流作用破坏憩室内部的薄膜结构，从而缓解相关症状。由于切口憩室内还可能存在内膜病变，宫腔镜术中可同时诊治其他子宫内膜病变。此手术主要适用于异常子宫出血且子宫前壁下段肌层厚度 ≥ 3mm 或无生育要求的患者。对于期望再次怀孕的患者，如果其子宫前壁下段的肌肉层厚度不低于3mm，宫腔镜手术依然是一个可行的选项。然而，必须向患者详细告知，在进行此类手术后，怀孕过程中存在子宫破裂的可能危险。

2)腹腔镜手术：适宜于那些子宫前壁下段肌层厚度不足3mm，且有怀孕愿望的患者。手术包括切开膀胱腹膜反折处，下推膀胱，在宫腔镜指引下通过透光试验定位憩室位置，切除憩室瘢痕并重新缝合切口，以修复子宫缺损。此手术的缺点在于缝合时组织对合困难，需由经验丰富的腹腔镜手术医生操作；此外，患者在手术后必须采取避孕措施，并且在切口完全愈合之后才能考虑再次怀孕。需要注意的是，切口愈合的过程存在不确定性，可能会再次行剖宫产切口憩室修补术。因此，在手术前，医生应当向患者详细说明这些潜在的风险。

3)阴式手术:在进行手术时必须彻底推开膀胱,防止膀胱受到伤害。然而,这项手术技术的不足之处在于需要医生精通阴道手术的技能。手术过程中,憩室的精确定位在很大程度上取决于医生的专业技能和实践经验。切口缝合完成后,应通过宫腔镜检查以确定缝合部位及憩室的位置。

4. 与恶性肿瘤相关的阴道流血

(1)宫颈癌:是最常见的妇科恶性肿瘤。长期遭受特定类型人乳头状瘤病毒(human papilloma virus,HPV)的侵袭,是导致宫颈癌及其前期症状产生的主要原因。子宫颈癌的风险因素多样,包括过早开始性生活、拥有过多性伴侣或伴侣本身拥有众多性伴侣、性卫生不良或曾感染性传播疾病、早婚早孕、频繁妊娠和分娩经历、月经期及产后卫生不良、吸烟成瘾、长期服用避孕药、免疫系统有缺陷或长期接受免疫抑制治疗等。近年来,宫颈癌的发病情况呈现年轻化趋势,80%的宫颈癌为鳞状细胞癌,15%为腺癌,其他较少见的病理类型包括小细胞神经内分泌癌和肉瘤等。

早期宫颈癌可能无明显症状,子宫颈外观光滑或表现类似于慢性子宫颈炎的宫颈糜烂。通常在妇科检查或宫颈癌筛查时发现。随着病情的加剧,患者或许会经历阴道接触性出血及带血的白带现象,此外,年轻患者或许会呈现经期延长及月经量增多的状况。绝经后女性可能经历一段时期内的阴道出血,这种出血的模式并非正常周期性。晚期宫颈癌侵蚀血管时可出现阴道大量出血。如合并感染,可有恶臭。阴道流液也是宫颈癌的常见症状,通常呈水样、米泔状或血水样,并有腥臭味。晚期宫颈癌因癌灶累及范围广泛,以及受侵犯的部位不同,症状表现各异,邻近膀胱可出现尿频、尿急等症状。神经受累时患者可能出现疼痛和下肢活动受限;肿瘤压迫或累及输尿管时可引起输尿管梗阻、肾积水及尿毒症;晚期患者可能出现贫血、恶病质等全身衰竭表现。妇科检查:子宫颈微小浸润癌可能肉眼无明显病灶,子宫颈外观光滑或呈糜烂样改变。随着病情进展,肿瘤长大,表现出不同体征。在癌症的类型中,生长在子宫颈表面的肿瘤可观察到类似息肉或菜花样的增生物质,或为结节状,这些生长物通常质地较脆,并且容易引起出血现象。肿瘤内生型表现为子宫颈外观光滑,质硬,宫颈管明显增生,形成桶状宫颈。晚期癌组织坏死时,宫颈可能形成伴有恶臭的溃疡或空洞。当阴道壁受累时,可见阴道穹窿消失,阴道壁增厚、僵硬或结节状增生;宫旁组织受累时,三合诊检查可发现子宫颈旁组织增厚、缩短;当病灶扩展至盆壁时,三合诊检查可触及宫旁组织僵硬、结节状或串珠状增生,肿瘤延伸达盆侧壁,形成冰冻状骨盆。

基于病史和临床表现,尤其有接触性阴道出血者的HPV检测阳性患者应高度重视宫颈病变。对于可疑子宫颈病变应遵循"三阶梯式"诊断流程。

子宫颈和阴道细胞学涂片评估以及HPV筛查是宫颈癌及宫颈上皮内病变(squamous intraepithelial lesion,SIL)早期发现的手段,对没有明显临床症状的早期病变尤其关键。采集应针对宫颈交界区域的上皮组织。当前,普遍实施的是宫颈的液基薄层细胞学检查(thin-prep cytology test,TCT)。对宫颈癌筛查而言,采用TCT能显著增强其准确性,TCT和HPV核酸检测结合运用极大提升了诊断效能。针对感染HPV 16型或18型的患者,推荐采取直接进行阴道镜检查,并行组织学检查。

阴道镜检查可提高诊断准确性。对子宫颈表层病灶进行阴道镜检视。对疑有病变的区域进行活检。阴道镜时需要注意子宫颈管内病变的存在。在实施阴道镜观察时,若观察到鳞状上皮病变侵入宫颈管内部,或者细胞学检查揭示存在不典型腺细胞,又或者在阴道镜检查中未能观察到鳞-柱交接部,需要行宫颈管搔刮术。若多次宫颈细胞学检查显示阳性,然而子宫颈组织学检查结果为阴性,或者活检发现高级别鳞状上皮内病变(high-grade squamous intraepithelial lesion,HSIL)需要排除浸润性癌的可能性,应行宫颈锥切术,并将切除的组织进行病理学检验。

宫颈上皮鳞状细胞癌相关抗原是一种关键的生物标志,当血液中含量超过 1.5ng/ml 时,通常被认为是异常指标。

对于宫颈癌的诊断,医学影像学扮演着至关重要的角色,主要体现在评估肿瘤转移、侵犯范围和程度。这一过程对于制订治疗计划和监测治疗成效至关重要。影像学诊断方法包括胸部 X 线检查、超声检查、CT、MRI、正电子发射计算机体层显像仪(positron emission tomography and computed tomography,PET/CT)、静脉尿路造影、膀胱及直肠内镜检查等。MRI 能揭示宫颈基质受病变侵害的程度,从而评估病变是否仅限于宫颈,或已蔓延至邻近的宫旁组织、盆壁结构。此外,该成像技术还能展现阴道内病变的具体区域,同时为膀胱与直肠壁是否被波及提供指示。除此之外,MRI 还能查出盆腔、腹膜后及腹股沟区域淋巴结的转移状况,为治疗前分期提供重要依据。MRI 对于未接受手术治疗的个体,在放射治疗的规划、治疗效果的观察、疗效的分析,以及治疗完毕后的跟踪检查中起到关键作用。PET/CT 可于评估宫颈癌有无远处转移或怀疑存在非典型转移部位时使用。当输尿管扩张、肾盂扩张或肾积水时,可行静脉肾盂造影评估输尿管是否受累。怀疑膀胱受累时可行膀胱镜检查,怀疑直肠受累可行直肠镜检查等。

治疗计划的制订需全面考虑患者的病情阶段、年龄、总体健康状况,同时结合医院的医疗技术能力和设备资源。选择恰当的治疗方法,注重首次治疗和个性化医疗。主要疗法涉及手术、放疗以及化疗等手段。

1)手术治疗:主要用于ⅠA~ⅡA1 期的早期患者,其优点是年轻患者可保留卵巢及阴道功能,提高治疗后生活质量。ⅠA1 期:无生育要求可选用筋膜外子宫全切术。要求保留生育功能者可行宫颈锥切术。存在淋巴管脉管浸润者则需要行盆腔淋巴结切除术。ⅠA2 期:行改良广泛性子宫切除术及盆腔淋巴结切除术。对于ⅠB1、ⅠB2 以及ⅡA1 期的病例,治疗方案包括彻底的子宫切除手术,同时进行盆腔淋巴结清除,以及根据需要进行的腹主动脉旁淋巴结选择性移除。

2)放射治疗:根治性放疗适用于ⅠB3 期、ⅡA2 期及以上、老年女性,以及不适宜手术的患者。包括近距离放疗及体外照射。近距离放疗用以控制局部原发病灶。体外照射可治疗宫颈旁及盆腔转移灶。针对术后宫颈肿瘤直径>4cm,存在淋巴结转移、宫旁侵袭,以及或切缘阳性的中高危风险患者,辅助性放射疗法构成了不可或缺的术后治疗环节。晚期和复发性患者也可选择局部减瘤放疗和转移病灶的姑息放疗。对于必须接受放疗的年轻患者,在手术中应将卵巢移位到上腹部并使用钛夹标识,放疗时使用铅板覆盖卵巢,减少放疗对卵巢的损伤。

3)化疗:主要适用于子宫颈癌灶直径 ≥ 4cm 的患者,可采用新辅助化疗,待病灶缩小后手术。一般用于对放疗不敏感的病理类型；与放疗序贯使用或同步使用；不能耐受放疗的晚期或复发转移患者的姑息治疗。常用的一线抗癌药物有顺铂卡铂、紫杉醇、托泊替康、吉西他滨等。

4）生物靶向治疗：贝伐珠单抗联合化疗可为治疗复发或转移子宫颈癌的一线治疗方法。

（2）子宫内膜癌：大部分患者会出现异常的子宫出血现象，这大多发生在停经之后。部分患者可能出现阴道异常分泌物，性质为浆液性或伴有血液。围绝经期或生育年龄的女性可能有月经量增加、经期延长和不规则出血等症状。有时有阴道排液。妇科检查早期可能显示子宫大小正常，但在病灶增大或肿瘤侵入子宫颈口后，子宫腔内可能有积血或积脓，体格检查发现子宫显著增大。子宫腔内液体累积或化为脓液，可能导致下腹部不适和类似痉挛的痛感。随着疾病的进展，癌细胞侵犯邻近的结构或神经，可能引发腹部下方及腰部疼痛。

通过子宫内膜吸取活检、诊刮或宫腔镜检查获得子宫内膜组织进行病理学检查，可确诊子宫内膜癌。

影像学评估可辅助确定子宫肌层侵犯程度及盆腔淋巴结状态，进而指导临床治疗计划的制订。超声检查作为一种普遍应用于诊断子宫内膜癌的手段，有助于初次评估子宫的大小、肿瘤的范围、内膜的厚度，以及是否存在附件的占位性病变。腹部和盆腔的强化 MRI 或 CT 能够有效评价肿瘤的侵袭范围、是否穿透子宫肌层以及盆腔和腹膜后淋巴结的肿大情况，同时也能够观察到其他相关器官的状态。改进的 MRI 是衡量子宫内膜癌病变在子宫肌层的扩散程度及其在宫颈间质蔓延状况的最佳选择。对于期望继续生育的女性，手术前进行 MRI 检查显得尤为关键。胸部 CT 用于了解有无肺转移。全身 PET/CT 适用于怀疑远处转移、晚期或复发内膜癌患者。

子宫内膜癌的治疗选择以手术为初始治疗，早期有高危因素者术后需要辅助治疗，而晚期及复发患者通常需要综合治疗。对于年轻有生育要求的患者，经严格筛选后可实施保留生育功能治疗。常用的辅助治疗方式包括放疗、化疗、激素治疗、免疫治疗以及靶向治疗。治疗计划应全面考虑患者的年龄、整体健康状况、病理种类和分子特征、临床（影像学）阶段以及是否有严重的外科或内科并发症，以此为依据制订。

1）手术治疗：对于病灶局限于子宫体的宫内膜样癌患者，初始的手术方法是切除整个子宫和双侧附件，可能包括清除盆腔及腹主动脉旁的淋巴结，手术过程中需取腹腔冲洗液并进行细胞学检查。对于风险较低的患者群体，采用前哨淋巴结活检可视为替代全面淋巴结清扫手术的一个选项。对于病理检查显示患有浆液性癌、癌肉瘤以及未分化癌的患者，建议进行大网膜的移除或进行大网膜的活组织检查。针对已经接受非完全分期手术的中度风险或高度风险患者，重新考虑实施进一步的分期手术是必要的。内膜癌的手术强调子宫完整切除，避免使用粉碎器或分块取出子宫，因为子宫破碎可能导致肿瘤溢出，增加局部或腹腔复发风险。

针对体内可能有或已经出现宫颈肿瘤侵犯的患者，可以选择实施子宫筋膜外全切手术，或者进行范围更广的子宫切除术，联合双侧附件摘除，以及盆腔和腹主动脉旁的淋巴结清除术。当肿瘤扩散至子宫以外但未侵犯更广的区域，可以实施肿瘤细胞减灭术，包括全子宫与双侧附件切除加或不加淋巴结清扫(移除增大的淋巴结)、腹盆腔内肿瘤切除或大网膜切除等。手术目标是尽可能达到没有肉眼可见的病灶。若在手术前期评估中发现初次手术困难或无法满意缩瘤,可以思考在进行手术之前先实施辅助性化疗。

针对已发生远处扩散的患者,主要采用全身性治疗方案。经过系统性治疗显现成效之后,应重新检视是否适宜开展手术干预(包括子宫、双侧附件切除)及盆腔区域的放射治疗。

对于接受手术治疗的子宫内膜癌患者,需依据术后病理检查查出的风险因素对其进行级别划分,进而判断是否需要额外的辅助疗法,以及规划相应的治疗方案。手术 - 病理分期后低危患者术后需随访观察。

2)放射治疗:中危患者通常采用近距离放疗,中高危患者采用体外照射 ± 化疗,而高危患者多采用化疗联合放疗。

根治性放疗:有手术禁忌证或无法手术切除的晚期子宫内膜癌患者,通常采用近距离照射与体外照射联合治疗。

术前辅助放疗:应用不多,主要目的是控制或缩小肿瘤体积,为外科手术提供可能或减小手术范围。

术后辅助放疗:此方法主要针对手术后病理分期揭示有复发风险中危或高危的患者,作为主要的辅助治疗手段,也可用于补充手术未能完全覆盖区域的治疗。对于处于Ⅲ/Ⅳ期的子宫内膜癌患者,在手术治疗后,若有转移的淋巴结病灶遗留、手术切缘呈阳性(包括阴道切缘和盆侧壁受侵犯)或盆腔内病灶未彻底切除,需经多学科团队(multidisciplinary team,MDT)深入探讨,进而决定实施化疗联合放疗的治疗方案。

3)内分泌治疗:主要用于早期子宫内膜癌患者的保留生育功能治疗,也可用于晚期或复发且雌激素或孕激素受体阳性的患者。在激素疗法中,针对子宫内膜癌的主要治疗药物包括高效孕激素,如醋酸甲羟孕酮,剂量 250~500mg/d;甲地孕酮,剂量 160~320mg/d。除此之外,还有其他种类的药物,如调节雌激素受体的药物,常用的有他莫昔芬,剂量 20~40mg/d;芳香化酶抑制剂,如阿那曲唑和来曲唑,剂量为 2.5mg/d。治疗需持续用 12 周以上,并评估疗效。

4)化学治疗:是晚期或复发子宫内膜癌的综合治疗的措施之一,也可作为手术后有复发高危因素患者的辅助治疗。常用化疗药物有卡铂、顺铂、紫杉醇、多柔比星、多西他赛、环磷酰胺等。卡铂联合紫杉醇是首选化疗方案。

5)免疫疗法与靶向治疗:治疗原则包括证实阳性生物标志物的存在,可作为二线或以上层级疗法使用。对于晚期或复发的子宫内膜癌患者,特别是在一线治疗后病情进展(出现局部复发或远处转移)或缺乏满意替代方案、无法手术切除转移性肿瘤的患者,免疫检查点抑制剂治疗效果显著,尤其是携带 MSI-H/dMMR 特征或具有高肿瘤突变负荷(high tumor mutation burden,TMB-H)的患者。

保留生育功能的患者需满足的条件包括:①病理学检查结果为子宫内膜样腺癌,G1期。②采用强化 MRI(优先选择)或阴式超声检查,观察到病灶仅限于子宫内膜。③未发现任何潜在的转移性病变。④未采用内分泌疗法或存在妊娠禁忌证。⑤患者怀有强烈的生育保留意愿,并且详细了解并接受保留生育功能的子宫内膜癌治疗可能面临的危险,并签署知情同意书。

治疗计划以孕激素为基础,包括口服醋酸甲地孕酮、醋酸甲羟孕酮,也可以选择左炔诺孕酮宫内避孕装置作为手段。周期性地对子宫内膜进行病理学检查,这一过程大约每隔3~6个月进行一次,可以通过诊断性刮宫或者在宫腔镜辅助下的子宫内膜活组织采样来完成。建议利用宫腔镜技术对子宫内膜状况进行仔细评价。在经过6~12个月的治疗后,如果通过子宫内膜的病理学检查发现病情已经彻底改善,应当鼓励患者尝试怀孕。若短期内无孕育计划,建议采用激素治疗以维护子宫内膜。即便症状完全消退,患者仍需每隔6个月接受一次子宫内膜检查,以便得到严密的监控与跟进。分娩完毕后,接受包括全子宫、双侧输卵管切除,可能也有卵巢切除,以及淋巴结切除的内膜癌分期手术。依据术后潜在风险因素,确立相应的后续治疗方案。

(3)子宫肉瘤:起源于女性生殖器官的子宫平滑肌、内膜间质和结缔组织的一种恶性疾病。子宫肉瘤是一种相对罕见的疾病,其在所有子宫癌病例中所占的比例仅为3%~7%。已知的高危因素包括口服他莫昔芬和盆腔放疗史。该疾病多见于40~60岁女性,常见症状包括异常阴道出血、可触及的盆腔肿块和/或盆腔疼痛。出血表现为月经经期延长或不规则出血,出血量可有所不同。肿瘤若迅速生长或者瘤内有坏死,可能导致腹痛。如果平滑肌瘤在短期内显著增大(如6个月内增大1倍),则应怀疑恶变的可能。未使用激素替代疗法的绝经后妇女,如果子宫平滑肌瘤持续增大应怀疑为恶性。一些有症状的患者可能需要行诊断性刮宫或子宫内膜活检。然而,子宫肉瘤术前诊断困难,往往需要术后病理确诊。子宫肉瘤的临床表现类似于子宫肌瘤,术中若发现肌瘤样结节质地软、呈鱼肉样且与正常组织分界不清等情况,应警惕肉瘤可能性,并进行快速冰冻切片病理学检查。

主要治疗方法为手术,辅以内分泌疗法、化疗,以及放疗。

1)手术治疗:针对Ⅰ期子宫肉瘤,标准的治疗方法是实施全子宫切除术联合双侧附件切除术。对于处于Ⅱ期及更晚期的患者,在条件允许的情况下,可以考虑实施包括子宫全切术、双侧附件切除术,以及肿瘤细胞减灭术。然而,通常不推荐进行广泛的系统性淋巴结切除。对于影像学检查或手术期间观察到的增大及疑似淋巴结,需行切除手术。术中需强调无瘤原则,确保子宫完整切除与取出。由于子宫肉瘤常被错误诊断为子宫的良性疾病,通常在手术之后的石蜡病理检查中才确认诊断,所以需要再次进行手术治疗。进行外科手术之前,务必精确确认病理类别,并且实施影像学评估(通过增强CT或MRI)以排查盆腔外的潜在转移病灶。

2)术后辅助治疗:包括激素治疗、化疗或/和放疗。

低级别子宫内膜间质肉瘤:Ⅰ期术后可选择观察或辅以激素治疗;Ⅱ~Ⅳ期术后可使用内分泌治疗(雌激素阻断剂)±放疗。常用的雌激素阻断剂包括芳香化酶抑制剂、醋酸甲羟孕酮、醋酸甲地孕酮、促性腺激素释放激素类似物。不推荐使用他莫昔芬。

子宫平滑肌肉瘤、高级别子宫内膜间质肉瘤、未分化子宫肉瘤:Ⅰ期术后可选择观察,若雌激素受体/孕激素受体阳性者可辅以激素治疗;Ⅱ~Ⅳ期术后可选择化疗或放疗。化疗首选多柔比星单药化疗,也可选择联合化疗,如吉西他滨+多西紫杉醇、多柔比星+异环磷酰胺等。

放疗并非子宫肉瘤治疗的首选方法,更多被应用于补充性治疗,以消除残余肿瘤或潜在的微小转移灶,对于复发或扩散的病灶,则作为缓解性治疗手段。

(4)分泌雌激素的卵巢恶性肿瘤:颗粒细胞瘤可分泌雌激素,青春期前患者可出现性早熟,生育年龄患者出现月经紊乱,经量多或月经延长。绝经后患者则有不规则阴道流血,常合并子宫内膜异常增生,甚至发生子宫内膜癌。妇科检查:附件区扪及包块,多为单侧、圆形分叶状,表面光滑、实性或部分囊性。

卵泡膜细胞瘤(thecoma):常与颗粒细胞瘤合并存在,但也可为单一成分。常合并子宫内膜增生甚至子宫内膜癌。恶性较少见,其预后较卵巢癌好。

5. 与卵巢内分泌功能失调相关的阴道流血 详见第三章第一节。

6. 与外伤相关的阴道流血 如骑跨伤、车祸,或首次同房时阴道处女膜撕裂伤等,有确定的外伤史。往往阴道流血不多。仔细检查了解阴道流血的部位。必要时需做肛门检查或影像学检查排除隐匿性血肿。

7. 与药物相关的阴道流血

(1)避孕:口服避孕药、皮下埋置缓释系统避孕药、缓释阴道内避孕药等均可能出现异常阴道流血。口服紧急避孕药,或者漏服、不定时服用以及错误服用短效避孕药,可能导致月经淋漓不尽。放置宫内节育器的患者,尤其是宫腔安置 LNG-IUD 的患者,会出现月经量多,或者淋漓不尽,咖啡色分泌物的症状,多数患者在 3~6 个月后症状明显减轻或消失。

(2)外源性雌激素:如绝经后激素替代治疗的过程中,保留子宫的女性使用单一雌激素而不是雌孕激素联合使用,可能导致内膜突破性出血。

(3)孕激素类药物,如长期口服地诺孕素,造成低雌激素状态也可能引起阴道流血。

(4)抗凝剂:正在接受抗凝治疗如肾功能受损行肾透析,心脏瓣膜置换术术后口服华法林,防止血栓形成使用肝素以及口服新型抗凝剂等。

(5)精神疾病患者口服部分精神科药物,以及抗抑郁药物后引起闭经。

(6)中药:服用含有活血化瘀成分的中药,可能出现月经量增多以及经期延长。停用中药后症状可缓解。

8. 与全身疾病相关的阴道流血

(1)血液系统疾病:如紫癜引起的血小板降低,贫血导致的再生障碍性贫血,以及白血病带来的严重挑战。

(2)严重肝功能异常:可以损害影响凝血因子生成,造成经期延长,经量增多。此类患者往往存在肝胆系统的基础疾病,明显肝功能异常,以及凝血功能异常。

(3)甲状腺功能亢进或者甲状腺功能减退:甲状腺功能异常可能导致经期缩短甚至闭经。

(4)凝血因子缺乏:月经来潮即经量过多。平素牙龈出血、皮下瘀点及瘀斑。既往手术史存在出血量多,止血困难,或有凝血功能障碍的家族史。实验室检查发现凝血功能障碍。

9. 先天性发育异常阴道流血

(1)阴道斜隔综合征:与异常阴道流血相关的多为Ⅱ型(有孔斜隔)和Ⅲ型(无孔斜隔合

并子宫颈瘘管),表现为月经周期正常,但经期延长,伴或不伴痛经或下腹痛。长期经期引流不畅,可出现感染,表现为阴道脓性白带。妇科检查:可见一个宫颈。一侧穹窿或一侧阴道隆起。可抽出陈旧性血液,部分患者合并肾脏发育异常。盆腔 B 超检查:可提示双子宫(或纵隔子宫),以及一侧子宫腔或阴道内积血或积液。B 超在泌尿系统的运用能够揭示斜隔后方出现的血液和液体积聚,同时伴随斜隔一方的肾脏及输尿管缺失,而在对称的另一方,肾脏与输尿管常成长健全。MRI 检查可以提供进一步的诊断支持。

(2)阴道斜隔切除:在阴道壁肿块或斜隔后的腔道积血压力增大时,首先应对囊壁上的小孔或阴道内最显著的肿块进行穿刺定位。如果抽取出陈旧血液或脓液,意味着定位是精确的。为了治疗需要,必须对阴道斜隔进行手术,手术入口点从阴道顶部开始,沿阴道穹窿向下直达囊肿的最低部位,尽可能多地移除阴道斜隔的组织部分。在实施外科手术时,应插入导尿管并实施直肠检查作为引导,以降低泌尿系统和消化系统受伤的风险。

育龄期女性阴道流血常见原因(非妊娠相关)见图 2-10。

二、围绝经期及绝经期阴道流血常见疾病

首先排除恶性肿瘤的可能,再考虑其他疾病。

1. 内膜癌 往往表现为绝经后阴道流血,量时多时少。

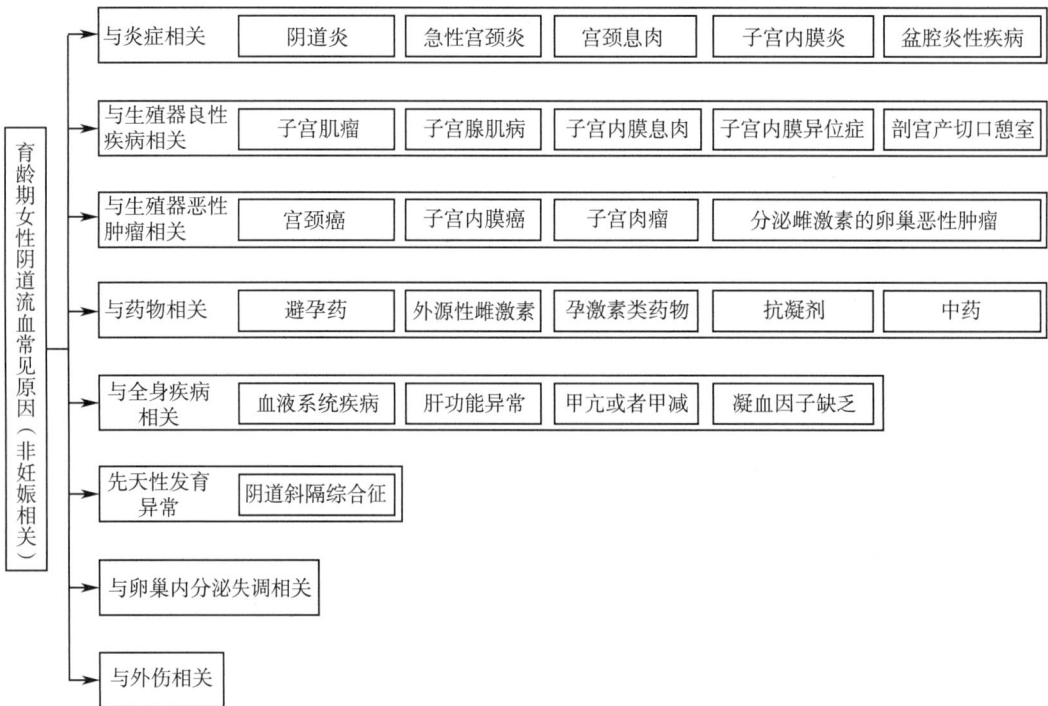

图 2-10 育龄期女性阴道流血常见原因(非妊娠相关)

2. 宫颈癌　表现为绝经后阴道流血或接触性阴道流血。体格检查：宫颈肥大，有糜烂或菜花样赘生物等。宫颈活检可明确诊断。

3. 卵巢颗粒细胞瘤　表现为阴道不规则流血。由于肿瘤可分泌雌激素，患者还可以合并子宫内膜异常增生，甚至子宫内膜癌。体格检查：附件区可扪及实性占位。

4. 子宫肉瘤　绝经后宫颈或宫腔内迅速生长肌瘤样结节，伴阴道流血和腹痛，警惕肉瘤的可能。

5. 阴道癌　早期症状通常包括阴道分泌物增加、同房后阴道流血或不规则阴道流血，出血量往往较少。体格检查：早期可表现为阴道黏膜粗糙及明显的接触性出血。随着病情进展，可能出现阴道壁增厚、僵硬及结节样改变，甚至乳头或菜花样增生。绝症在晚期可能会蔓延至阴道邻近区域，癌症细胞可能侵入周围的组织和器官，如神经、骨骼、尿道、膀胱和直肠等。临床表现为下腹部及腰部疼痛，排尿时伴有疼痛感，出现血尿现象，肛门有下坠感，排便过程困难并且伴随疼痛。此外，其他地方如腹股沟区域也可能出现淋巴结增大或者扩散到远处的状况。一部分患者可能合并 HPV 感染。病理活检是确诊的关键方法。

在医疗实践中，针对不同患者的治疗计划需根据其年龄、癌症发展的阶段、肿瘤发生的部位、细胞结构的特性，以及肿瘤的具体大小而定。治疗手段包括放射性疗法、外科手术及化学药物的联合应用。由于阴道癌的发生率相对较低，患者应当寻求经验丰富的癌症治疗中心的专业治疗。

放疗适用于所有阶段的阴道癌患者，是多数阴道癌患者的首选治疗方案。尤其适用于Ⅱ期及以上中晚期患者和无法接受手术的病例。主要优势为保留器官。

鉴于阴道的解剖结构，根治性手术创伤较大且对性功能有显著影响，因此通常不作为主要治疗方法。手术仅用于早期且局限于阴道壁的小病灶。针对患有早期病变，位于阴道壁内 1/3 的Ⅰ期患者，可采取彻底的全子宫与阴道上段的切除手术，确保切除边缘与病灶保持至少 1cm 的距离，同时进行盆腔内淋巴组织的清除。针对早期阴道壁下 1/3 部位的肿瘤病灶，治疗方案包括阴道局部的广泛或扩大切除（切除边缘与病变至少相距 1cm）以及腹股沟淋巴结的切除。在必要的情况下，可能还需切除部分尿道和外阴组织，并实施形态重建手术。针对阴道壁病变发生在其中 1/3 的患者，必须接受包括广泛或近广泛范围的全子宫切除、阴道全切，以及腹股沟和盆腔淋巴结清除的手术治疗。因为较大的手术伤害，患者往往倾向于接受放射性治疗。

单纯化疗效果较差，主要用于与放疗同步的化疗。

6. 阴道炎　最常见的是萎缩性阴道炎，常见于绝经患者。主要症状是阴道分泌物增多以及外阴灼热，不适感。多为少量流血，或者白带带血丝，体格检查：阴道黏膜较薄，可见散在出血点。部分老年患者可能发生宫腔积脓后出现白带增多，白带带血丝或者少量出血。萎缩性阴道炎经治疗后会好转。值得注意的是阴道流血症状的患者，在诊断萎缩性阴道炎之前，一定要与生殖道恶性肿瘤鉴别。

三、青少年阴道流血常见疾病

1. 无排卵导致的异常子宫出血　这种状况可能呈现出月经周期的不规律性,经期时长及出血间歇的不固定性。经量多少不一。也可表现为闭经一段时间后阴道大量流血。基础体温常为单相型。下次月经前 5~9 天查孕酮<3ng/ml。

2. 恶性肿瘤　卵巢颗粒细胞瘤可分泌雌激素,表现为青春期前性早熟。妇科检查:附件区可扪及占位。

3. 性早熟　8 岁以前出现月经来潮,伴乳房、阴毛、腋毛发育。性早熟的诊断需了解有无器质性病变和非内分泌异常导致的阴道流血。通过测定血清生殖激素、GnRH 激发试验等判断。

四、婴儿及幼儿阴道流血常见疾病

1. 生理性阴道流血　新生女婴出生后数日内有少量阴道流血,为离开母体后雌激素水平下降,子宫内膜脱落所致。

2. 儿童阴道异物　可出现阴道流血伴白带增多、异味,药物治疗病情反复。追问病史可能会问出异物放入阴道史。通过超声或者 CT 检查可以提示,必要时阴道镜检查可明确。

3. 儿童阴道或者宫颈横纹肌肉瘤　可表现为阴道流血,伴小儿哭闹时阴道口有葡萄状肿物脱出。易于出现在阴道上段区域,尤其是前壁。综合治疗,主要包括手术与放化疗的结合。

常见阴道流血的诊断流程详见本章第一节阴道流血总论。

(綦小蓉　姚　奎)

第十二节　非手术后腹痛

腹痛是妇产科最常见的主诉之一,很多疾病都会伴随腹痛的发生。腹痛不仅仅是妇科急症常见的症状之一,也是其他盆腹部器官如肠道、肝脏、胰腺、脾脏等疾病的常见临床表现。因此详细询问病史及体格检查可以缩小诊断范围,辅以影像学检查,方能快速诊断及治疗。由于妇科疾病的腹痛主要位于下腹部,且下腹部痛大多数由妇科疾病引起,本节主要阐述下腹痛的临床诊治思路。

一、临床表现

1. 疼痛部位

(1)下腹正中:多由子宫病变引起。

(2)一侧下腹痛:附件区病变,如卵巢囊肿扭转、输卵管卵巢炎症、输卵管妊娠。右下腹痛还需排除急性阑尾炎。

(3)全腹痛或整个下腹痛:盆腹腔脓肿、肿瘤破裂、异位妊娠破裂、黄体破裂、子宫肌瘤变性等。

(4)起病缓急:起病缓慢而逐渐加重者通常为生殖系统炎症或恶性肿瘤;起病急促多数为卵巢囊肿扭转或破裂,肌瘤扭转;反复隐痛后出现撕裂样疼痛,可能为异位妊娠破裂。

2. 腹痛伴随症状

(1)伴有停经史:多数与妊娠相关,如异位妊娠,流产、早产或临产。妇科急腹症需特别注意异位妊娠,经典症状为停经、腹痛、阴道流血,患者不一定有明确停经史,遇到腹痛的育龄期且有性生活的患者,一定需要排查怀孕。

(2)伴有阴道流血:多数与病理妊娠、生殖道炎症或滋养细胞疾病等相关。

(3)伴发热:多与生殖道炎症相关,如输卵管卵巢脓肿、子宫内膜炎等。

二、腹痛的临床思维路径

1. 采集病史　要找到引起腹痛的疾病或者原因,通过病史采集、体格检查、辅助检查才能做出诊断和鉴别诊断。病史采集可以了解阴道流血的发生发展情况,有无伴随症状,有无药物等因素影响,有无停经史,有无就诊经历等,病史采集具体项目见表2-10。

表 2-10　腹痛患者病史采集主要项目

主要项目	问诊内容
一般情况	年龄、性生活史、月经生育史、避孕情况
本次月经情况	有无停经史
腹痛症状	起步缓解,疼痛部位,是否存在放射痛,与体位改变的关系,诱发缓解因素
伴随症状	发热、阴道流血
就诊情况	有无手术史、外伤史

2. 患者一般情况及妇科检查　患者进入诊断室的方式是重要的线索。快速发展且疼痛剧烈(如囊肿扭转、异位妊娠破裂、黄体破裂等)的患者往往无法自行走入诊断室,体位呈蜷缩状或不能平躺,医生询问病史往往不能顺利作答,甚至无法获得膀胱截石位进行妇科检查。如患者合并生命体征不平稳,颜色苍白,要高度警惕异位妊娠破裂、黄体破裂等内出血

的妇科急症,这些情况应当结合病史快速判断是否为宫外孕破裂需要急诊手术干预,不必拘泥于完善体格检查。

腹痛患者的体格检查非常重要,需要对患者进行详尽的妇科检查,有性生活的女性行双合诊必要时三合诊检查,无性生活的女性做肛腹诊。通过体格检查可以锁定患者疼痛的区域,有无压痛反跳痛,子宫及双附件区是否扪及包块,盆腔温度是否明显升高。

3. 完善辅助检查

(1)HCG 检查:青春期、性成熟期、绝经过渡期女性出现腹痛,首选要行 HCG 检查(血或尿 HCG,推荐查血 HCG),了解是否与妊娠相关。即使患者自诉有避孕措施,或者放置宫内节育器,仍然需要查 HCG,排除避孕失败或者带环受孕的情况。

(2)超声检查:妇科超声检查可以发现妇科大部分的疾病,对于下腹疼痛的患者,彩超检查可以快速判断由于子宫及附件区是否存在异常。右下腹痛或转移性下腹痛的患者还应当行阑尾超声了解阑尾的情况。老年女性妇科检查扪及盆腔包块的患者可筛查肿瘤标志物。

(3)血常规及炎性指标:对于考虑内出血的患者可通过了解血红蛋白量估计失血量,盆腔炎症的患者还可以加查 C 反应蛋白及降钙素原评估感染状态。

(4)CT:下腹痛的患者进行 CT 检查可以初步评估急性阑尾炎、肠梗阻、憩室炎、泌尿系统结石、盆腹腔脓肿等急腹症。同时对于存在外伤和急性出血的患者,CT 也能帮助确定出血部位和程度。若为肿瘤性病变,CT 也能初步判断肿瘤的大小、位置和可能的转移情况。

(5)MRI:因其无辐射、高软组织分辨率的特点,在妇科急腹症的诊断中起重要作用。被广泛用于诊断和评估卵巢囊肿破裂、卵巢扭转、异位妊娠、盆腔炎性疾病、子宫内膜异位症、子宫肌瘤变性,以及盆腔脓肿。对于 HCG 阳性的患者,除了排查宫外孕及宫内孕流产的情况,还需要借助 MRI 判断是否存在滋养细胞肿瘤的可能性。完全性葡萄胎 MRI 通常表现为子宫内不规则的高信号区,伴有多发小囊性区域,而部分性葡萄胎则可能显示有胎儿成分的混合信号。侵蚀性葡萄胎 MRI 通常表现为子宫壁不规则增厚、高信号区域,并可能有局部血管扩张和增强扫描时的明显强化。绒毛膜癌 MRI 通常表现为子宫内或宫旁的肿块,高信号区,增强扫描显示显著强化,常伴有出血和坏死。

三、腹痛的诊断

1. 盆腔炎性疾病 腹痛是盆腔炎性疾病的重要症状之一,疾病的轻重因炎症累及范围,以及病原体的不同而有较大差异。涵盖了女性上生殖道及其周围的炎症,包括子宫内膜炎、输卵管炎、输卵管卵巢脓肿和盆腔腹膜炎,其中以子宫内膜炎及输卵管炎最为常见。其好发于性活跃的女性,无性生活者很少见。轻者可能仅为下腹隐痛,重症全腹痛甚至全身感染危及生命。诊断要点:患者腹痛并伴有发热,部分患者盆腔脓肿破溃时还会出现全腹弥漫性疼痛。阴道分泌物增多呈脓性或伴有明显异味。当符合以下条件时即可诊断:①持续发热且体温高于 38℃;②下腹痛及压痛;③深部性交痛;④宫颈举痛或附件区触痛;⑤阴道或宫颈异常分泌物。

2. 异位妊娠 停经、腹痛、阴道流血是异位妊娠的经典症状,但并非所有患者都会出现这些临床症状。对于因腹痛前来就诊的患者,一定要询问有无性生活史,对于有性生活史的女性建议进行 HCG 筛查,宁可多查不可漏查。对于有腹痛并伴有生命体征不平稳的患者应当快速进行 HCG 筛查及超声检查,提示阳性建议尽快行腹腔镜探查。超声检查发现宫内无妊娠囊,附件区发现占位,要高度怀疑宫外孕的可能。在生命体征平稳的情况下可以在 48 小时后复查 HCG,血 HCG 增加不满 1 倍,提示宫外孕的可能性较大,尤其是 HCG ≥ 1 800U/L 的患者更要重视。

3. 阑尾炎 阑尾炎是急性腹痛的常见原因之一,主要发生于青少年和 20~40 岁青壮年,此年龄段的女性出现右下腹痛常于妇科急诊就诊。对于妇产科急诊医生来讲,识别出阑尾炎并迅速做出正确诊断转诊至相应科室对患者尤其重要,以防止并发症如阑尾穿孔和腹膜炎的发生。阑尾炎典型表现为起始于脐周或上腹部的钝痛,随后移至右下腹,并在麦氏点处有压痛,常在腹痛后出现恶心、呕吐等症状。体格检查常出现右下腹压痛及反跳痛,实验室检查血象常见升高,超声和 CT 检查可见阑尾增厚、周围脂肪浸润、存在脓肿或积液。

4. 流产 流产是妊娠中常见的急症之一,尤其是妊娠早期(妊娠 20 周前)腹痛的重要原因。早期诊断和处理对于减少母体并发症和保护生育功能至关重要。流产的类型可分为:①先兆流产:表现为轻微下腹痛和阴道少量出血,宫颈未扩张;②难免流产:表现为明显下腹痛、阴道出血增多,伴有宫颈扩张;③不全流产:部分妊娠组织排出,持续出血和腹痛;④完全流产:所有妊娠组织均排出,症状逐渐消失;⑤稽留流产:胎儿已死亡但未排出,可能无明显症状,偶有腹痛和出血。临床表现为腹痛和阴道流血,腹痛通常为下腹部痉挛样疼痛,为持续或间歇。阴道出血通常为少量出血,不全流产和难免流产出血量较多。另外还可能伴随妊娠症状消失,如恶心、乳房胀痛减轻。体格检查可见宫颈扩张或有妊娠组织排出。

5. 黄体囊肿破裂 黄体破裂也是常见的妇科急腹症之一,其原因通常是在月经周期第 20~27 天,因体位改变、性生活、剧烈运动或腹压增加导致黄体内压力增加从而发生破裂出血。黄体破裂发生腹痛的机制与异位妊娠相同,都是由于腹腔内出血刺激所导致。因此在临床上要与异位妊娠相鉴别,最重要的辅助检查即为血 HCG,黄体破裂的血 HCG 为阴性。当出血较多时有明显的休克表现。

6. 卵巢囊肿破裂 卵巢肿瘤破裂时内容物刺激腹膜引发腹痛,因此腹痛往往是卵巢囊肿破裂的首发症状,症状可从一侧蔓延至全腹部。小囊肿或单纯性浆液性囊腺瘤破裂时腹痛症状往往较轻,若为畸胎瘤、巧克力囊肿或者恶性肿瘤的内容物,对腹膜刺激大,疼痛也往往更剧烈,甚至造成休克。通过超声可具体了解囊肿为实性还是囊性,结合肿瘤标志物对肿瘤的良恶性进行初步判断。

7. 卵巢囊肿扭转 卵巢囊肿扭转是指卵巢肿瘤根蒂(由骨盆漏斗韧带、卵巢固有韧带和输卵管组成)沿一个方向旋转引起的急性腹痛,良性肿瘤中更多见。当卵巢囊肿扭转不及 360°,时间短,部分患者可以自然复位。当扭转严重不能自然复位时,肿瘤内部血流受阻,卵巢组织和肿瘤的坏死、梗死从而诱发腹膜炎出现腹痛。患者需要进行盆腔超声或 CT 检查,以确定卵巢囊肿的扭转情况以及是否伴有其他并发症,如囊肿破裂、出血等。

8. 子宫内膜异位症　盆腔子宫内膜异位症也是常见的腹痛病因之一。此类患者常为慢性腹痛且合并子宫腺肌病或卵巢巧克力囊肿。部分深部子宫内膜异位症患者可能出现性交痛、大便疼痛，体格检查甚至可以在阴道后穹窿或直肠阴道隔中扪及触痛结节。

9. 子宫肌瘤变性　子宫肌瘤是女性生殖器最常见的良性肿瘤，通常表现为无症状或轻度症状。然而，当子宫肌瘤发生变性时，会引起明显的腹痛及其他症状。常见的子宫肌瘤变性类型包括红色变性、玻璃样变性、囊性变性、脂肪变性、钙化以及肉瘤样变性。腹痛是最常见的症状，通常为急性、剧烈的腹痛，特别是在红色变性时。红色变性可能伴有低至中度发热。

10. 妇科恶性肿瘤　是导致下腹痛的重要原因之一，包括卵巢癌、子宫内膜癌和宫颈癌等。这些肿瘤不仅可能引起明显的下腹痛，还常伴随其他症状，如月经异常（包括月经过多、月经不规律或绝经后出血）、阴道出血、消化和泌尿系统症状（如腹胀、尿频和便秘）。患者可能出现乏力、体重减轻、贫血等全身症状，反映出病情的进展和系统性影响。诊断通常通过详细的病史询问和体格检查，包括腹部和盆腔的触诊，发现可能存在的肿块。此外，实验室检查可显示肿瘤标志物如 CA125、CA19-9、AFP 和 HCG 水平升高，提示存在恶性肿瘤。影像学检查是进一步诊断和评估的重要手段，其中超声检查用于初步筛查和评估肿瘤的性质、大小和位置；CT 扫描进一步详细评估肿瘤的大小、形态及其对周围器官的侵犯程度，并检测有无淋巴结肿大和远处转移；MRI 则由于其高分辨率的软组织成像优势，能够更清晰地显示肿瘤的内部结构、侵袭范围及与周围组织的关系，从而帮助明确诊断和指导分期。

四、腹痛的治疗

腹痛的治疗主要是明确诊断后精准治疗，并非单纯给予止痛药或抗生素治疗。

1. 盆腔炎症反应疾病的治疗　首选去除病因，如患者为产后或人工流产后宫腔残留者，需要在使用抗生素的基础上及早清宫或行宫腔镜手术。建议患者采取半卧位，有助于脓液积聚于直肠子宫陷凹限制其扩散，也有利于宫腔引流。充分补液保持水电解质平衡。在诊断盆腔炎性疾病后应该尽快开始抗炎治疗，无明确病原体结果时可根据经验选择广谱抗生素（覆盖需氧及厌氧菌、淋病奈瑟球菌和沙眼衣原体）。若患者一般情况好，没有输卵管和卵巢脓肿，可在门诊治疗。治疗方案可选择：①左氧氟沙星 400mg+ 甲硝唑 400mg，每天 2 次口服，共 14 天；②头孢曲松钠 250mg 或头孢西丁钠 2g，单次肌内注射，同时口服丙磺舒 1g，然后给予多西环素 100mg+ 甲硝唑 400mg，每天 2 次，共 14 天。如果患者症状较重，且出现输卵管卵巢脓肿，则建议静脉使用抗生素。治疗方案可选择：①头孢西丁钠 2g，静脉滴注，t.i.d.，加用多西环素 100mg，静脉滴注，b.i.d.。在症状改善 24 小时后，给予多西环素 100mg+ 甲硝唑 400mg，每天 2 次口服，共 14 天。②左氧氟沙星 400mg，静脉滴注，b.i.d.，加用甲硝唑 500mg，静脉滴注，t.i.d.，共 14 天。当有明确脓肿形成或抗生素治疗效果欠佳时要考虑手术治疗。手术指征包括：①脓肿经药物治疗持续存在：

抗生素治疗 48~72 小时体温持续不降或包块增大;②脓肿持续存在:经药物治疗有好转(2~3 周),包块仍未消失但局限;③脓肿破裂:突发腹痛加重并有中毒性休克的表现。手术应当根据患者年龄、病变范围和一般情况综合考虑,可以进行经腹和腹腔镜手术,也可在超声或 CT 引导下穿刺引流。年轻患者尽量保留卵巢功能,年龄大的患者双侧附件受累或附件脓肿反复发作可行全子宫及双附件切除。手术中要警惕肠道损伤并在术前与患者及家属充分沟通肠道损伤风险。

2. 异位妊娠的治疗　总体分为两大部分,即手术治疗和药物治疗。

(1)药物治疗适用于生命体征平稳,且保留生育要求强烈的患者。需符合以下条件:①无异位妊娠破裂的表现;②妊娠包块直径<3cm;③无确切腹腔内出血证据;④ HCG<2 000U/L。

(2)全身药物常用甲氨蝶呤,可以单次给药 50mg/m²,肌内注射;也可以分 5 天给予0.4mg/kg,每天注射 1 次。治疗期间需检测 HCG 水平及包块变化。治疗 2 周后若 HCG 水平下降并连续 3 次为阴性,腹痛减轻或消失,包块缩小则认为有效。如果 HCG 水平下降不理想,症状加重需考虑手术治疗。手术治疗可采取腹腔镜下患侧输卵管切除或开窗取胚术,并与患者充分沟通其优劣。

3. 阑尾炎的治疗　阑尾炎的治疗主要包括手术和药物治疗。急性阑尾炎通常需要进行阑尾切除术,这是标准的治疗方法,分为传统的开腹手术和微创的腹腔镜手术,后者因创伤小、恢复快而逐渐普及。对于早期、轻度的阑尾炎或有手术禁忌证的患者,可以考虑保守治疗,包括使用广谱抗生素控制感染和炎症,并密切观察病情变化。手术后患者需要进行抗生素治疗预防感染,同时注意伤口护理和逐步恢复正常饮食和活动。在特定情况下,如阑尾周围脓肿形成,需要先行引流处理后再择期手术。

4. 流产的治疗　流产的治疗方法根据流产的类型和患者的具体情况而有所不同。对于先兆流产,治疗以保胎为主,包括卧床休息、避免体力活动和性行为,以及使用黄体酮等药物支持妊娠,密切监测 HCG 水平并行超声检查,确保妊娠继续正常进行。难免流产和不全流产通常需要进行清宫术,以清除子宫内的残余妊娠组织,防止出血和感染;手术方法包括负压吸引术和刮宫术。术后应使用抗生素预防感染,并应用子宫收缩剂促进子宫恢复。完全流产通常不需要进一步干预,但需观察出血情况并进行超声检查确认子宫内有无残留物。稽留流产的处理则视具体情况而定,常需药物或手术清宫。药物治疗可使用米非司酮和米索前列醇联合促进妊娠物排出;手术治疗同样包括负压吸引术和刮宫术。无论哪种类型的流产,患者均需进行心理支持和咨询,帮助她们应对流产带来的情感压力和焦虑。同时,补充营养、增强体质也是重要的康复措施。对于反复流产的患者,还需进行详细的病因学检查,如染色体分析、内分泌评估和免疫学检查,以制订个体化的治疗方案,预防再次流产。

5. 黄体破裂的治疗　大多数患者可以保守治疗。保守治疗适用于腹腔内出血少,血常规提示贫血不严重,一般情况较稳定的患者。对于内出血较多的患者应当积极行腹腔镜探查,尽量保留卵巢,楔形切除或剔除破裂的黄体后进行缝合。

6. 卵巢囊肿扭转或破裂的治疗　应该采取个体化思维。若患者囊肿破裂出血多造成失血性休克应当积极探查止血。在患者生命体征平稳的情况下,尽可能完善检查及准备好手术团队,再行择期手术,避免在急诊情况下行卵巢恶性肿瘤的大手术。卵巢囊肿扭转需要尽快手术,手术的目的是解除囊肿扭转,恢复卵巢的血液供应,尽可能保留卵巢。若患者为围绝经期或绝经后女性,可考虑患侧附件切除。

7. 子宫内膜异位症的治疗　子宫内膜异位症的治疗需结合患者生育需求及腹痛严重程度、月经量等情况进行综合管理。子宫内膜异位症的腹痛往往是进行性加剧,具有明显的周期性。治疗方法通常包括药物治疗和手术治疗。药物治疗方面,常用的药物包括非甾体抗炎药,如布洛芬或泮托拉唑,以缓解疼痛和减轻炎症;另一方面为孕激素治疗,包括地诺孕素、地屈孕酮以及宫腔内缓释孕激素左炔诺孕酮(levonorgestrel,LNG)。手术治疗方面,对于达手术指征的卵巢子宫内膜异位症或盆腔深部子宫内膜异位症,腹腔镜手术是常见的选择;如果症状非常严重或对药物治疗无效的子宫腺肌病,可能需要切除子宫。

8. 子宫肌瘤变性的治疗　对于因子宫肌瘤变性引起的腹痛,治疗方法包括药物治疗、微创手术和外科手术。保守治疗适用于症状轻微者,主要使用镇痛药物和荷尔蒙调节。药物治疗包括 GnRH-a 和选择性孕激素受体调节剂,能够缩小肌瘤和缓解症状。微创手术如子宫动脉栓塞术和高强度超声聚焦疗法适用于中度症状患者,而严重症状或无生育需求者则可选择肌瘤切除术或子宫切除术。

9. 妇科恶性肿瘤的治疗　妇科恶性肿瘤引起的腹痛只是其众多临床表现之一。对于剧烈的腹痛,可以使用止痛药来暂时缓解症状,但更重要的是针对肿瘤本身进行治疗。综合治疗方法包括手术切除肿瘤、放疗和化疗,以消灭癌细胞并减轻症状。

腹痛的诊断流程见图 2-11。

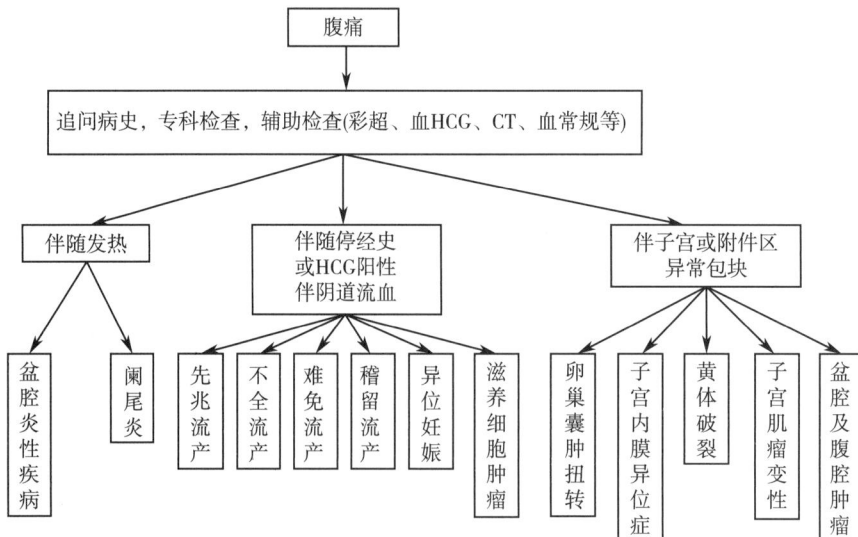

图 2-11　腹痛的诊断流程

（彭鸿灵　唐　林）

第十三节 痛经

痛经在女性患者中的平均患病率约为 25%,年轻未婚女性多发,有报道痛经在青少年女性中的患病率为 67.2%~90%,不同的种族患病率和发病率没有显著差异。调查表明痛经可能随着年龄增长及婚育后部分症状减轻或消失,原发性痛经的未产妇在 40 岁后症状明显减少。一项问卷调查显示,在遭受过性虐待的女性中,包括痛经在内的月经问题更为普遍。一份来自挪威的调查显示,20~35 岁的女性中,有 1/4 会因痛经症状明显而在家休假。

一、痛经的分类及原因

痛经是妇科常见症状之一,指在月经来潮或月经期间出现的周期性腹部疼痛。根据病因的不同,痛经可以分为原发性痛经和继发性痛经两种类型。

1. 原发性痛经 是指生殖器官没有器质性病变的痛经,多发生于青春期女性,通常在月经初潮后 2~3 年内出现。原发性痛经的发生主要与月经时子宫内膜前列腺素含量增高有关,可以引起子宫平滑肌过强收缩,血管痉挛造成子宫缺血、缺氧状态而出现痛经。为痉挛性疼痛,疼痛通常在出现月经血或之前几个小时开始,持续时间不超过 48~72 小时。

2. 继发性痛经 指由盆腔器质性疾病引起的痛经,如子宫内膜异位症、子宫腺肌病、盆腔炎或宫颈狭窄、黏膜下子宫肌瘤及宫内异物等。下面详细介绍几类导致继发性痛经的常见疾病。

(1)子宫内膜异位症:子宫内膜异位症是指子宫内膜组织在子宫外生长,通常在盆腔、卵巢和肠道等部位。这些异位的子宫内膜组织在月经期间也会出血,引起疼痛,导致痛经的具体原因有以下几种:

1)子宫收缩异常:子宫内膜异位症可能导致子宫肌肉异常收缩,这种异常的收缩模式会在月经期间加剧,从而引发或加剧痛经。

2)宫颈管狭窄:子宫内膜异位症可能导致宫颈管狭窄,使得月经期间血液流出不畅,增加痛经的可能性。

3)子宫后倾:子宫位置的异常,特别是子宫后倾,可能导致经血排出不畅,进一步加剧痛经。

4)卵巢功能异常:子宫内膜异位症可能影响卵巢功能,导致激素分泌失衡,进而影响月经周期和痛经症状。

5)雌激素水平增高:雌激素是一种促进子宫内膜生长的激素。子宫内膜异位症患者的雌激素水平往往较高,可能刺激子宫内膜过度生长,从而加剧痛经。

6)病灶破裂出血:子宫内膜异位症患者,异位的子宫内膜组织可能在月经期间发生破裂和出血,这种出血会刺激周围组织,引发或加剧痛经。

7)腹膜受刺激:异位的子宫内膜组织可能附着在腹膜上,月经期间,这些组织可能发生出血和炎症,刺激腹膜,导致痛经。

(2)子宫腺肌病:子宫腺肌病是指子宫内膜腺体和间质侵入子宫肌层,导致子宫肌肉增生和肥大。月经期间,子宫肌肉收缩,导致疼痛。子宫腺肌病导致痛经的原因主要有以下几点:

1)内膜异位导致的出血和炎症:子宫腺肌病患者的异位内膜组织在月经期间会像正常子宫内膜一样脱落和出血,但这些血液无法从体内排出,从而引起局部炎症、疼痛和组织纤维化。这种炎症反应刺激周围的神经末梢,导致疼痛。

2)子宫收缩异常:子宫腺肌病患者的子宫肌层由于存在内膜异位组织,可能导致子宫收缩功能异常。在月经期间,子宫的异常收缩会加剧疼痛感。

3)子宫体积增大和压迫:子宫腺肌病可能导致子宫体积增大,增大的子宫对周围组织和器官产生压迫,特别是在月经期间,子宫的增大和收缩可能对神经产生更大的压力,从而引发痛经。

4)激素水平变化:子宫腺肌病患者体内的激素水平变化也可能是导致痛经的一个因素。激素水平的变化会影响子宫内膜的生长和脱落,从而影响疼痛的程度。

5)子宫发育不良和缺血缺氧:子宫腺肌病患者可能同时存在子宫发育不良,使血液供应出现异常,造成子宫缺血、缺氧,引起痛经。

尽管痛经是子宫腺肌病的常见症状之一,但并不是每个患有子宫腺肌病的女性都一定会经历痛经。疼痛的程度和症状的表现因人而异。腺肌病的其他常见症状还包括月经量多、经期延长,甚至引起贫血等不适症状。

(3)精神压力:精神压力可能导致内分泌失调,影响月经周期和经血量。一些女性在月经期间感到紧张和焦虑,导致痛经症状加重。此外,精神压力还可能影响女性对疼痛的感知和反应。处于紧张、焦虑或抑郁等负面情绪状态时,患者可能对疼痛更为敏感,从而加重痛经的症状。

(4)生活习惯:一些不良的生活习惯,如饮食不规律、过度劳累、剧烈运动等,也可能导致痛经症状加重。

痛经的分类及原因见图 2-12。

二、痛经的诊断

痛经的诊断主要依据患者的症状和体征。

1. 病史采集 痛经的主要症状是月经期间下腹部疼痛。详细询问患者的月经史、生育史、家族史和不良生活习惯等,进一步询问疼痛部位、性质、程度、加重缓解因素、病程进展状况等,以了解患者痛经的具体情况。

2. 体格检查 对患者进行详细的体格检查,包括腹部触诊、妇科检查等,有助于发现子宫、卵巢、输卵管等生殖器官的异常,以及是否存在压痛、肿块等体征。有性生活的女性,应通过双合诊检查子宫及双附件,评估是否存在解剖结构异常或肿瘤性占位病变,必要时可行三合诊检查进一步评估子宫大小、子宫后壁、宫旁、直肠子宫陷凹和盆腔后部的病变,并估计盆腔内的病变范围及病变与子宫及直肠的关系,判断肿瘤和盆壁间的关系等。

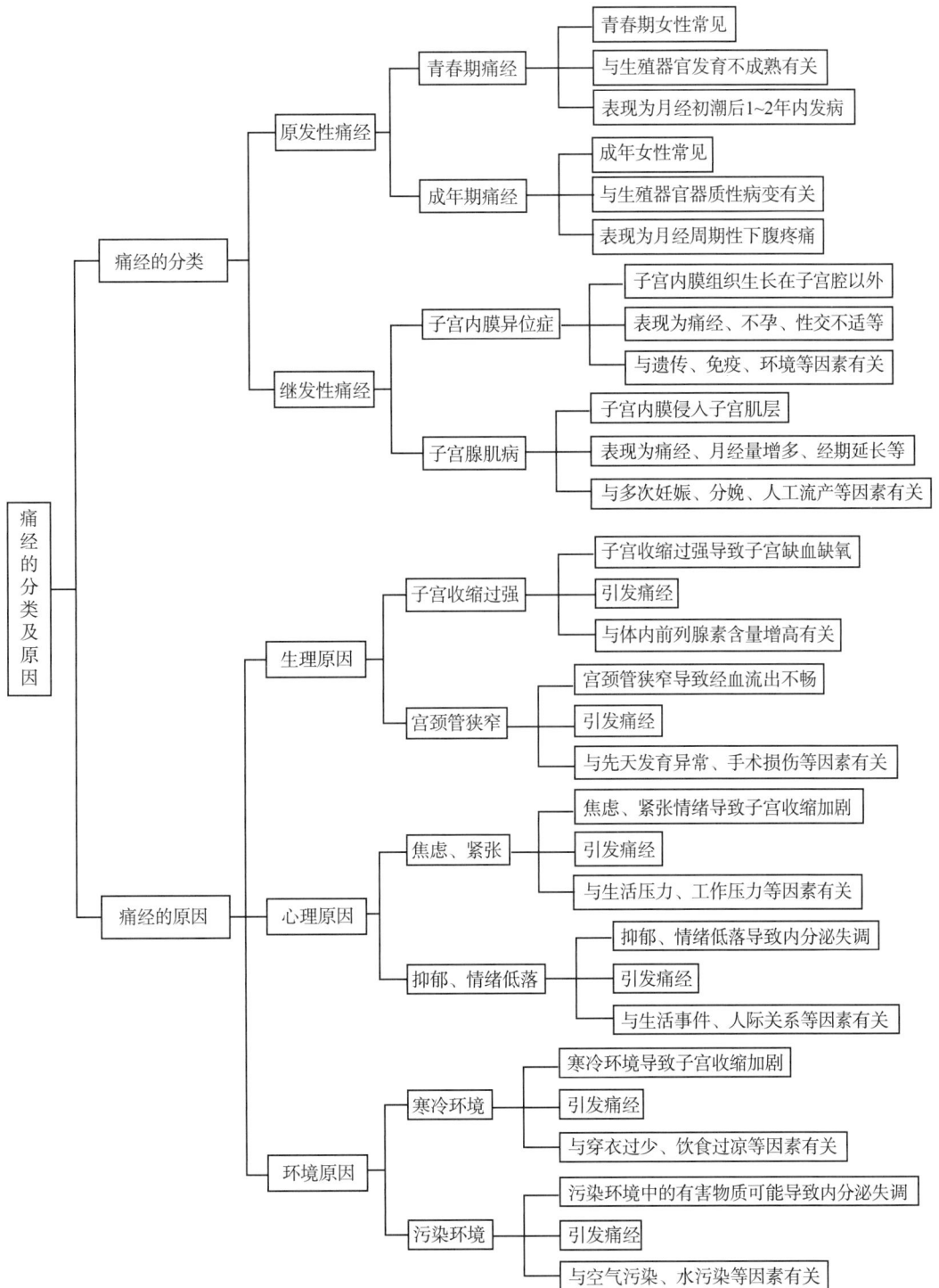

图 2-12　痛经的分类及原因

3. 实验室检查 包括血常规、尿常规、白带常规等。这些检查有助于了解患者的整体健康状况,以及是否存在感染、炎症等情况。

4. 超声检查 超声检查是一种无创的检查方法,可以有效辅助了解子宫和附件的结构,辅助诊断子宫内膜异位症和子宫腺肌病等疾病。

5. 其他影像学检查 包括 CT、MRI、PET/CT 等,帮助明确诊断,进行鉴别诊断。

三、痛经的鉴别诊断

1. 子宫内膜异位症 子宫内膜异位症是一种常见的妇科疾病,也是痛经的常见原因之一。子宫内膜异位症通常伴有进行性加重的痛经、性交不适等症状。通过影像学检查和实验室检查,可以与痛经进行鉴别。

2. 盆腔炎 盆腔炎是一种常见的妇科炎症,也可能导致痛经。盆腔炎通常伴有发热、下腹部疼痛、阴道分泌物增多等症状。通过体格检查和实验室检查,可以与痛经进行鉴别。

3. 肠道疾病 某些肠道疾病,如肠易激综合征、结肠炎等,也可能引起下腹部疼痛,需要与痛经进行鉴别。肠道疾病通常伴有腹泻、便秘等消化道症状。

4. 泌尿系统疾病 泌尿系统疾病,如尿路感染、肾结石等,也可能导致下腹部疼痛,需要与痛经进行鉴别。泌尿系统疾病通常伴有尿频、尿急、尿痛等泌尿道症状。

综上所述,痛经的诊断需要结合患者的症状、体征、实验室及影像学检查等多方面信息。同时,还需要与其他相关疾病进行鉴别,以确保准确诊断和治疗。

四、痛经的治疗

常见的痛经的治疗方法包括药物治疗、物理治疗、手术治疗和生活方式的调整。

1. 药物治疗 药物治疗是缓解痛经的常用方法。非处方药如对乙酰氨基酚和布洛芬等可以缓解轻度的疼痛。处方药如麻醉性镇痛药和非麻醉性镇痛药等可以在医生的指导下使用,用于缓解中度至重度的疼痛。此外,一些中药也可以缓解痛经症状。

2. 物理治疗 物理治疗如热敷、按摩和针灸等可以缓解痛经症状。这些方法可以促进血液循环和肌肉松弛,缓解疼痛。

3. 手术治疗 对于严重的痛经症状,如子宫内膜异位症和子宫腺肌病等,手术治疗可能是必要的。手术方法包括腹腔镜手术、宫腔镜手术和根治性手术等,具体手术方式需要根据患者的具体情况和医生建议进行选择。

4. 生活方式调整 保持良好的生活习惯和饮食习惯可以缓解痛经症状。如保持充足的睡眠、适当的锻炼、避免过度劳累、注意饮食营养均衡等。此外,保持愉快的心情也有助于缓解痛经症状。

(杨 帆 何政星)

第十四节 非手术后腹胀

腹胀可以只是一种主观的感觉,指患者自觉腹部局部或全腹胀感,也可以是一种客观查体所见,即发现腹部膨隆。腹胀可以是生理性的,如在饱餐后、女性妊娠中晚期等,也可以是病理性的,如腹部巨大占位性病变、腹水、腹腔内出血、消化道梗阻等。

一、引起腹胀的常见病因

引起腹胀的最常见三大病因主要包括腹部及胃肠道胀气、腹腔大量积液或积血、腹盆部肿物等。作为妇科医生,接诊腹胀患者时的重点任务是排查和处理妇科疾病及相关因素引起的腹胀,但同时也必须熟悉并掌握与腹胀相关的其他疾病的病理生理机制及鉴别诊断。

1. 腹盆部肿物 当腹盆部有巨大占位性病变时,可导致腹腔张力增高、腹腔脏器受压迫,从而引起腹胀。对于下腹部及盆腔来源的巨大肿物,妇科最常见为卵巢肿瘤或明显增大的子宫,良性肿瘤如卵巢黏液性囊腺瘤、卵巢畸胎瘤、巨大或多发子宫肌瘤等,严重者可长出盆腔达脐下,少数甚至凸向上腹部达剑突下;妊娠中晚期女性因明显增大的妊娠子宫也可自觉腹胀。其他下腹部的巨大肿物还可能为极度充盈的膀胱,如严重的尿潴留等。较常见的来源于上腹部的肿物为肝癌、胰腺假性囊肿、巨脾等。

即使腹盆部的肿物体积不算巨大时,仍可能因其为恶性肿瘤伴有大量腹水,或引起腹腔静脉和淋巴回流障碍,或累及并压迫胃肠道引起梗阻等而导致腹胀。例如,大部分晚期卵巢恶性肿瘤(包括腹膜癌、输卵管癌)患者均以腹胀为主诉而初次就诊。

此外,部分卵巢性索间质肿瘤,如纤维瘤、颗粒细胞瘤等有时可能出现梅格斯综合征,表现为盆腹腔肿物伴腹水或胸腔积液及腹水,患者自觉腹胀、呼吸困难等症状,切除肿瘤后症状可快速消失。

2. 腹部积液、积血 正常生理状态下,因腹膜有通透性,有分泌和吸收功能,腹腔内积液处于动态平衡状态,正常腹水量少,一般不超过 20~200ml。当在任何病理状态下导致腹腔内液体量增加超过 200ml 时,称为腹水。腹腔内出血、积血称为腹腔积血。少量的腹水一般不会引起明显症状,大量的腹水或腹腔积血(如超过 1 500ml 时)则可引起腹胀,常见原因包括:①恶性肿瘤,如腹膜癌、卵巢癌和输卵管癌,以及晚期其他肿瘤伴腹膜转移等;②脏器破裂导致腹腔内出血,如异位妊娠伴破裂、出血;③血浆胶体渗透压降低,如低蛋白血症、肾病综合征、营养不良等;④门静脉压力增高、静脉回流障碍,如肝硬化、心力衰竭等;⑤毛细血管通透性增加,如结核性腹膜炎、感染性腹膜炎;⑥淋巴回流障碍,如乳糜池或胸导管梗阻等。

3. 腹部胀气、胃肠道积气 正常生理状态下,胃肠道内有少量气体,总量一般<150ml,

主要来源于进食时咽下的气体以及食物在胃肠道细菌作用下产生的气体,大部分经肛门排出。每天从肛门排出的气体总量约 400~1 200ml。当有病理情况引起胃肠道积气增多时(包括产气增多和／或排气减少),可能出现腹胀,常见原因主要为消化道病因,包括进食过多或过快、消化不良、胃扩张、幽门梗阻、肠梗阻、肠麻痹、胰腺炎等;此外,心肺功能衰竭引起的体内二氧化碳累积,胃肠道穿孔导致气体进入腹腔(气腹),以及严重感染导致胃肠道水肿充血等均可导致腹胀。妇科疾病如肿瘤性疾病、感染性疾病严重时可继发肠麻痹、肠梗阻,也可导致腹部胀气。

二、腹胀的诊断及临床处理

腹胀、腹痛等症状与其他妇科相关症状的重要差异,在于其与多个系统的疾病也可能有很紧密的关系,诱因及病因繁杂。因此,详细且系统性的病史采集和体格检查是临床接诊主诉为腹胀的患者并进行后续诊疗及处理的重要基础和依据。

1. 病史采集　问诊要点包括疾病急缓,病程长短,腹胀开始部位,伴随症状(是否伴有腹痛、嗳气、恶心、呕吐、腹泻、便秘、便血、呼吸困难、心悸、发热、阴道流血、阴道流液、停经、盗汗等),饮食及营养状况,体重变化,是否有肝病、肾病、心脏病、结核病、家族肿瘤史、手术或外伤史等。

2. 体格检查

(1)全身检查需关注生命体征,是否伴有严重的压迫表现,皮肤有无黄疸、苍白、发绀、水肿,有无静脉怒张,全身淋巴结有无肿大,有无心肺病理体征等。

(2)腹部查体需明确为局限性还是全腹膨隆,腹部张力情况,是否可扪及肿物,肿物大小及活动度等,是否有压痛、反跳痛、腹肌紧张等腹膜刺激征,是否有移动性浊音、波动感,肝脾是否长大,是否见胃型、肠型,肠鸣音是否正常等。

(3)妇科检查:腹腔巨大肿物时,腹部查体结合双合诊检查有助于触诊肿物轮廓、活动度,以及其与子宫和附件的关系等,还需行三合诊检查了解肿物与直肠关系、直肠子宫陷凹是否有结节状增厚等,以帮助初步判断肿物来源及性质。腹部胀气明显、有大量腹水时,可能难以通过双合诊检查确定子宫及附件的情况,但仍需进行妇科检查,并关注宫颈是否有举痛、后穹窿是否饱满等,结合三合诊检查了解盆腔情况。

3. 辅助检查　根据患者的症状和体征初步判断引起腹胀的可能病因后,合理选择辅助检查以协助诊断,常见辅助检查方法包括以下几种:

(1)实验室检验:如血、尿、便常规检查,白蛋白、电解质、肝肾功能,肿瘤标志物等。怀疑腹腔内出血时因急查血尿 HCG 排除异位妊娠。

(2)影像学检查:妇科超声、腹部超声、泌尿系统超声等可提示腹盆部是否有肿物及其来源、是否有腹腔积液积血、是否有肝脾增大等,帮助排查腹胀原因。增强 CT 及 MRI 检查对于进一步鉴别腹部肿物来源及性质非常有帮助。腹部 X 线检查可了解是否有胃肠道扩张、梗阻,是否有气腹表现等。

(3)腹腔穿刺、后穹窿穿刺:当大量腹水导致腹胀时,进行腹腔穿刺抽放腹水不仅可缓解患者症状,更可了解腹水性质帮助诊断。尤其是对于腹腔压力高、压迫症状严重的患者,需尽快适量释放并引流腹水,同时需留取腹水标本进行相关实验室检查、脱落细胞学检查、微生物培养等,以帮助寻找腹水的病因。当伴有胃肠道胀气,腹腔穿刺时需警惕发生医源性胃肠道损伤的风险,可通过腹部超声进行穿刺定位,或床旁超声指导下穿刺。当盆腔积液或积血、后穹窿饱满时,可选择经阴道行后穹窿穿刺抽放积液或积血以协助诊治。腹盆腔穿刺还可应用于不明来源及性质的肿物组织活检,进行病理学诊断。

(4)内镜检查:腹腔镜是诊断腹胀、腹水、腹腔肿物的重要手段,特别是通过影像学等常规检查很难进行诊断的情况下,腹腔镜探查具有重要价值,但为有创性操作,需要在有手术指征的情况下考虑选择。消化道内镜(如胃镜、肠镜等)是排查消化道疾病的重要检查方法。

4. 诊断及临床处理思路 需要注意的是,一种疾病可能同时引起三种病理情况,例如,晚期恶性肿瘤可因肿瘤压迫引起肠梗阻,同时伴有大量腹水及巨大腹部肿物;结核性腹膜炎也可能同时有消化道梗阻、腹水、腹腔肿物的表现,详细的病史和体格检查对于帮助鉴别诊断非常重要。

盆腹腔肿物的诊断及临床处理思路详见本章第十五节盆腔包块。排除妇产科相关因素所导致的腹胀后可转诊至消化道疾病相关科室进一步诊治。

(1)腹水的分级和分型:腹水是多种疾病的临床表现之一,常见原因为肝源性、心源性、肾源性、血管源性、肿瘤性、结核性和营养不良等。发现腹水后,要对腹水的量和性质进行评估。

临床上根据腹水的量分为少量(1级,患者无腹胀表现,超声检查才发现的腹水,深度<3cm)、中量(2级,超声腹水深度3~10cm,患者有腹胀症状和腹部隆起)、大量(3级,超声腹水深度>10cm,患者腹胀明显,腹部体征明显)。

腹水外观可为透明、浑浊、脓性、血性、乳糜样等。腹水实验室常规检查包括细胞计数及分类、蛋白定量、微生物培养、结核分枝杆菌涂片、脱落细胞学检查等,其他选择性检查项目还包括葡萄糖、甘油三酯、淀粉酶、乳酸脱氢酶等。乳糜性腹水外观呈乳白色,腹水的甘油三酯超过200mg/dl时支持诊断,<50mg/dl可排除诊断。血性腹水外观为血性,或腹水红细胞计数超过10 000/mm³。

(2)腹水的治疗:除积极寻找并治疗腹水的病因外,中量及大量腹水、伴随症状明显的患者一般需要住院治疗,控制腹水。

腹腔穿刺放液是治疗大量腹水导致腹胀、顽固性腹水的有效治疗方法,必要时可长期放置腹腔引流管,但须注意首次放液不应超过3 000ml。放液时应观察患者生命体征、一般情况及尿量等,防止腹压骤降导致血压下降甚至休克。长期放液的患者需关注其出入量、血电解质及白蛋白等水平,充分予以营养支持治疗等。

腹胀的鉴别诊断及临床处理流程见图2-13。

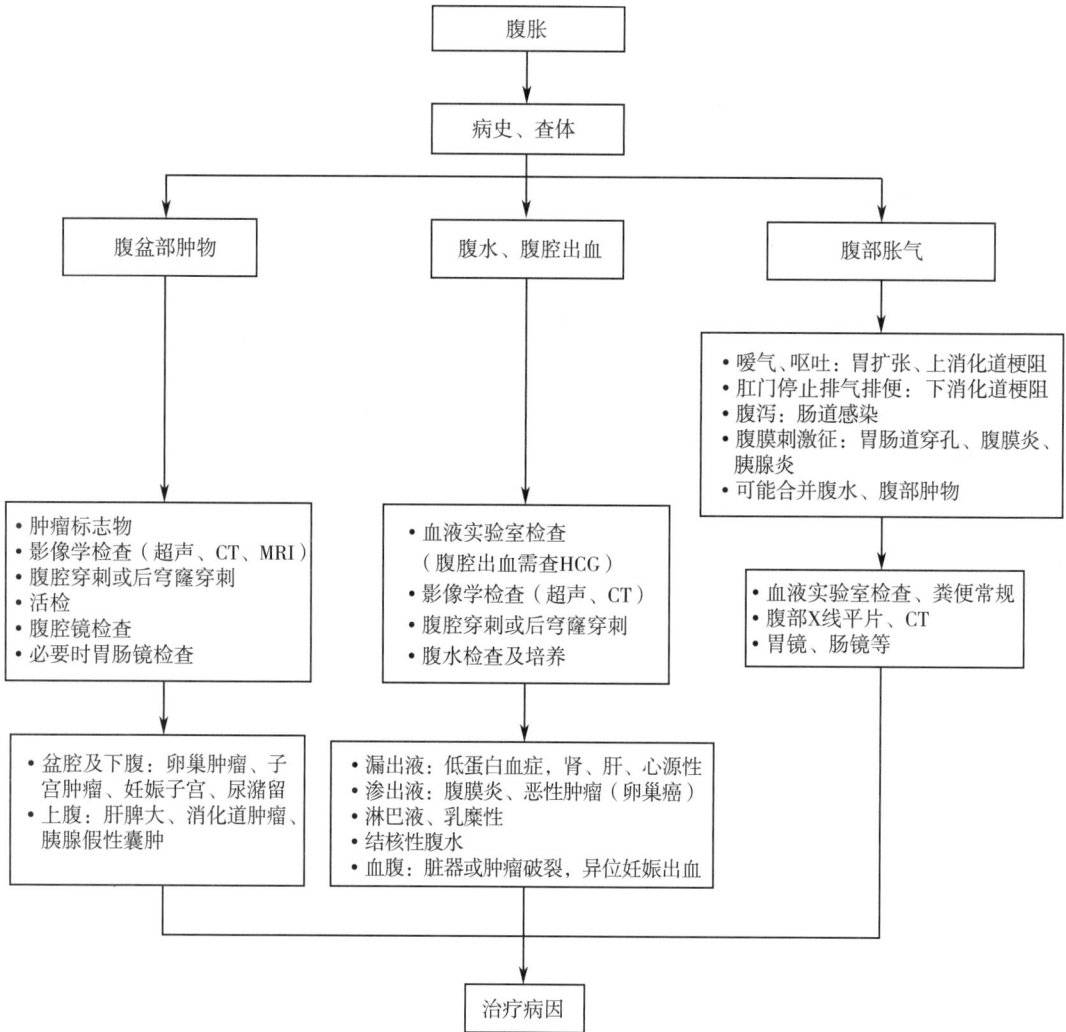

图 2-13 腹胀的鉴别诊断及临床处理流程

（王 乔 朱仲毅）

第十五节 盆腔包块

　　盆腔包块是指盆腔内来自子宫、附件、肠道、泌尿道、腹膜后任一部位出现的肿块，以源自女性内生殖器最为常见，与盆腔炎、子宫内膜异位症、肿瘤等疾病密切相关，是妇科常见主诉之一，也是妇科检查的重要体征。包块较小时可无明显症状，但包块增长快且直径超过 10cm 甚至超出盆腔，则可出现相应的压迫症状。盆腔包块的诊治需辨别其生长部位和性质，区分炎性包块或是肿瘤相关。

一、盆腔包块的性质与来源

盆腔包块根据性质可以分为生理性包块及病理性包块，生理性包块如正常增大的妊娠子宫、卵巢黄体囊肿等属于正常范畴；而病理性盆腔包块又与炎性、肿瘤、代谢因素、先天性因素、梗阻性疾病以及损伤等密切相关，一旦发现需积极处理，根据病史、体格检查、超声、CT、MRI等影像学检查，辅以肿瘤标志物检查等及时进行诊断、早期治疗。诊断盆腔病理性包块辨别其来源是关键，除需明确其性质外，尚需进一步明确其来源于子宫、附件还是盆腔其他组织。尽管大多数盆腔包块为良性，但盆腔恶性肿瘤尤其是卵巢恶性肿瘤由于易播散转移，晚期患者生存率低、预后差，尤需警惕来源于卵巢的盆腔包块。

1. 与妊娠相关的盆腔包块

(1) 增大的妊娠子宫：正常妊娠子宫将随着妊娠进展，子宫体逐渐增大变软。尤其是在妊娠中期以后，子宫逐渐增大超出盆腔，并可在耻骨联合上方扪及，可伴有不规律、无痛性子宫收缩。妊娠足月时，子宫体积超过30cm，容量达到非孕时的1 000倍。正常妊娠子宫增大属于生理性增大，需与病理性盆腔包块相鉴别。

(2) 滋养细胞疾病：滋养细胞疾病包括葡萄胎、侵蚀性葡萄胎、绒毛膜癌和胎盘部位滋养细胞肿瘤，是由妊娠或近期妊娠女性滋养细胞异常增生引起的一类疾病的总称。如葡萄胎患者，其子宫增大常明显超过孕周，检查发现子宫异常增大变软，HCG水平高于正常妊娠，出现较严重的妊娠呕吐。超声检查以"落雪征"为特征，即宫腔内充满不均质、密集状或短条状形似落雪的影像回声，如水泡状胎块，较大也可呈"蜂窝状"。与葡萄胎不同的是，部分性葡萄胎可存在胎儿或羊膜腔，但胎儿多为畸形，仅在胎盘部位出现局灶性的水泡状胎块。这一类滋养细胞疾病，其子宫动脉血流丰富，可同时在双侧或一侧卵巢查见黄素化囊肿。

(3) 妊娠合并附件包块：妊娠合并附件包块的发生率约为0.05%~3.2%，多为生理性囊肿，常见妊娠合并卵巢黄体囊肿。其次需考虑妊娠合并恶性肿瘤的可能性，如生殖细胞、间质细胞或者低度恶性的上皮肿瘤等。此外，异位妊娠可在胚胎种植部位生长或发生破裂被血凝块包裹，在子宫附件处形成盆腔包块。

2. 盆腔炎性包块　盆腔炎症造成局部防御功能减退、盆腔脏器组织结构破坏，导致盆腔炎性包块反复发作是妇科临床常见而棘手的问题。慢性盆腔炎多因急性炎症未及时治疗所致，系急性盆腔炎性疾病后遗症，以输卵管积水、包裹性积液等盆腔炎性包块为临床表现；且盆腔慢性炎症可能急性发作、脓肿形成，若盆腔脓肿未得到有效控制，则可能引起弥漫性腹膜炎甚至导致败血症、感染性休克等严重后果；也可因治疗不彻底使病程迁延不愈。继而出现慢性盆腔疼痛、盆腔粘连、不孕等后遗症，即使能够自然受孕也可能因输卵管"通而不畅"而导致异位妊娠发生。

盆腔炎性包块形成的高危因素有急性盆腔炎症未规范、有效、彻底的治疗，或抗生素的选择、剂量及治疗疗程等不当；下生殖道感染未经治疗或治疗不彻底，如反复发作的各类阴道炎、宫颈炎未能及时诊治，病原体上行感染导致盆腔炎性包块形成；无临床症状的性传播疾病尤其是衣原体、支原体感染未及时诊治；手术消毒不严、术后未给予有效的预防感染措施等医疗操作不规范；不注意经期卫生、经期性交等。

3. 盆腔肿瘤

（1）子宫肌瘤及子宫腺肌病：子宫肌瘤和子宫腺肌病都可能导致盆腔包块的出现。子宫肌瘤是女性生殖系统中最常见的良性肿瘤，主要由平滑肌和结缔组织组成，子宫肌瘤单发或多发，当肌瘤的数量过多或者体积过大时，在盆腔检查中可能会摸到硬性的包块。腺肌病则是指子宫内膜腺体和间质侵入子宫肌层形成弥漫或局限性的病变，其特点是进行性加剧的痛经，子宫呈均匀增大或有局限性结节隆起，在超声检查中可能表现为类似包块的结构。

（2）子宫恶性肿瘤：子宫恶性肿瘤伴随有子宫体积的异常长大，早期肿瘤局限于子宫体可扪及子宫增大，随着肿瘤超出子宫则可在盆腔形成包块，常见有子宫内膜癌和子宫肉瘤。子宫内膜癌好发于围绝经期及绝经后，晚期子宫内膜癌向子宫外侵犯形成盆腔包块，通常表现为实性、不规则、边界不清的肿块，可能会伴随着疼痛和阴道不规则流血等症状。绝经后阴道流血多为子宫内膜癌的首发症状，需行诊断性刮宫术，内膜送病理检查以确诊。

子宫肉瘤根据不同组织来源，分为子宫平滑肌肉瘤、子宫内膜间质肉瘤以及恶性中胚叶混合瘤几种类型。子宫平滑肌肉瘤为最常见的子宫肉瘤，肿瘤体积一般较大，呈现弥漫性生长，与子宫壁之间没有明显的界线，切面质地软、鱼肉状，常见坏死和出血。子宫内膜间质肉瘤分为低级别、高级别和未分化型。肿瘤一般呈现息肉状或结节状，侵入宫腔，可伴随出血和坏死。低级别生长缓慢，预后良好，复发较迟；高级别和未分化型容易发生转移，预后较差。恶性中胚叶混合瘤：含有癌和肉瘤两种成分，肿瘤呈现息肉状生长，突入宫腔，可伴随出血和坏死，转移方式主要是淋巴转移和直接蔓延，预后较差。

（3）卵巢肿瘤：卵巢肿瘤病因复杂，临床表现也呈现多样性，早期可能没有明显症状，随着病情的发展或盆腔包块增大出现相应的压迫症状，出现腹部胀痛、消化系统症状、月经紊乱等。卵巢良性肿瘤的体格检查表现为活动性盆腔包块，与周围组织分界清晰，表面光滑。卵巢恶性肿瘤的体格检查可触及盆腔肿块多为双侧、实质性或囊实性，形状不规则，与周围组织粘连固定。严重时，癌组织可充满整个盆腔，呈"冰冻"样骨盆，或伴有腹水。对于卵巢肿瘤的诊断，需要进行超声、CT、MRI等影像学检查、肿瘤标志物检查及病理组织学检查以明确诊断。

（4）输卵管肿瘤：输卵管癌虽然在妇科恶性肿瘤中不足 0.5%，但早期诊断困难，大多数误以为卵巢肿瘤或其他手术过程中无意中被发现，多数情况下可能仅发现输卵管增粗，似腊肠样，早期表面光滑，切除后剖视发现异常。如出现临床症状多为中晚期，可表现为水样阴道分泌物、阵发性阴道排液，伴或不伴输卵管积水，即所谓的"外溢性输卵管积水"。病史辅以影像学检查有助于诊断。

（5）消化系统肿瘤：结直肠肿瘤常伴随大便习惯改变（如便秘、腹泻等），可有黏液血便、腹部疼痛等症状，纤维结肠镜检查＋活检可明确诊断。肠系膜肿瘤通常发生部位较高、表面光滑且活动度较大，如肠系膜肿瘤游移至盆腔，则可能以盆腔包块为首发症状而就诊。

(6)泌尿系统肿瘤:膀胱肿瘤及输尿管肿瘤也可在盆腔形成包块,但常伴随血尿,膀胱镜检查及活检可明确诊断,B超、CT、MRI等影像学检查有助于明确诊断。

(7)腹膜后肿瘤:腹膜后肿瘤向盆腔突出时可误认为盆腔包块,体格检查可扪及包块位于直肠和阴道后方,固定,不活动,实性或囊性。但腹膜后肿瘤种类繁多,诊断较为困难,往往手术中发现,术后病理检查方能明确诊断。

4. 代谢性因素形成的盆腔包块 与卵巢有关的激素调节或代谢失常时形成的盆腔包块一般来源于卵巢,如卵巢子宫内膜异位囊肿、卵巢黄体囊肿、卵巢过度刺激综合征、残余卵巢综合征等。

(1)卵巢子宫内膜异位囊肿:子宫内膜异位症是子宫内膜腺体和间质出现在子宫腔以外的部位形成种植病灶,以痛经、盆腔包块形成为主要症状,也可表现为慢性盆腔疼痛。最常见的部位是卵巢、子宫韧带、直肠子宫陷凹和膀胱腹膜。卵巢部位子宫内膜异位症多形成卵巢囊肿,内为巧克力样液体,称为"巧克力囊肿"。

(2)卵巢黄体囊肿或滤泡囊肿:均为生理性囊肿,盆腔检查时偶然发现,直径≤5~6cm,且在2~3个月可自行消失。由于囊壁薄,检查时如用力挤压可发生破裂,也有自发破裂。破裂时患者突觉下腹疼痛,但多迅速缓解,24小时后疼痛可消失。

(3)卵巢过度刺激综合征:卵巢过度刺激综合征(ovarian hyperstimulation syndrome,OHSS)是人体对促排卵药物的过度反应,为辅助生殖技术的一种常见并发症。因促排卵药物导致卵巢内数个卵泡发育,双侧卵巢囊性增大;卵巢毛细血管通透性增加、蛋白及异常体液外渗入第三间隙,体液积聚引起腹腔积液、胸腔积液,可伴局部或全身水肿及体重增加。重度OHSS单侧卵巢可增大超过10cm并伴有腹水,需与卵巢肿瘤相鉴别。

(4)残余卵巢综合征:多发生于合并有子宫内膜异位症或慢性盆腔炎的全子宫切除术后患者。由于盆腔内组织广泛粘连,部分卵巢皮质残留,可于术后数年出现腹痛、腰痛、性交痛。盆腔检查在阴道顶部上方盆腔的一侧可扪及表面光滑、无固定不活动的囊性包块,直径一般在5cm,切除囊肿送病理检查见卵巢组织可确诊。

5. 先天性因素形成的盆腔包块 先天性女性生殖泌尿系统畸形如双子宫、残角子宫、盆腔异位肾均可在盆腔检查时扪及包块,其他先天性畸形如处女膜闭锁、完全阴道横膈、宫颈闭锁则可因经血不能外流,导致阴道积血、宫腔积血,甚至输卵管积血等形成盆腔包块。

6. 梗阻性因素形成的盆腔包块 宫腔手术后或盆腔放疗后继发宫颈管粘连可因排血或排液受阻,导致宫腔积血或积液;妊娠中晚期如子宫后倾后屈明显,因宫颈前移至耻骨联合后方,尿道被上举延长受压可导致尿潴留。

7. 损伤引起的盆腔包块 盆腔手术止血不彻底或盆腔内创面广泛渗血均可引起盆腔血肿形成,导致患者术后出现持续的盆腔内疼痛,伴有血红蛋白水平下降,隐匿的血肿未及时发现可能导致患者出现出血性休克等严重并发症。盆腔淋巴结清除术使淋巴管被切断、淋巴液聚集,若引流不充分则可导致淋巴液滞留形成囊肿,其发生率为12%~24%,如继发细菌感染,可能出现局部肿胀、疼痛伴发热等症状,或继发下肢水肿及血栓栓塞等并发症。

8. 其他 阑尾周围脓肿易诊断为盆腔炎性包块,体格检查可扪及右下腹肿块,边界不清,不活动但距子宫较远,常有发热伴转移性右下腹痛。长期便秘的患者可形成粪块,于左下腹扪及条状物,易误诊为盆腔包块,但体格检查压之变形,灌肠排便后可消失。

二、盆腔包块的诊断与鉴别诊断

1. 盆腔包块的诊断 盆腔包块早期可无明显症状,一般多因体检行盆腔影像学检查或妇科检查时偶然发现。进一步需明确盆腔包块形状、性质、大小等:良性肿瘤通常囊壁光滑、囊性、活动,多为单侧且直径较小。恶性肿瘤通常为实性或囊实性,形态不规则,多为双侧,在盆腔内固定不活动,或伴有腹水,体格检查可扪及直肠子宫陷凹结节形成。影像学检查为主要的辅助检查手段,肿瘤标志物测定有助于区分盆腔包块的良恶性及大概肿瘤类型。生殖细胞肿瘤可产生 HCG、LDH 或 AFP,血清 CA125 升高有助于诊断上皮性卵巢癌,血清CA125 在晚期浆液性囊腺癌肿升高明显。然而,CA125 特异性不高,在早期(Ⅰ期)上皮性卵巢癌中仅约 50% 的患者阳性。故建议肿瘤标志物检查与超声诊断相结合,以提高其敏感性。

(1)一般情况:盆腔包块可发生于任一年龄段,卵巢恶性肿瘤多见于绝经后女性及幼女,育龄期女性盆腔包块以良性居多,如异位妊娠、盆腔炎性包块,子宫肌瘤、子宫腺肌病等;青春期女性还需考虑到先天性生殖道畸形,阻塞月经血外流形成包块。

根据月经生育史,育龄期患者出现盆腔包块伴有停经史,需考虑妊娠相关盆腔包块,如异位妊娠、妊娠合并黄体囊肿等。异常阴道流血、月经过多等需考虑子宫肌瘤及子宫恶性肿瘤可能;继发性痛经进行性加重需考虑子宫腺肌病可能;月经少、稀发或闭经需考虑附件结核性包块可能;盆腔包块出现在幼女并伴有周期性阴道流血需考虑卵巢性索间质肿瘤可能;绝经后阴道流血流液、盆腔包块形成需考虑子宫及附件恶性肿瘤。

根据既往史,近期行盆腔手术的患者需考虑盆腔血肿、盆腔感染或手术异物残留可能;既往盆腔手术史多术后粘连或慢性炎性包块;有其他恶性肿瘤史的患者,尤其是有胃肠道恶性肿瘤病史出现双侧盆腔包块应首先考虑转移性卵巢癌。

根据家族史,如患者直系亲属中有肌瘤病史、恶性肿瘤病史,应警惕患者本人也有该类肿瘤的可能。

盆腔包块生长情况也是初步诊断需要考虑的内容,良性肿瘤形成的盆腔包块一般生长缓慢或长期无变化,恶性肿瘤形成的盆腔包块可在短期内迅速出现或增长迅速;而生理性盆腔包块或盆腔炎性包块能随着时间或抗感染治疗缩小及消失。

除此之外,伴随症状有助于诊断。卵巢囊肿蒂扭转或破裂可出现急性腹痛;异位妊娠常以停经伴阴道流血或腹痛就诊;盆腔炎性包块如盆腔脓肿形成常伴随腹痛及发热等症状;结核性盆腔炎包块伴随月经过少、低热、盗汗及腹痛;晚期卵巢癌常伴有胃肠道症状如恶心、呕吐、食欲减退、上腹部胀满不适、腹泻、便秘或肛门坠胀以及恶病质;较大的子宫肌瘤或其他盆腔包块根据不同生长部位,可出现相应的膀胱及直肠压迫症状,也可出现尿频、便秘或肛门坠胀等大小便改变症状。

考虑到盆腔包块中以卵巢肿瘤为多,卵巢肿瘤中又以生殖细胞肿瘤(germ cell tumor,GCT)、性索间质肿瘤(sex cord stromal tumor,SCT)、上皮性肿瘤(epithelial tumor,ET)、转移性肿瘤(metastatic tumor,MT)为常见,患者年龄、病史特征与几种常见的卵巢肿瘤的关系见表 2-11。

表 2-11 患者年龄、病史特征与卵巢肿瘤的关系

临床特征	≤10 岁	11~20 岁	21~35 岁	36~45 岁	围绝经期	绝经后
单侧	GCT	GCT SCT	畸胎瘤 SCT	ET SCT	ET(B/M)	ET(B/M)
双侧	畸胎瘤	畸胎瘤	畸胎瘤 ET(B)	畸胎瘤 ET(B)	ET(M/B)	ET(M/B)
囊性	畸胎瘤	畸胎瘤 颗粒细胞瘤	畸胎瘤 ET(B) 颗粒细胞瘤	畸胎瘤 ET(B) 颗粒细胞瘤	ET(B/M)	ET(B/M)
实性	GCT(M)	GCT(M)	GCT(M)	纤维瘤 卵泡膜细胞瘤 MT	纤维瘤 卵泡膜细胞瘤 ET(M) MT	纤维瘤 卵泡膜细胞瘤 ET(M) MT
腹水及转移	少见	GCT(M)	ET(M)	ET(M)	ET(M)	ET(M)

注:B/M:代表良性或恶性;B:良性;M:恶性;GCT:生殖细胞肿瘤;SCT:性索间质肿瘤;ET:上皮性肿瘤;MT:转移性肿瘤。

(2)体格检查:体格检查需明确盆腔包块的部位、大小、形状、质地、界线是否清晰、活动度、有无压痛等。

包块的部位、大小及形状有助于了解其来源:卵圆形者多为卵巢囊肿、巧克力囊肿或输卵管系膜囊肿,腊肠状者多为输卵管积液,形状不规则或表面结节不平者多为炎性或卵巢恶性肿瘤。

包块的质地和界线可帮助判断良恶性:囊性多为良性,囊实性可能为成熟畸胎瘤或恶性肿瘤,实性多为恶性卵巢肿瘤,但质硬的肿物需考虑到浆膜下肌瘤或卵巢纤维瘤的可能。包块边界清晰者多为良性,界线模糊不清者多考虑为炎症或恶性肿瘤。

包块的活动度、与其他器官的关系,有无压痛等可帮助判断有无感染、扭转或肿瘤受累情况:包块活动度较大,与其他器官无粘连者多为卵巢良性肿瘤或卵巢生理性囊肿;与子宫或盆壁间粘连,活动受限者多为炎性包块、巧克力囊肿或卵巢恶性肿瘤致使邻近器官受累;卵巢肿瘤尤其是良性肿瘤一般无压痛,但并发扭转时有剧烈疼痛,浆膜下肌瘤并发蒂扭转也可出现压痛;盆腔肿瘤伴发感染、子宫内膜异位症异位结节形成或异位妊娠破裂等均可能有压痛。

(3)辅助检查

1)实验室检查:血常规、血培养、降钙素原及 C 反应蛋白检测,以及必要的宫颈分泌物培养,找出病原菌等有助于监测及诊治盆腔内的感染;血 HCG 测定是诊断妊娠相关盆腔包

块如异位妊娠、滋养细胞疾病的首要方法；肿瘤标志物检查有助于诊断不同类型的卵巢恶性肿瘤。

2）影像学检查：可明确盆腔包块的部位、大小、形状、质地等，超声可判断盆腔包块的囊实性、了解有无胸腹腔积液等，CT 及 MRI 检查可进一步了解盆腔包块的形状及与其他组织器官的关系。

3）穿刺活检：经后穹窿穿刺或经腹穿刺有助于诊断，抽出腹腔内液体有助于了解盆腔包块的来源和性质。一般来说，后穹窿抽出不凝血，需考虑异位妊娠破裂或黄体囊肿破裂可能；抽出咖啡色液需考虑卵巢子宫内膜异位囊肿破裂可能；抽出脓液需考虑盆腔炎性包块。盆腔包块伴有大量腹水，可经腹或后穹窿穿刺抽吸腹水查找肿瘤细胞以明确诊断。但恶性肿瘤有发生瘤体破裂转移的风险，直接穿刺盆腔包块需慎重考虑。

4）腹腔镜检查：对于来源和性质不明盆腔包块也可行腹腔镜检查，腹腔镜下取活检以进一步明确诊断。

此外，如考虑排除生殖系统异位的肿块来源，可请相关科室会诊，排除肠道、泌尿系统及腹膜后肿块可能。

2. 盆腔包块的鉴别诊断 一般急性盆腔炎产生的包块可通过体征判断，并且在使用抗生素治疗后，包块会在短时间缩小，症状也有所改善，较为容易分辨，但慢性盆腔炎抗炎治疗效果不佳，症状也并不明显，可能难以分辨。盆腔肿瘤在早期可能没有症状，其良恶性通过单纯体征判断仍然较为困难，影像学检查辅以肿瘤标志物有助于鉴别。盆腔肿瘤良恶性包块的区别点见表 2-12。

表 2-12 盆腔肿瘤良恶性包块区别点

项目	良性	恶性
体格检查	多为单侧	多为双侧（恶性生殖细胞肿瘤除外）
	多为囊性	多为实性
	活动	粘连固定
	表面光滑	不光滑，凹凸不平
	直肠子宫陷凹光滑	直肠子宫陷凹扪及无痛性结节
临床特征	肿瘤生长缓慢	肿瘤生长迅速
	无腹水	腹水
	无恶病质等全身症状	恶病质
辅助检查	肿瘤标记物（–）	肿瘤标志物多为（+）
	彩超血流信号少，多为囊性	彩超血流丰富，囊实性或囊内结节、乳头等
	CT、MRI 显示囊壁薄、界清、体积小、无强化或轻微强化	CT、MRI 显示不规则肿块、不均匀强化、腹膜增厚和 / 或盆腔积液
	PET/CT（–）	PET/CT 代谢增高

三、盆腔包块诊治的临床思维路径

1. 妇科检查是最初、最重要的检查,查见阳性体征、发现盆腔包块是诊疗的首要步骤。

盆腔炎性包块急性期患者常表现急性病容,伴发热。体格检查:下腹部多有压痛、伴或不伴反跳痛、肌紧张;阴道内可见阴道黏膜及宫颈充血、水肿、阴道内脓性分泌物;双合诊检查有宫颈举痛、子宫活动度差、压痛明显,盆腔内可扪及不活动包块,压痛明显。慢性盆腔炎性包块患者,一般无急性面容,妇科检查仍提示子宫活动度差,有压痛,也可在盆腔扪及条索状物或囊性肿物,或仅有附件区增厚,均伴压痛。

对于没有明显症状及其他体征的盆腔包块,需要仔细判断包块的部位、来源、大小、形状、质地、界线是否清晰、活动度、有无压痛等,以初步辨别病变的良恶性,警惕不易察觉的恶性肿瘤可能。

2. 详细的病史及辅助检查是确诊的关键要素。通过体格检查、辅助检查,并详细追问病史,了解有无伴随症状,有无药物等因素影响,有无停经史,有无就诊经历等,方能做出明确的诊断和鉴别诊断。

盆腔炎性包块和盆腔肿瘤的鉴别在临床上具有十分重要的意义,需综合评估患者的病史、体征、影像学检查和实验室检查等指标。盆腔炎性包块是临床常见的症状,易与盆腔肿瘤混淆造成误诊,导致患者不必要的负担;而反复发生的盆腔炎症可能通过炎性细胞、炎症因子等诸多途径诱发细胞增殖、突变,促进恶性肿瘤发生发展;在肿瘤合并感染的情况下更难以分辨。故当盆腔包块性质鉴别困难,或者盆腔炎性包块经正规抗感染治疗疗效不佳时,应注意排除盆腔恶性肿瘤的可能,以免延误诊治。

一般来说,盆腔炎性包块根据病史、体征,以及应用抗生素能使病情改善、包块缩小等特点即可诊断。急性盆腔炎症选择适宜的药物治疗,一般可获得明确的治疗效果。对于难以辨明的盆腔包块,在采用抗生素治疗未果后,可以考虑采用影像学手段或腹腔镜或开腹探查以明确诊断,以免过度治疗或延误治疗。常见盆腔包块诊断与鉴别诊断见表 2-13。

表 2-13　常见盆腔包块

项目	盆腔炎性包块	盆腔良性肿瘤	盆腔恶性肿瘤	盆腔子宫内膜异位症	妊娠相关盆腔包块
发病年龄	育龄期女性	任何年龄段	40~60 岁女性	育龄期女性	育龄期女性
起病急缓	起病急,病程短	起病缓慢,病程较长	起病隐匿,进展迅速	起病较缓,进行性加重	病程短
病史	有盆腔手术或盆腔炎症病史	无特殊病史	可能有家族肿瘤病史	有痛经进行性加重病史	有停经史

续表

项目	盆腔炎性包块	盆腔良性肿瘤	盆腔恶性肿瘤	盆腔子宫内膜异位症	妊娠相关盆腔包块
临床表现	盆腔疼痛、发热等	无明显症状,如出现扭转或破裂可出现腹痛症状	早期无症状,肿瘤较大生长快可出现压迫症状,伴腹水、破裂或感染可出现腹痛腹胀、发热等症状,晚期恶病质	与月经周期有关的盆腔慢性疼痛、痛经	妊娠相关反应,头晕、恶心、呕吐等;异位妊娠有停经伴腹痛、阴道流血症状
体征	盆腔温度可能升高,盆腔包块活动度差,与周围组织粘连,有压痛	盆腔包块形态规则、活动度较好、边界清晰,多为囊性	盆腔包块多为囊实性或实性,形态不规则,与周围组织边界不清,常伴有腹水	卵巢巧克力囊肿呈囊性,形态规则但活动度欠佳,可扪及子宫骶韧带触痛结节	盆腔包块与停经月份一致或超过停经月份;异位妊娠破裂患侧压痛明显、宫颈举痛
实验室检查	血象升高、病原学检查(+)、HCG(−)	血象正常、肿瘤标志物检查(−)、HCG(−)	肿瘤标志物检查可能(+),若伴发感染,可能血象升高	血象正常、HCG(−)、CA125可能轻微升高,需要肿瘤相鉴别	HCG(+),若发生异位妊娠破裂,可能出现血红蛋白下降等失血情况
影像学检查	超声检查为不规则条索状或不规则囊实混合性杂乱低回声区,边界不清,不伴异常丰富的血流灌注	超声检查包块形态规则、表面光滑,与周围组织界清,内部回声分布均匀,无不规则回声区,血流信号弱	肿瘤形态不规则,分叶状或锯齿状边缘,边界模糊,回声不均匀,内见不规则回声区或坏死灶,血流信号强	超声下卵巢巧克力囊肿囊腔内可见均匀点状低回声	与妊娠相关的孕囊、胎芽等;葡萄胎可无正常胎儿,子宫大于停经月份,宫腔内见液性暗区,呈蜂窝状或落雪状
其他	抗炎治疗有效	生理性囊肿2~3个月可自行消失	需积极处理,穿刺活检慎重	与内分泌相关的药物治疗有效	与妊娠相关其他疾病相鉴别

3. 盆腔包块的处理

(1)随访观察:发现盆腔包块,首先需要区分包块系生理性还是病理性,如考虑生理性包块,需严密随访观察,一般生理性盆腔包块排除妊娠相关因素后,2~3个月可自行消失。如包块持续存在,需考虑为病理性,尤其是盆腔肿瘤的可能,但需与炎性包块相鉴别。

(2)抗炎治疗:因盆腔炎性包块的反复发作与药物治疗不规范、不彻底有关,临床主要以抗生素治疗为主,遵循及时性和个体化的原则。盆腔炎性包块急性发作时多为需氧菌、厌氧菌甚至衣原体的混合感染,初始治疗可选择广谱抗生素,以覆盖所有可能的病原体,后期感染控制不佳需以培养及药敏试验作为治疗依据,足疗程使用,避免多重耐药细菌感染的发生;诊断为盆腔炎性包块后应立即开始治疗,快速改善症状和体征,减少不必要的严重并发症及后遗症的发生;根据病情的严重程度静脉或非静脉给药。

非急性发作期的盆腔炎性包块,由于盆腔内局部病变,周围结缔组织增厚粘连,形成纤维化炎性包块,局部血液循环差,抗生素治疗效果不佳,如患者为无生育要求或为绝经后女性,复发盆腔炎性包块,可适当放宽手术指征。

(3)手术治疗:盆腔肿瘤一旦作出诊断或盆腔炎性包块药物治疗无效时,可考虑手术治疗。盆腔包块的手术指征包括盆腔良性包块增大>5cm,或有月经改变、不孕及压迫症状等临床表现;盆腔包块性质未明,不能排除盆腔恶性肿瘤,为免误诊、漏诊可选腹腔镜探查以协助诊断及治疗;盆腔炎性包块经药物治疗48~72小时,患者体温仍持续不降、中毒症状加重或肿块增大;治疗过程中突然出现腹痛加剧或有中毒性休克表现者,应怀疑盆腔脓肿破裂急诊手术治疗;盆腔炎性包块经抗生素治疗后病情缓解,但盆腔炎性包块持续存在。

手术原则上以切除病灶为主,具体手术范围应根据患者的病变程度、年龄及生育需求而定。卵巢良性囊肿需根据患者年龄、保留卵巢功能需求、肿瘤大小等,选择行囊肿剥除术或患侧附件切除术;子宫肌瘤手术需考虑患者年龄、生育情况、肌瘤大小及数目等,选择行子宫肌瘤切除术或子宫切除术;如盆腔包块疑为恶性,应切除可疑病变送病理检查,并取盆腹腔细胞冲洗液送细胞学检查;恶性肿瘤明确诊断后行全面分期手术,或对晚期肿瘤患者行肿瘤细胞减灭术、淋巴结清扫术,根据手术病理分期情况,进一步选择化疗或其他辅助治疗。

盆腔炎性包块的手术处理仍以切除病灶为原则,抗感染药物治疗应贯穿始终,术后根据病情继续使用抗生素,达足疗程治疗。年轻未生育者尽量保留卵巢功能,行脓肿切开引流术;无生育要求、盆腔炎性包块反复发作者,可行患侧输卵管切除术;因近年来有研究证实输卵管反复发作的炎性损伤与组织细胞增生及不典型增生有关,推断输卵管慢性炎症可能与原发性输卵管癌,甚至卵巢癌的发生相关,预防性切除输卵管可降低卵巢癌发病率。

手术路径可选择开腹、腹腔镜下或经阴道手术。随着腹腔镜手术在妇科领域的发展,其微创特点在手术探查及治疗中更具优势。对于盆腔炎性包块,腹腔镜对术野有放大作用,更利于彻底清除病灶和清洗盆腹腔,通过腹腔镜手术能够分离盆腔粘连,尽快进行脓肿引流,充分发挥腹腔镜手术盆腹腔冲洗彻底、干净的优点。

(4)其他治疗方式:介入性超声治疗可用于性质明确的以囊性为主的盆腔包块,如术后盆腔包裹性积液、盆腔内淋巴囊肿伴发感染而单用抗生素治疗效果欠佳等情况。具有安全有效、创伤小、无需开腹、可反复操作、费用少等优点。但需注意的是,一旦考虑恶变的可能,盆腹腔穿刺均需慎重,避免肿瘤播散。

物理治疗如微波、激光、超短波等,可以改善盆腔局部血液循环,促进局部炎症消退,减轻炎性渗出,有利于盆腔炎性包块的吸收和组织损伤的修复,减少盆腔粘连。

此外,行气止痛、活血祛瘀的中药还可改善盆腔局部微循环和血液黏稠状态,调节机体免疫功能,提高临床疗效,可用于盆腔包块尤其是有生育需求的患者术后调理,以及盆腔炎性包块手术治疗后巩固治疗。给药途径包括中药口服、中药直肠给药等。

(王卡娜 童 安)

第十六节　外阴包块

外阴包块是妇产科常见的主诉之一,其中有些为无痛性、偶然发现,有些则伴随明显的疼痛等临床表现。包块可能由多种原因引起,如皮肤病变、炎症、肿瘤等。通过对病史采集和详细的体格检查可以初步判断包块的性质,必要时可以进行外阴活检等检查以明确诊断,并最终达到准确治疗的目的。

一、常见的引起外阴包块的疾病

1. 与皮肤病变相关的外阴包块

(1)前庭大腺囊肿:因慢性炎症、腺管狭窄或损伤导致前庭大腺腺管开口部阻塞,形成分泌物累积。小囊肿可能无症状,而大囊肿可能导致外阴包块、坠胀感,甚至发展为前庭大腺脓肿,伴有疼痛、发热、白细胞总数增高等全身炎症反应。

(2)皮脂腺囊肿:由细菌和病毒感染引起的外阴皮脂腺管堵塞而形成的囊肿,主要表现为黑头粉刺和感染,治疗方法主要为手术切除。

(3)外阴皮赘:外阴皮肤的良性病变,通常呈黑色,有较长的蒂部,表面有皮肤褶皱,质地较软。治疗方法为激光烧灼去除,复发率较低。

(4)外阴假性湿疣:通常无自觉症状,可对称分布,也可能会有轻微瘙痒、白带增多、异物感等情况。无症状时无需治疗,如果瘙痒难忍,则需要冷冻或激光治疗。

(5)尖锐湿疣:可呈单个或多个,乳头状、菜花状、鸡冠状等,呈白色、粉红色、灰色,可能伴有渗液、破溃等。HPV 检查通常阳性。一般需要外用药物治疗,或激光、冷冻方式切除治疗。

2. 与炎症相关的外阴包块

(1)前庭大腺脓肿:前庭大腺导管由于慢性炎症刺激而阻塞后可引起腺体囊性扩张,当继发感染时,则形成前庭大腺脓肿。前庭大腺脓肿症状表现为阴唇肿胀疼痛、阴道前庭下外侧出现疼痛、波动感肿块、局部发热、红斑等。

(2)疖肿、毛囊炎:外阴部局部皮肤实性结节,伴有红肿、明显压痛甚至流脓,常为疖肿、毛囊炎等局部感染的表现。

3. 与肿瘤相关的外阴包块

(1)良性肿瘤:包括外阴纤维瘤、外阴平滑肌瘤、外阴皮样囊肿、外阴黏液囊肿、尿道旁腺囊肿等,发生部位多变。临床表现与囊肿的部位、大小密切相关,多为无痛性包块。

(2)外阴恶性肿瘤:外阴肿物为局部的实性结节,表面甚至有溃疡,肿块边界不清,肿块有分泌物并伴持续瘙痒,形状呈乳头状、菜花样等,需要高度警惕外阴癌的可能。必要时需行外阴活检以进一步明确诊断及指导治疗。

4. 其他因素相关的外阴包块

(1)血管、淋巴性外阴包块:包括外阴静脉曲张、血管瘤等。外阴静脉曲张多发于妊娠中晚期或长期站立的女性,可表现为外阴肿胀、蚯蚓状血管形成,治疗以解除病因为主,必要时需手术。外阴血管瘤因血管结构异常而形成,多属先天性,围绝经期也可因局部组织损伤刺激、血管增生炎性反应形成,通过外观即可进行判别。

(2)外阴子宫内膜异位症:较少见,可表现为周期性外阴疼痛性包块,体格检查往往可见紫蓝色包块,治疗方案包括药物治疗、手术治疗等。

(3)创伤性外阴包块:外阴血肿,通过病史采集及体格检查可鉴别,根据血肿位置、大小进行相应的治疗。血肿较小或稳定时可观察,给予物理治疗;若血肿较大或保守治疗效果不佳,则可考虑手术清除血肿。

二、外阴包块的诊断

必要的病史采集和细致的体格检查对外阴包块的诊断具有重要意义。通过评估外阴包块的位置、大小、性质、触痛等因素,结合患者的主观症状如疼痛等,可以做出初步诊断(表 2-14)。

表 2-14 外阴包块的体格检查要点

主要项目	体格检查内容
位置	单侧或双侧,深度,与尿道、直肠等的关系
外观、界线	大小,有无红肿、破溃,边界是否清楚
质地	囊性或实性,有无波动感
触痛	腹股沟淋巴结区域包块有无肿大、触痛
分泌物	黏液性或脓性,必要时送病原学检查

外阴包块的病因复杂多样,其中疼痛性外阴包块是妇科急症中常见的一种。育龄期女性中,前庭大腺脓肿是疼痛性外阴包块的常见病因之一,常表现为一侧外阴红肿、发热和疼痛,可触及脓肿内波动感,明显的压痛是其特征之一。有时患处可自行排出脓液,患者可能出现行走困难、影响排便等症状。脓肿扩散时可能伴有发热和腹股沟淋巴结肿大等体征。进行病原学检查有助于明确感染类型,指导合理使用抗生素。

外阴包块在皮肤表面的病变可能为外阴疖或外阴皮脂腺囊肿,前者呈小的质硬结节,主要由实质性组织构成并伴有压痛;后者呈直径约 1cm 的坚硬圆形肿块,微隆起于皮肤表面,可与皮肤一起移动且无裂孔。

在外阴区域,良性肿瘤相对较少见。这些肿瘤可分为上皮细胞来源的乳头状瘤、黑色素瘤和汗腺瘤,以及中胚层组织来源的纤维瘤、脂肪瘤、平滑肌瘤、颗粒性肌母细胞瘤、血管瘤和淋巴管瘤。随着位置和大小的变化,患者的临床症状也有所不同。发现外阴区域肿块的患者通常会选择就医,通过手术切除并进行病理检查以明确诊断。

当囊肿位于尿道口附近时,需要考虑尿道旁腺囊肿,可结合 MRI 评估。若囊肿位于大阴唇内侧并延伸至腹股沟区域,大小和位置随体位改变,需考虑外阴圆韧带腹膜鞘状突囊肿的可能性。

当外阴部出现局部实质性结节,表面甚至出现溃疡,并伴有不清晰的肿块边界、分泌物及持续性瘙痒,以及乳头状或菜花样的形态,需高度考虑外阴癌的可能性。晚期外阴癌患者由于淋巴结转移可出现腹股沟区肿块,此时应特别注意浅表淋巴结(尤其是腹股沟淋巴结)有无肿大。外阴活检可以明确诊断并指导后续治疗。对于缺乏类似疾病诊疗经验的医疗机构,建议及时将患者转诊至具有相关专业经验和设备的上级医院。

值得注意的是,当外阴黑痣出现色素加深、体积增大、生长加快,或破溃、炎症和出血等可疑恶性黑色素瘤的症状时,在病变区域做活组织检查可能导致肿瘤快速扩散。因此,建议在充分准备下对可疑病变进行局部范围切除,并且切除范围应与病变边缘保持一定距离。

三、外阴包块的治疗

外阴包块可由多种原因引起,因此治疗策略应根据具体原因而定。以下是一些常见的引发外阴包块的原因和治疗方法。

1. 前庭大腺脓肿　是一种常见的炎症性疾病,主要治疗方法包括手术切开引流和口服抗生素治疗。手术切开可排除脓液并清除感染源,术后需保持切口清洁,定期更换敷料并进行局部热敷或坐浴。口服广谱抗生素可控制感染扩散,但需根据病原学结果调整抗生素。患者还应注意个人卫生,保持外阴区域的清洁,并避免摩擦和刺激。

2. 外阴皮赘　如果范围较小且不影响生活质量,可以选择观察;如果皮赘较大,可考虑手术切除或局部治疗,如激光疗法、冷冻疗法等,旨在恢复外阴的正常形态和功能。对于外阴疖肿,未化脓时可以局部涂抹 20% 鱼石脂软膏、莫罗匹星软膏等;化脓后应切开疖肿以排除脓液,并避免挤压。如果局部治疗无效或疼痛明显,或出现全身症状如发热等,需要口服抗生素治疗。一般选择半合成青霉素类、头孢类、大环内酯类或喹诺酮类抗生素,并根据药敏试验结果调整抗生素。

3. 外阴良性肿瘤　治疗方案需要根据肿瘤的位置、大小和对生活的影响进行评估。如果肿瘤较小且不影响生活,可以选择定期随访观察。如果肿瘤较大或影响生活质量,则建议手术切除,术后应常规行病理检查。

4. 外阴恶性肿瘤引起的外阴包块　确诊后需要按照外阴恶性肿瘤的诊治原则进行规范治疗。治疗方案可能包括手术切除、放疗、化疗等,具体根据肿瘤的类型、分期和个体化情况制订。早期诊断和治疗是提高治愈率和生存率的关键。

四、外阴包块的临床诊疗思路

外阴包块的诊断和治疗在很大程度上取决于是否伴随疼痛。细致的体格检查可以帮助初步诊断大多数外阴包块,并制订相应的治疗计划(图 2-14)。

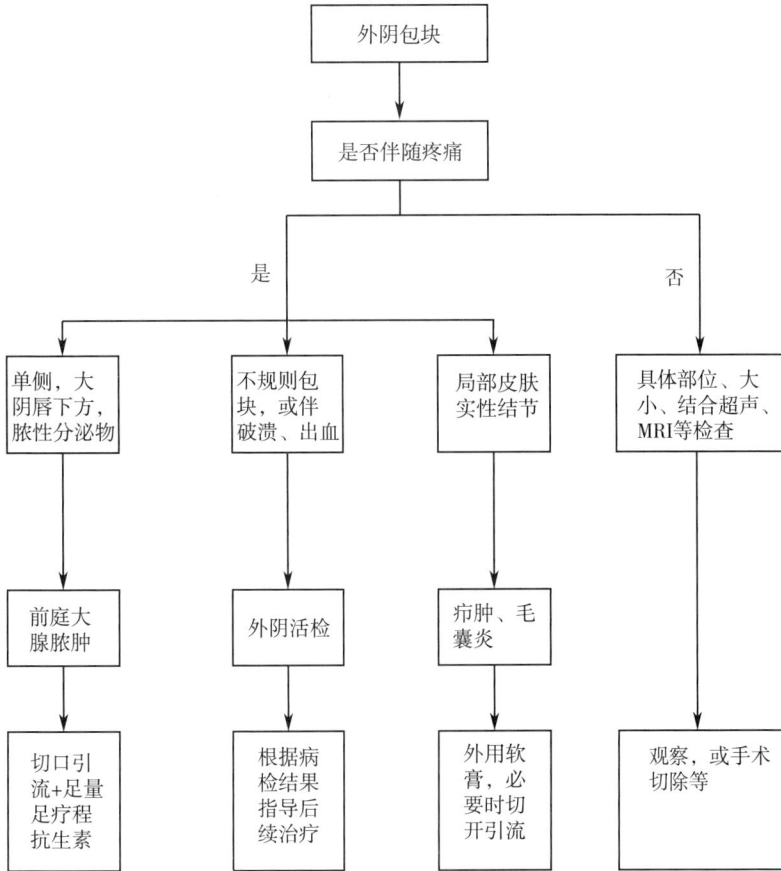

图 2-14　外阴包块的诊疗流程

（姚　奎　綦小蓉）

第十七节　恶心与呕吐

　　恶心与呕吐是妇科在临床工作中常见的症状。恶心与呕吐都为身体发生的复杂的反射性动作。恶心是一种上腹部不适伴随欲吐的异常感觉。因恶心时常伴随迷走神经兴奋,故患者在临床上会同时发生相应的迷走兴奋的症状,例如面部及其他皮肤发汗发白、流涎、心动过缓和血压降低等表现。呕吐则是通过胃的剧烈收缩,迫使胃的内容物甚至小肠的内容物经过食管排出口腔之外的异常现象。恶心和呕吐常伴随发生,临床中最常见的情形是患者在恶心之后随即发生呕吐。但临床中也可见仅有恶心发生而并无呕吐伴随。临床上也可见患者只有呕吐症状但无前驱的恶心出现。通过对恶心和呕吐患者进行完整的病史采集,并进行细致的体格检查,结合完善的辅助检查,往往可以明确恶心及呕吐的病因,进一步则可以针对病因,达到精准治疗的目的。

一、常见的引起恶心与呕吐的原因

1. 妇产科常见疾病　引起恶心与呕吐症状的妇产科常见疾病主要包括妇科的急腹症（如黄体囊肿破裂、发生在各部位的异位妊娠、各类卵巢囊肿发生蒂扭转等）、妇科各类炎症疾病、妇科的恶性肿瘤化疗后、滋养细胞疾病、妊娠反应、药物反应、化疗后等。

妇科急腹症时，常因腹部剧烈疼痛，引发恶心、呕吐的症状；妇科炎症可引发疼痛不适甚至消化道反应，严重时可导致恶心、呕吐的症状；妇科肿瘤晚期可能会引起下腹部不适、食欲不同程度的减退、全腹部的胀痛等消化道症状，若出现明显腹腔积液，或癌细胞转移侵袭消化系统，甚至发生肠梗阻，则可能引起患者发生恶心及呕吐，并伴有腹痛等不适症状；患滋养细胞疾病和妊娠时，体内 HCG、孕激素水平急剧升高，可能导致恶心和呕吐；妇产科常用药物很多可能导致恶心和呕吐等不良反应，例如抗生素（甲硝唑等）、黄体酮、米非司酮、抗肿瘤药物（常见致吐化疗药物及风险分级见后述）等。

2. 内外科常见疾病

（1）消化系统疾病患者常见在呕吐前发生过恶心先兆。在呕吐完成之后，常有轻松感，但胃排空后仍干呕不止。急性胃肠炎患者发生恶心与呕吐时，多数患者会伴随发生腹痛、腹泻；胃肠梗阻患者若发生呕吐，其呕吐物多数是隔宿食物，部分患者的呕吐物会有粪臭味。

（2）中枢性呕吐呈典型的喷射状，呕吐往往比较剧烈且多数情况下不伴有恶心的先兆，呕吐完成后患者一般不会感到轻松，在呕吐的同时常伴有剧烈的头痛，并且患者可发生不同程度的意识障碍。如颅内感染、脑血管疾病、颅脑损伤、颅内占位、癫痫等引起的颅内压增高引发的呕吐；内生代谢产物增多、毒物、药物导致的化学感受器触发所致呕吐。

（3）前庭功能障碍性呕吐常由头部位置改变诱发，大多患者同时感到恶心，多数患者在呕吐时会伴发眩晕、出汗、心悸、眼球震颤和血压下降等自主神经功能失调症状。常见于晕动病、梅尼埃病、迷路炎等疾病。

（4）神经性呕吐常由异常情绪及精神状态导致，患者在呕吐前一般不会有恶心的先兆症状，患者常表现为饮食后短时间即发生呕吐，在呕吐完成后可恢复进食。常见于神经性厌食、神经性多食、癔症、正常人见作呕场景等。

二、恶心与呕吐的诊断

引起恶心与呕吐的疾病或者原因，往往需要通过仔细询问病史，并结合临床表现、体格检查、实验室检查和影像学检查综合考虑。

1. 恶心与呕吐问诊病史要点

（1）恶心与呕吐的起病情况：起病急缓、既往史、月经史、婚育史、有无酗酒史、晕车晕船史、既往类似或同样症状发作史、腹部手术史等。

（2）恶心与呕吐的时间：晨起还是夜间或是无节律、间歇发作还是持续存在，饮食、活动前后是否发生等。

（3）呕吐物的特征：包括呕吐物性状、体量、内容和特殊气味等，可由此推测患者是否发生中毒、消化道梗阻等。例如可以根据呕吐物是否有酸味区别胃潴留与贲门失弛缓症；可以根据呕吐物是否含有胆汁区分梗阻平面在十二指肠乳头上还是下；还可以根据呕吐物的量确定是否发生上消化道梗阻，并同时估计患者的体液丢失量。

（4）恶心与呕吐发作的诱因：患者是否在体位改变、进食前后、药物服用后、咽部或精神受刺激后发生恶心、呕吐等。

（5）恶心与呕吐的特点与变化：恶心与呕吐发生的频率、发作的持续时间、程度变化等。

（6）恶心与呕吐的加重与缓解因素。

（7）就诊前诊治情况：是否已做妇科超声、腹部超声、消化道钡餐造影、胃镜、CT、MRI、血糖、尿素氮等检查，可快速辅助诊断。

2. 恶心与呕吐的主要常见临床表现

（1）恶心与呕吐的时间：晨起的恶心、呕吐若见于育龄期女性，要考虑是否系早期妊娠；若为非孕龄女性，应考虑功能性消化不良、肾功能不全，甚至尿毒症、鼻窦炎患者因晨起后脓液刺激咽部导致恶心、干呕等。恶心与呕吐若发生于夜间则常见于幽门梗阻。

（2）恶心与呕吐和进食的关系：若在进食中或餐后即刻发生呕吐，应考虑是否为幽门管溃疡或精神性呕吐。在进食完成1小时后发生呕吐则提示胃张力下降或排空延迟。若患者在进食完成后很久或在数次进食后发生恶心与呕吐，则应考虑患者是否发生幽门梗阻，此时患者的呕吐物可有典型的隔夜宿食。若患者在就餐及不洁饮食之后发生恶心与呕吐，同时有同餐者集体发病，则常考虑是否为食物中毒。

（3）恶心与呕吐的特点：典型的喷射状呕吐多考虑患者患有导致颅内高压的疾病。若患者在进食后立刻发生呕吐，恶心症状很轻微或没有恶心感，在呕吐完成后又可以恢复进食，且患者的相同症状属长期反复发作但营养状态无碍，则多考虑为神经官能性呕吐。

（4）呕吐物的性质：患者呕吐物的气味若带有发酵或腐败性，提示患者可能为胃潴留。若患者呕吐物带有典型的粪臭，则提示患者存在低位小肠梗阻。若患者呕吐物中不含胆汁，则考虑其发生胃肠梗阻的平面很可能处在十二指肠乳头以上；若呕吐物中含有大量胆汁，则高度提示患者存在此平面以下的胃肠梗阻。若患者呕吐物中含有大量酸性液体，需警惕患者罹患胃泌素瘤或十二指肠溃疡。若患者呕吐物无酸味，则可能为贲门狭窄或贲门失弛缓症。若患者为上消化道出血，则呕吐物常呈咖啡色样或血性。

（5）恶心与呕吐的伴随症状：已婚或未婚的育龄期女性晨起后呕吐者应注意是否为早孕反应。患者在恶心、呕吐的同时发生腹痛、腹泻，需考虑是否为急性胃肠炎、食物中毒、经口传播病原体感染及其他原因导致的急性中毒。

患者在恶心与呕吐时诉头痛并发生喷射性呕吐，则考虑颅内高压、青光眼等。患者在恶心与呕吐发作的同时感眩晕，具有眼球震颤等自主神经功能失调症状时，应考虑前庭器官障碍类疾病。

患者在恶心与呕吐症状外伴有右上腹痛、发热/寒战，甚至黄疸者，应考虑胆囊及胆道的结石和炎症。

3. 体格检查　对恶心与呕吐的妇科患者进行体格检查时应当注意生命体征，特别是血压；呼吸气味，特别注意是否有典型的异常味道；腹部检查时关注有无压痛和反跳痛、胃肠蠕动波与肠型、是否有腹部包块、异常肠鸣音、振水音等。必要时应进行神经、眼、前庭等专科检查。

4. 实验室检查　妇科患者发生恶心与呕吐时，根据患者病情，可选择进行 HCG、孕酮、肿瘤标志物、血及尿常规、酮体、血糖、血电解质、血气分析、尿素氮、脂肪酶、淀粉酶、呕吐物毒理学分析等检验。

5. 辅助检查　妇科患者发生恶心与呕吐时，可考虑选择性完善妇科超声、心电图、腹部超声、腹部 X 线检查或透视、胃肠钡餐造影、胃肠镜、CT 或 MRI、脑血管造影等检查。

三、恶心与呕吐的临床思维路径

诊断恶心与呕吐类型时，应逐步排查，确定病因。首先应排查是否为呕吐，此时应排除反食、反流、反刍。此后，作为妇产科医生，应先排查接诊患者是否为妇产科疾病导致的恶心与呕吐，再判断是否为内外科疾病导致的恶心与呕吐。逐步排查是否为反射性呕吐、是否为中枢性呕吐、是否为前庭障碍性呕吐、是否为神经官能性呕吐，进而决定如何处理。

诊断恶心与呕吐类型时，可通过各类恶心与呕吐病因的特点（表 2-15）初步明确导致恶心与呕吐的大病因分类，之后通过排查妇产科疾病及内外科常见病因确定导致恶心与呕吐的确切病因（图 2-15）。

表 2-15　常见恶心与呕吐病因特点

病因		恶心	特点
妇产科疾病		有	具有妇产科疾病的基础，多数呈现反射性呕吐的特点
反射性呕吐		有	呕吐后干呕，呕吐后轻松感
中枢性呕吐	颅内压增高	有	喷射状，剧烈头疼
	化学感受器触发	有	基础疾病致代谢异常或毒药物接触史
前庭功能障碍性呕吐		有	眩晕、眼球震颤、体位相关
神经性呕吐		无	不费力，呕吐后继续进食

四、恶心与呕吐的处理

1. 病因治疗　引起恶心与呕吐的疾病类目繁多，大部分情况下恶心与呕吐只是患者患病后的症状之一。因此，为利于诊断与鉴别，避免掩盖患者病情，不建议在未明确病因之前盲目应用中枢性镇吐药物。建议在积极进行病因治疗的基础上，再行必要的对症处理。正确的诊断和治疗原发病常可终止恶心与呕吐的发生。

```
                              吐
                              │
                              ├──────── 排除 ────────┐
                              │                      │
                            呕吐              反食、反流、反刍等
                              │
                    ┌─────────恶心─────────┐
                  伴有                      不伴
```

吐后干呕 / 吐后轻松感 → 反射性呕吐
- 咽部受刺激
- 消化系统疾病
- 腹膜及肠系膜疾病
- 泌尿系统疾病
- 生殖系统疾病
- 眼疾病
- 心血管疾病

喷射状 / 剧烈头痛 → 颅内压增高导致呕吐
- 颅内感染
- 脑血管疾病
- 颅脑损伤
- 颅内占位
- 癫痫

代谢异常 / 中毒 / 药物 → 化学感受器触发致呕吐
- 内生代谢产物增多
- 中毒
- 药物

眩晕 / 眼球震颤 / 体位相关 → 前庭功能障碍性呕吐
- 晕动症
- 梅尼埃病
- 内耳迷路炎

不费力 / 呕吐后继续进食 → 神经性呕吐
- 神经性厌食
- 神经性多食
- 癔症
- 见作呕场景

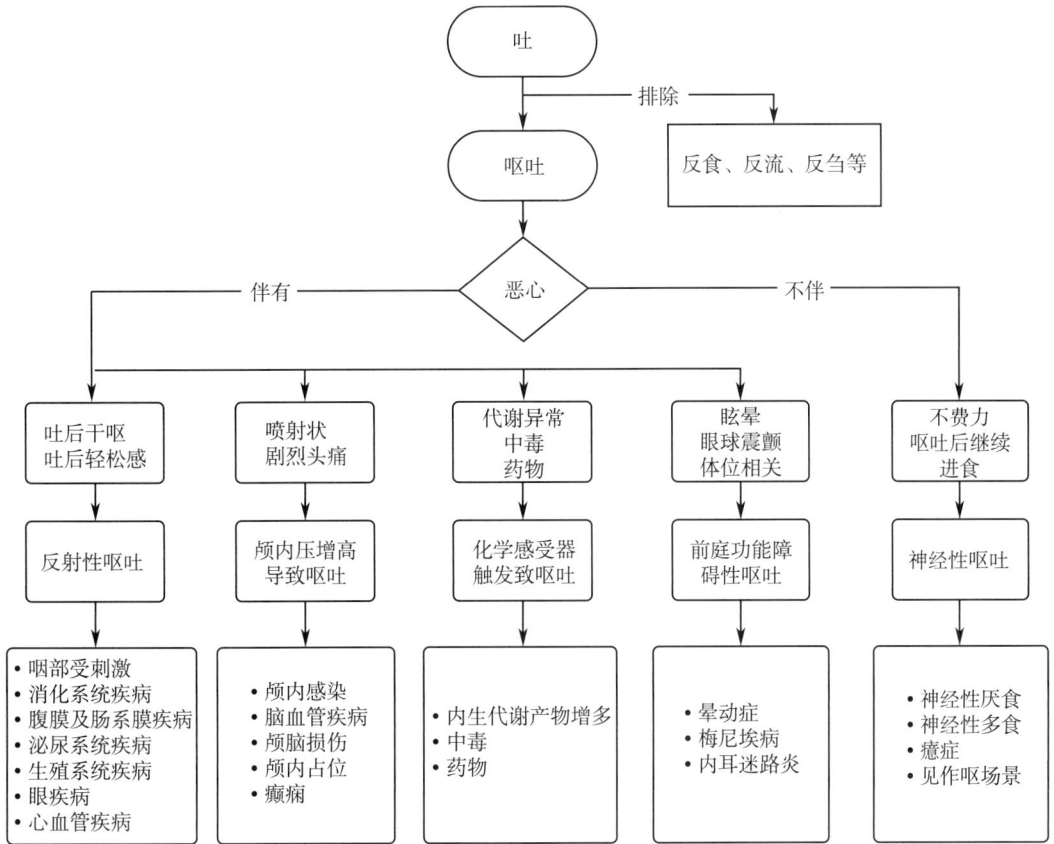

图 2-15 常见恶心与呕吐的病因排查及诊断流程

高度怀疑妇科急腹症的患者应积极手术探查明确诊断并施治；妇科恶性肿瘤晚期患者积极抗肿瘤治疗，发生癌性消化道梗阻患者可考虑外科手术治疗；妇科或内外科药物导致恶心、呕吐的患者应立即调整用药时机（避开进食前后服药）或停用相关药物；滋养细胞疾病患者应积极手术（如葡萄胎患者应积极手术祛除病灶）或药物治疗（如妊娠滋养细胞肿瘤患者应积极化疗）；妊娠剧吐的危重患者应积极终止妊娠；妇科和内外科炎症患者应积极控制感染；胃肠梗阻患者应行胃肠减压，保守性治疗无效或病情不断加重，应考虑外科手术干预；肝胆胰疾病患者应行护肝、消炎、解除胆道梗阻；脑血管意外患者应根据病情及病变性质采取内外科措施治疗；中枢神经系统病变者应降低颅内压力，减轻脑水肿。

2. 常用止吐药物

（1）抗胆碱能受体药物：最常用的药物是阿托品，也常用山莨菪碱和东莨菪碱，通过阻断迷走神经冲动传入呕吐中枢，阻断外周平滑肌细胞 M 胆碱能受体止吐。

（2）抗多巴胺能受体药物：最常使用的是甲氧氯普胺和多潘立酮，也可使用依托必利，通过阻断化学感受器触发带的冲动，阻断外周及中枢神经系统多巴胺受体止吐。

（3）抗组胺能受体药物：最常用的是苯海拉明、异丙嗪，通过组织前庭和化学感受器触发带的神经冲动止吐，有中枢神经镇静作用。

（4）抗 5- 羟色胺受体药物：恩丹西隆、托品西隆，通过阻断外周和中枢神经 5-HT$_3$ 的释

放,阻断迷走神经刺激后信号向化学感受器触发带传递止吐。西沙比利、莫沙比利则可以通过促进患者肌间神经丛胆碱能神经末梢释放乙酰胆碱实现止吐。

3. 其他治疗

(1)心理治疗:对于精神性呕吐,如妊娠剧吐患者,应首先针对性地消除患者的精神心理障碍,同时也可以辅以药物治疗,如维生素 B_6、地西泮、氯丙嗪、舒必利等。一般忌用昂丹司琼等强镇吐药。

(2)支持治疗:当恶心与呕吐导致营养不良时,应积极行肠外营养支持。对于血电解质失衡患者,应积极纠正酸碱及电解质紊乱。若病程短暂,可由妇产科医生按照外科补液原则给足生理需要的液体、能量、电解质、维生素等;若患者接受较长时间(如3天及以上)的禁食,或营养不良需行补充性营养支持治疗,建议由营养专科制订全胃肠外营养方案或肠内肠外混合营养方案,由静脉用药调配中心(pharmacy intravenous admixture services,PIVAs)配制肠外营养液,由医院营养科配制营养餐。注意在生理需要量的基础上,需灵活根据患者呕吐及进食情况、出入量情况,积极增补患者丢失液体及电解质,并依据呕吐患者的检验结果,适当增加水电解质的补充量。

4. 妊娠剧吐的处理 详见产科相关内容(第一章第一节、第九节)。

5. 化疗药物引起的恶心与呕吐的处理 化疗相关性恶心呕吐(chemotherapy-induced nausea and vomit,CINV)是妇科恶性肿瘤患者在接受化学药物治疗的过程中最常见的不良反应,七成以上接受化疗的妇科肿瘤患者有恶心与呕吐症状,严重CINV会导致患者厌食、脱水、营养缺乏、代谢紊乱、体力和自理生活能力下降、手术伤口愈合不良和食管黏膜损伤等。严重CINV极可能导致患者的生活质量降低,进而导致患者依从性降低,甚至中断治疗。

CINV的风险评估是处理此类患者的第一步,在进行一周期化疗治疗前,应重新评估CINV的风险并调整预防及治疗方案。根据无干预下单用药物时发生急性CINV的概率,可将化学治疗药物致CINV风险分为高度、中度、低度和轻微。联合化疗时,CINV风险依据组合化疗药物中CINV风险最高的药物决定。

常用静脉化学治疗药物及其CINV风险分级如下:①高度CINV风险:急性CINV发生率>90%,常见药物有顺铂、氮芥、达卡巴嗪,还有高剂量的卡铂、环磷酰胺、表柔比星、多柔比星、异环磷酰胺、卡莫司汀;②中度CINV风险:急性呕吐发生率为30%~90%,常见药物有低剂量的卡铂、环磷酰胺、表柔比星、多柔比星、阿柔比星、异环磷酰胺、卡莫司汀,还有高剂量的阿糖胞苷、阿扎胞苷、奥沙利铂、白消安、苯达莫司汀、吡柔比星、放线菌素、甲氨蝶呤、洛铂、氯法拉滨、美法仑、奈达铂、羟基喜树碱、替加氟、替莫唑胺、伊达比星、伊立替康、伊立替康脂质体;③低度CINV风险:急性呕吐发生率为10%~30%,常见药物有5-氟尿嘧啶、艾立布林、贝利司他、多柔比星脂质体、多西他赛、氟尿苷、吉西他滨、卡巴他赛、米托蒽醌、培美曲塞、喷司他丁、普拉曲沙、塞替派、丝裂霉素、拓扑替康、伊沙匹隆、依托泊苷、紫杉醇、白蛋白结合型紫杉醇,还有低剂量的甲氨蝶呤、阿糖胞苷;④轻微CINV风险:急性呕吐发生率<10%,常见药物有极低剂量甲氨蝶呤、阿糖胞苷,还有博来霉素、长春地辛、长春花碱、长春瑞滨、长春新碱、长春新碱脂质体、地西他滨、氟达拉滨、克拉屈滨、门冬酰胺酶、培门冬酶、硼替佐米、平阳、霉素、优替德隆。

常用口服化学治疗药物及其 CINV 风险分级如下：①中高度 CINV 风险：呕吐发生率>30%，常见药物有高剂量白消安、环磷酰胺、替莫唑胺，还有丙卡巴肼、雌莫司汀、六甲蜜胺、洛莫司汀、米托坦、曲氟尿苷替匹嘧啶、依托泊苷；②轻低度低风险：呕吐发生率<30%，常见药物有低剂量白消安、环磷酰胺、替莫唑胺，还有苯丁酸氮芥、氟达拉滨、甲氨蝶呤、卡培他滨、硫嘌呤、美法仑、羟基脲、替吉奥、拓扑替康、维 A 酸、伊沙佐米。

除化疗药物因素外，CINV 的发生也受到妇科肿瘤患者的体质、基础疾病和其他伴随治疗等因素影响。若妇科肿瘤患者具有 4 种以上 CINV 危险因素，即使接受了预防干预，仍会有 70% 以上发生 CINV。这些 CINV 危险因素包括焦虑、CINV 史、女性、年龄在 50 岁以下、孕吐史、晕动病史、日常低剂量酒精摄入等。

止吐是化疗所致恶心与呕吐处理的关键，常用药物包括昂丹司琼和格拉司琼等 5- 羟色胺受体拮抗剂、地塞米松、阿瑞匹坦和福沙匹坦等 NK-1 受体拮抗剂、沙利度胺和奥氮平等。

推荐的针对静脉化疗的止吐方案如下：①高度 CINV 风险化疗方案所致恶心与呕吐的预防：建议使用 5- 羟色胺受体拮抗剂、地塞米松、NK-1 受体拮抗剂组合的经典三联方案，如果在接受经典三联方案后患者仍出现明显呕吐，推荐患者接受经典三联方案外添加奥氮平治疗。②中度 CINV 风险方案所致恶心、呕吐的预防：建议使用 5- 羟色胺受体拮抗剂联合地塞米松的标准二联方案。如果患者在接受标准二联方案后仍出现明显呕吐，建议患者添加 NK-1 受体拮抗剂或奥氮平。③低 CINV 风险方案所致恶心与呕吐的预防：建议采用单一止吐药物方案来预防 CINV。④轻微 CINV 风险方案所致恶心与呕吐的预防：对待无高危 CINV 风险的患者，可不在化疗前常规给予止吐药物预防。若患者出现 CINV，在接受后续化疗前则参照低 CINV 风险方案所致恶心与呕吐的预防措施进行事前干预。

目前推荐的针对口服化学药物治疗的止吐方案如下：①中高度 CINV 风险的口服化疗方案：可给予 5- 羟色胺受体拮抗剂进行预防，建议采用口服剂型或外用剂型以增加患者给药的便利性和舒适性；②轻低度 CINV 风险的口服化疗方案：不必常规进行预防性干预，在出现 CINV 后推荐给予 5- 羟色胺受体拮抗剂、甲氧氯普胺或丙氯拉嗪中的一种。

如果预防 CINV 失败，发生难治性 CINV，建议对于已给予标准预防方案仍发生难治性 CINV 的患者，首选奥氮平解救性止吐。若在该患者之前的预防性止吐方案中已经使用奥氮平，则建议采用其他作用机制的抗 CINV 药物，如地塞米松、NK-1 受体拮抗剂、氟哌啶醇、甲氧氯普胺或劳拉西泮等。同时，需注意在下一次化疗周期开始前重新评估 CINV 的风险并在止吐方案中增加抗吐机制不同的药物。

（朱仲毅　王　乔）

第十八节　外阴瘙痒

外阴瘙痒是妇产科门诊最常见的就诊原因之一。外阴瘙痒是指阴道开口周围区域发生瘙痒,通常包括阴道、阴蒂、小阴唇、大阴唇、会阴、两侧腹股沟区甚至肛周等整个外阴区域。外阴瘙痒是一种不愉快的外阴感觉,呈阵发性或持续性发作,部分可在夜间或触摸瘙痒部位时加剧,往往伴随搔抓以获得缓解的冲动,因此部分患者可因搔抓过度而出现抓痕。外阴瘙痒可以是各种疾病的症状,通常是良性疾病,但有时也存在于恶性疾病,因此必须确定病因诊断,以便正确告知和有效治疗患者。

一、常见外阴瘙痒的原因

1. 感染

(1)真菌感染

1)念珠菌病:念珠菌病最常见的外阴阴道真菌病,又称外阴阴道假丝酵母菌病(vulvovaginal candidiasis,VVC)。12 个月内出现 4 次或以上的有症状并经真菌学证实的 VVC 称为复发性 VVC。VVC 患者的外阴瘙痒严重时可坐立不安,通常伴有烧灼感、性交困难和尿痛等症状。部分患者阴道分泌物可增多,其特征是白色稠厚呈凝乳状或豆腐渣样。妇科检查时可见外阴潮红、水肿,常伴有抓痕,严重者可伴有皮肤皲裂,表皮脱落,少部分患者可能出现溃疡或糜烂。VVC 的诊断需要结合病史、临床症状、体征和病原学检查等。对于有外阴瘙痒症状及体征的患者行阴道分泌物检查查见芽生孢子和假菌丝即可确诊。无需常规药敏试验,但对于症状明显但多次镜检阴性或为复发性 VVC 时,可采用培养法并同时行药敏试验,或核酸扩增试验诊断非白色念球菌。VVC 发作的临床常用治疗方案为短期局部用药,如克霉唑阴道片 500mg,单次用药,或克霉唑栓剂 150mg,每晚 1 次,连用 7 天等。对不能耐受局部用药或不愿采用局部用药者可口服药物全身治疗,常用方案为氟康唑 150mg,顿服。对于复发性 VVC 需要积极寻找和祛除病因,预防复发。抗真菌方案根据培养和药敏试验选择药物,可分为强化治疗(阴道用克霉唑阴道片 500mg q.72h.,共 3 次,或口服氟康唑 150mg q.72h.,共 3 次)和巩固治疗(口服氟康唑 150mg q.w.,共 6 个月)。无需对性伴侣常规治疗,并不影响复发率。但急性期应避免性生活,对于有症状的男性应进行检查及治疗。

2)外阴癣:主要由红色毛癣菌引起的罕见皮肤病。

外阴皮疹呈红斑鳞状或脓疱状,具有特征性的界线清晰的环形或卵圆形红斑,外围由鳞屑覆盖。深层组织受累可能导致马约基肉芽肿。癣的诊断可通过直接检查和对外阴病变部位进行真菌学培养来证实。治疗可以是局部用药(咪唑衍生物)或全身用药(特比萘芬)。

(2)寄生虫感染

1)阴虱病:由寄生在人体阴毛和肛门周围体毛上的阴虱叮咬附近皮肤而引起瘙痒的皮肤接触性传染性寄生虫病。也可涉及身体其他多发部位,如腋窝、胸部、胡须、眉毛等。通常通过密切身体接触传播,患者或其配偶有不洁性接触史或发病前在外旅居史,常为夫妻共患,以女性多见。临床症状主要为瘙痒、抓痕、血痂及特征性的咬伤部位可能出现蓝色出血瘀斑。结合患者病史及临床特征可作出诊断,在耻骨部皮肤或阴毛区查见阴虱或虱卵即可确诊。治疗应该寻找相关的传染源,规范治疗,性伴侣同时进行检查和治疗。治疗前应让患者剃去阴毛,对床上用品和衣物进行煮沸消毒(要求温度>50℃)。同时进行药物治疗,推荐的方案包括马拉硫磷洗剂、扑灭司林和苯氧司林等具有杀灭成虫和虫卵的药物。若瘙痒剧烈可用抗组胺剂以缓解瘙痒。如继发细菌感染则应用抗生素。

2)蛲虫病:是由一种叫做蛲虫的小线虫引起的肠道寄生虫病。这种感染主要导致肛门、会阴部瘙痒,是青春期前女性外阴瘙痒的主要原因之一。其他症状包括食欲减退、恶心、呕吐、腹痛、腹泻等消化道症状,小儿的异嗜症及阑尾炎等异位寄生症状。确诊主要采用透明胶纸拭子法或棉签拭子法等查找虫体、虫卵。一线治疗包括口服第一剂甲苯达唑或阿苯达唑,两周后再服用第二剂。所有家庭成员均应同时接受治疗。

3)疥疮:由体表寄生虫疥螨引起,通过密切身体接触传播。疥疮可引起外阴瘙痒,有时结痂或形成疥疮结节。通常瘙痒也涉及身体的其他部位,特别是指缝及其两侧、腕屈面、肘窝、腋窝等。这些部位可以观察到典型的由疥虫所掘出的隧道(线状丘疹或小泡)。最推荐的治疗方法是外用扑灭司林和口服伊维菌素等。密切接触者即使无症状,也应同时接受治疗。治疗前2天内所有的衣物和床上用品应在高温(>50℃)下清洗。患者应例行接受性传播感染检查。

4)阴道毛滴虫病:由阴道毛滴虫引起的一种常见的性传播疾病。临床症状包括外阴瘙痒、灼痛、性交困难及特征性的泡沫状、有异味的黄绿色阴道分泌物。外阴阴道黏膜呈均匀红色,有时呈典型的"草莓"状。有症状者阴道分泌物中找到滴虫即可确诊。最常用的治疗方法为甲硝唑2g,单次顿服,或甲硝唑400mg,每天2次,连服7天。替代方案可选用替硝唑2g,单次顿服。性伴侣应同时接受治疗。

5)生殖器血吸虫病:主要累及子宫颈和阴道,表现为外阴瘙痒和异常有色恶臭阴道分泌物等。

(3)病毒感染

1)单纯疱疹:虽然生殖器疱疹主要引起疼痛性溃疡,但外阴瘙痒可能是溃疡前期感染的一种症状。因此,如果在烧灼感之前局部瘙痒反复发作,应高度怀疑是疱疹。通过刮拭水疱或溃疡性新鲜病变(48小时)采集标本,并通过PCR或培养来证实单纯疱疹病毒1型或2型。但无论采用何种技术,阴性结果都不能排除疱疹的诊断。局部抗病毒药物治疗的临床疗效微乎其微。口服阿昔洛韦、伐昔洛韦或泛昔洛韦等抗病毒药物是主要的治疗方法。

2)带状疱疹:骶部带状疱疹可能在其爆发前引起单侧外阴或会阴瘙痒。一旦病变变成水疱和溃疡,疼痛比瘙痒更突出。此外,带状疱疹后神经痛可伴随外阴瘙痒。

3)传染性软疣:传染性软疣病毒是一种常见的痘病毒感染,影响儿童及青年人。在成人中被认为是一种性传播疾病。外阴病变主要发生在大阴唇的多毛部分,包括小的(<5mm)粉红色脐状丘疹。病变通常是无症状的,但在有炎症的情况下可能会引起瘙痒,通常可自行消退。治疗方法可选择鬼臼毒素、咪喹莫特、液氮、刮除等。

(4)细菌感染

1)细菌性阴道病(bacterial vaginosis,BV):最常见的阴道感染,是以阴道内正常产生过氧化氢的乳杆菌减少或消失,而兼性厌氧菌及厌氧菌增多为主导致的阴道感染。10%~40%的BV患者无临床症状。有症状者主要表现为阴道分泌物增多,有鱼腥臭味,性交后加重,可伴有轻度外阴瘙痒或烧灼感。体格检查分泌物呈灰白色,均质、稀薄,常黏附于阴道壁,容易被拭去;阴道黏膜无充血的炎症表现。诊断目前主要根据 Amsel 临床诊断标准及革兰氏染色 Nugent 评分诊断标准。对于有症状需要治疗者,主要选用抗厌氧菌药物,常用药物有硝基咪唑类(甲硝唑、替硝唑、塞克硝唑)和克林霉素,可局部或全身用药。乳酸杆菌等微生态制剂及中药等可辅助治疗。

2)需氧菌性阴道炎(aerobic vaginitis, AV):以阴道内正常产生过氧化氢的乳杆菌减少或消失,而需氧菌增多导致的阴道感染。10%~20% 的 AV 患者无临床症状。有症状者主要表现为阴道分泌物增多,有异味但非鱼腥臭味,可伴有外阴阴道瘙痒或烧灼感、性交痛等。体格检查分泌物呈稀薄脓性,黄色或黄绿色,阴道黏膜可红肿、溃疡或一定程度的萎缩。目前诊断采用生理盐水湿片诊断标准。对于有症状者需要治疗,主要选用抗需氧菌药物,如克林霉素、头孢呋辛、喹诺酮类和卡那霉素,其他治疗还包括针对阴道黏膜萎缩和局部炎症反应的治疗,微生态制剂和中医治疗等。

(5)其他感染:其他一些性传播疾病,如淋病奈瑟菌、沙眼衣原体感染等,也可能引起阴道瘙痒。萎缩性阴道炎因体内雌激素水平降低,阴道黏膜萎缩,乳杆菌不再为优势菌,其他病原体可过度繁殖而引起阴道炎。

2. 炎症性皮肤病

(1)慢性单纯性苔藓(lichen simplex chronicus, LSC):由反复抓挠、摩擦或两者同时导致皮肤顶层出现的慢性发痒炎症,表现为皮肤局部持续性瘙痒和皮肤增厚。LSC 主要涉及外阴的皮肤部分(大阴唇、会阴、耻骨的毛部分)。皮肤增厚,呈粉红色、白色或色素沉着。抓伤和阴毛脱落是由抓伤引起的。大小阴唇的内侧较少受累,增厚的区域通常是苍白的。常伴发肛门 LSC。外阴 LSC 可能是原发性(即无相关皮肤病),也可能是继发性,如继发于特应性皮炎或牛皮癣。因此既往有外阴病变史有助于诊断,病理活检确诊。治疗方式主要采取缓解瘙痒和帮助患者停止抓挠和摩擦的措施,如皮质类固醇药物和抗组胺药物等。如果可以确定瘙痒的原因,则进行治疗。

(2)外阴银屑病:又称牛皮癣,常伴有瘙痒和灼烧病变。主要累及外阴多毛部位(大阴唇外侧、耻骨、大阴唇前连合)。病变常为双侧,有时为对称。最常见的特征局限的、覆有银白色鳞屑的红斑和丘疹。64.9% 的外阴银屑病患者伴有其他体表病变。诊断主要以皮疹及临床表现为主,个人或家族既往牛皮癣病史可帮助诊断。治疗药物包括局部用药(如外用润肤剂、维生素 D_3 衍生物、维 A 酸类、焦油、蒽林、类固醇皮质激素)及光疗,严重时可系统用药(如甲氨蝶呤、异维 A 酸类、环孢霉素、免疫调节剂等。

(3)硬化性苔藓(lichen sclerosus, LS):一种炎症性自身免疫性疾病,具有遗传易感性。LS 是最常见的门诊外阴病变,多见于绝经后女性,但也可见于青幼年女性。典型症状是外阴瘙痒和性交困难,部分少见症状包括排尿困难、出血和便秘等。外阴 LS 好发于外阴的无毛部分,如小阴唇、阴蒂、大阴唇的内侧等,会阴和肛周也可受累。外阴 LS 的主要特征是色素减退、泛白、萎缩、粘连和结构改变(如瘢痕形成等)。大约 60% 的外阴鳞状细胞癌伴有LS,但外阴 LS 发展为癌症的风险很低(<5%)。局部皮质类固醇是外阴 LS 的主要治疗方法,能迅速控制瘙痒,并逐渐或多或少地减少皮肤的白度,但瘢痕是不可逆转的。其他治疗

方法包括应用钙磷酸酶抑制剂、保湿润滑剂和物理治疗(聚焦超声治疗、激光治疗、光动力治疗、红光治疗等)。手术治疗适用于保守治疗失败、外阴粘连和可疑恶变患者。

(4)扁平苔藓(lichen planus,LP):一种慢性炎症性自身免疫性黏膜皮肤病,常累及生殖器黏膜。外阴 LP 的表现差异很大。非侵蚀性 LP 很容易识别,其特征是小的、离散的、多边形的、顶部平坦的紫红色丘疹,可融合成斑片,丘疹表面可见细的白色条纹(Wickham 纹)。糜烂性或萎缩性外阴 LP 更为常见,糜烂或红色萎缩性斑块主要位于后前庭,前庭及小阴唇内侧面可见淡红色网状斑。也可因萎缩形成瘢痕。主要症状是局部瘙痒、烧灼感和性交困难,可伴有口腔或其他体表病变。糜烂型外阴 LP 存在进展为外阴浸润癌的潜在风险,应引起重视。诊断通常是通过临床必要皮肤活组织检查来支持。外阴 LP 的治疗方案与外阴 LS 类似。

(5)外阴接触性皮炎:由外阴直接接触刺激物(刺激性接触性皮炎)或过敏原(过敏性接触性皮炎)引起的皮肤炎症,是青春期前外阴瘙痒的主要原因。主要症状除瘙痒外有时还有灼痛。尿液或卫生用品等(如冲洗不当或过于频繁地使用肥皂)可能引起刺激性接触性皮炎,通常是对称的,其特征是干皲,有时是糜烂性红斑。过敏性外阴皮炎主要与外用药物治疗或含有香精或防腐剂的卫生用品有关。过敏性外阴皮疹通常是对称的,为瘙痒和烧灼感红色的湿疹斑块,表面有水疱或渗出,边界不清。两者的外阴皮疹常延伸至邻近区域(如会阴、肛门、大腿内侧等)。斑贴试验和病史采集有助于确定致敏原。治疗取决于刺激物或过敏原的清除。局部皮质类固醇有助于减轻瘙痒、烧灼感和皮疹持续的时间。

(6)其他罕见疾病:其他罕见皮肤炎性疾病包括 Fox-Fordyce 病(大汗腺毛囊角化病)、外生殖器汗腺腺瘤、Hailey-Hailey 病(家族性良性天疱疮)等也存在外阴瘙痒症状。

3. 外阴肿瘤

(1)外阴上皮内瘤变(vulvar intraepithelial neoplasia,VIN):可分为普通型 VIN 和分化型 VIN。普通型 VIN 与高危型 HPV 感染有关,主要是 16 型或 18 型,多见于 40~50 岁女性。分化型 VIN 较普通 VIN 少见,与 HPV 无关,且多发于老年患者。常伴有硬化性苔藓、扁平苔藓等。VIN 主要症状除外阴瘙痒外还包括皮肤病损及溃疡等,病变可发生于外阴任何部位,为多形性,可为丘疹、斑点、斑块或乳头状赘疣,单发或多灶,呈灰白、粉红色,少数为略高出皮肤的黑色素沉着,严重者可呈弥漫状覆盖整个外阴。病理学检查是主要诊断依据。VIN 有进展为鳞状细胞癌的风险,普通型 VIN 随访不仅关注外阴,还应注意子宫颈、阴道和肛门等。普通型 VIN 主要的治疗选择是手术切除、冷冻治疗、激光治疗和咪喹莫特等。分化型 VIN 进展为鳞状细胞癌的风险高于普通型 VIN。分化型 VIN 治疗的主要方法是手术切除。

(2)Paget 病:外阴是 Paget 病最常见的部位,多见于 65 岁以上的绝经后女性。早期主要表现为外阴瘙痒、烧灼感和其他皮肤变化,如色素减退、皮肤增厚、硬结和脱屑等。外阴病变呈湿疹样的红色斑片,边界清晰,表面有渗出结痂或角化脱屑,多发生于大小阴唇和会阴,也可累及阴蒂和肛周皮肤。通常通过活检和组织病理学检查来确诊。主要的治疗选择是手术和咪喹莫特。

4. 特发性外阴瘙痒症 也称原发性外阴瘙痒症,是指在排除其他病因而无法找到确切原因的情况下,外阴发生瘙痒的症状。这种状况可能是由多种因素引起的,包括神经系统异常、皮肤炎症、过敏反应等。特发性外阴瘙痒症的确切原因尚不完全清楚,可能与局部神经末梢受刺激、皮肤敏感性增高、情绪压力等因素有关。一些患者可能存在慢性瘙痒感受异常或皮肤屏障受损等。治疗特发性外阴瘙痒症的方法通常包括以下几个方面：①保持私处清洁干燥：使用温和的清洁产品清洗外阴，保持干燥，避免使用含有刺激性成分的清洁剂；②避免刺激物：避免穿着过紧、合成材料的内裤，避免使用含有香料或染料的卫生巾；③使用舒缓性护肤品：选择无香料的保湿乳液或护肤品，帮助缓解瘙痒和保护皮肤；④药物治疗：可根据情况使用外用抗瘙痒药、抗过敏药或止痒药物；⑤管理情绪：情绪压力可能加重瘙痒感，通过放松技巧、运动等方式减轻情绪压力。

5. 其他因素

(1)干燥：阴道黏膜的干燥也会引起瘙痒。这可能由于女性在更年期或哺乳期激素水平改变导致。

(2)外阴湿疹：是发生于女性外阴部的湿疹，存在月经、阴道分泌物、外阴分泌物反复刺激等特殊因素。

(3)邻近器官疾病：肛门、直肠疾病也可引起外阴瘙痒，如痔疮、脱肛、肛门失禁、肛裂、肛瘘、肛窦炎、直肠肛管炎、直肠肿瘤等疾病可引起分泌物增多，蔓延至外阴皮肤引起外阴瘙痒。

(4)过敏反应：各种原因引起的过敏可导致全身皮肤瘙痒，包括外阴瘙痒。有些女性在性生活期间也可出现性交过敏，如精液过敏、避孕套过敏、摩擦过敏等，从而引起外阴瘙痒。

(5)全身性因素：糖尿病、黄疸、维生素 A 或维生素 B 缺乏、贫血、白血病、肝脏疾病及免疫性疾病等慢性病患者可伴有外阴瘙痒症状。

(6)精神性因素：有些女性在日常生活或工作时处于过度紧张、焦虑不安、恐惧时，可出现全身皮肤瘙痒，也可局限于外阴瘙痒。妇科检查无发病原因，患者常诉外阴瘙痒在夜间加重。

二、外阴瘙痒的诊断

一旦外阴瘙痒症的诊断确立，通过病史采集、体格检查等可能有助于定位诊断，再通过辅助检查和病理学诊断等做出诊断和鉴别诊断。

1. 病史采集　了解患者的基本情况、外阴瘙痒的发生发展情况、伴随症状、过敏史、既往史、既往治疗效果、精神心理情况、个人卫生习惯等，病史采集具体项目见表 2-16。

表 2-16　外阴瘙痒病史采集主要项目

主要项目	问诊内容
一般情况	年龄、性生活史、月经生育史
外阴瘙痒	瘙痒的部位、起病情况、持续时间等
伴随症状	有无皮疹、尿痛、性交痛、灼热感、阴道分泌物异常等
过敏史	有无药物、食物、用品、体液等过敏史
既往史	既往相关感染史、炎症性皮肤病史等
既往治疗效果	既往是否接受过治疗，瘙痒是否得到控制，停止治疗后是否复发
精神心理情况	有无紧张、焦虑、睡眠障碍等
个人卫生习惯	有无不良卫生习惯

(1)年龄:不同年龄段的外阴瘙痒的病因不同,现有的文献不能准确地说明外阴瘙痒症的患病率及其原因。根据患者的年龄,在青春期前中非特异性刺激性皮炎是外阴瘙痒最常见的原因。而在育龄期中念珠菌性阴道炎是瘙痒的常见原因,而在绝经后患者中炎性疾病占主导地位(表2-17)。

表2-17　不同年龄的外阴瘙痒病因

年龄段	常见病因
青春期前	刺激性接触性皮炎
	蛲虫
	特应性皮炎
	萎缩性硬化性苔藓
年龄<50岁	念珠菌病
	单纯性苔藓
	萎缩性硬化性苔藓
	银屑病
	扁平苔藓
	普通型VIN
年龄>50岁	萎缩性硬化性苔藓
	扁平苔藓
	普通型VIN
	Paget病
	分化型VIN

(2)外阴瘙痒的起病情况:外阴瘙痒可分为急性、慢性或复发性。外阴急性瘙痒的原因主要是感染,慢性瘙痒主要与炎症性皮肤病有关,而复发性瘙痒的原因更多是感染(表2-18)。

表2-18　外阴瘙痒的起病情况

起病情况	可能疾病
急性	念珠菌感染
	接触性皮炎
	疱疹(前驱期)
慢性	硬化性苔藓
	扁平苔藓
	单纯性苔藓
	银屑病
	鳞状上皮内瘤变
	Paget病

续表

起病情况	可能疾病
复发性	念珠菌感染
	接触性皮炎(反复接触)
	疱疹
	炎症性皮肤病
	固定药物反应

(3)既往治疗效果:既往治疗(主要是抗真菌治疗和局部皮质类固醇治疗)的效果可能有助于病因调查。当患者说某种治疗"无效"时,患者表达的可能是这种治疗没有彻底治愈疾病。但应继续追问在治疗过程中瘙痒是否得到控制,或者停止治疗后瘙痒是否复发。抗真菌治疗后的缓解不等同于念珠菌的感染,局部皮质类固醇治疗后的缓解也不排除念珠菌感染。抗真菌治疗通常至少能在短时间内缓解念珠菌病引起的瘙痒。

(4)个人卫生习惯:卫生习惯虽然经常被认为是罪魁祸首,但卫生习惯并不是导致成人外阴瘙痒的常见原因。相比之下,在未成年女性中非特异性刺激性皮炎常见于卫生习惯不足和低雌激素水平。

(5)既往史:家族史或个人炎症性皮肤病史(牛皮癣、特应性皮炎、扁平苔藓)和个人念珠菌或 HPV 感染史都应询问,因为所有这些情况都可能是瘙痒的原因。

2. 体格检查 是诊断过程的重要组成部分,患者应该在妇科检查台上接受检查,重点检查外阴及阴道,将白带清理干净以便对外阴表面进行彻底检查。瘙痒的部位可以指导诊断,如累及整个前庭的发痒红斑提示外阴阴道假丝酵母菌病,大阴唇多毛部位的瘙痒病变主要与慢性单纯性苔藓或银屑病有关。当病变很细微时,请患者指出瘙痒部位是有助于诊断的。在单侧瘙痒的情况下,外阴两侧的比较检查可以帮助更好地观察病变。外阴瘙痒性病变以红色或白色为主,病变的颜色可能有助于定位诊断(表 2-19)。外阴以外的瘙痒部位的检查也有助于诊断,如当怀疑外阴银屑病或扁平苔藓时,可在皮肤、指甲、头发或口腔上找到诊断依据。

表 2-19 外阴瘙痒病因与病变颜色

病变颜色	常见疾病	少见疾病
红色病变	念珠菌病	VIN
	慢性单纯性苔藓	Paget 病
	银屑病	疱疹(溃疡前期)
	扁平苔藓	滴虫性阴道炎
		接触性皮炎
		腹股沟癣
白色病变	硬化性苔藓	VIN
	慢性单纯性苔藓	Paget 病
黑色病变	慢性单纯性苔藓	阴虱病
		VIN
		固定性药物皮疹

3. 辅助检查 实验室检查有助于诊断,特别是在慢性或复发性瘙痒的情况下。根据临床症状和体征等对临床可疑诊断感染性外阴瘙痒疾病的患者进行特定的病原学检测。活检和病理学检查有助于确诊炎症性皮肤病或外阴上皮内瘤变等。对怀疑有接触性皮炎者,应进行斑贴试验。但阴性结果不能排除接触性皮炎,主要有两个原因:①皮炎可能是由刺激引起,而不是由过敏引起;②贴片试验在背部或上肢进行,这两个部位不能重现外阴特定的潮湿和摩擦环境。

三、阴道异常分泌物及外阴瘙痒的临床思维路径

1. 阴道异常分泌物的诊治流程 对于伴有阴道分泌物异常的患者行阴道分泌物检查可明确诊断并针对性治疗(图 2-16)。

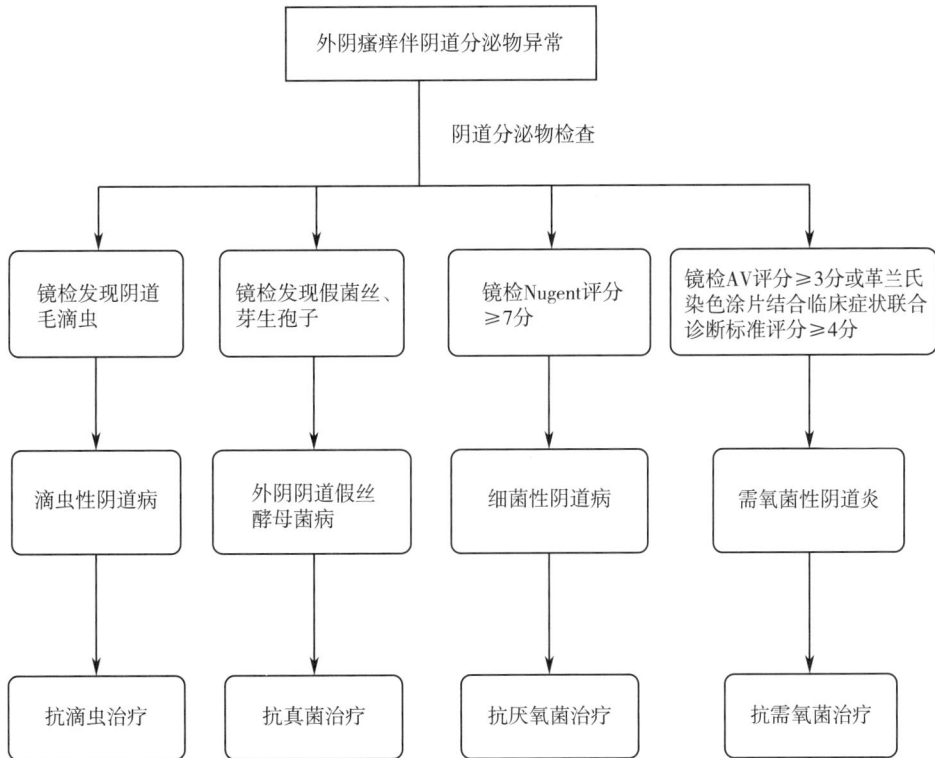

图 2-16 阴道异常分泌物的诊治流程

2. 外阴瘙痒的诊治流程 外阴瘙痒的诊治需先通过详细的问诊和体格检查得到初步的临床诊断,然后根据怀疑的临床诊断做出相应的辅助检查以明确诊断和鉴别诊断,最后制订针对性的治疗方案(图 2-17)。

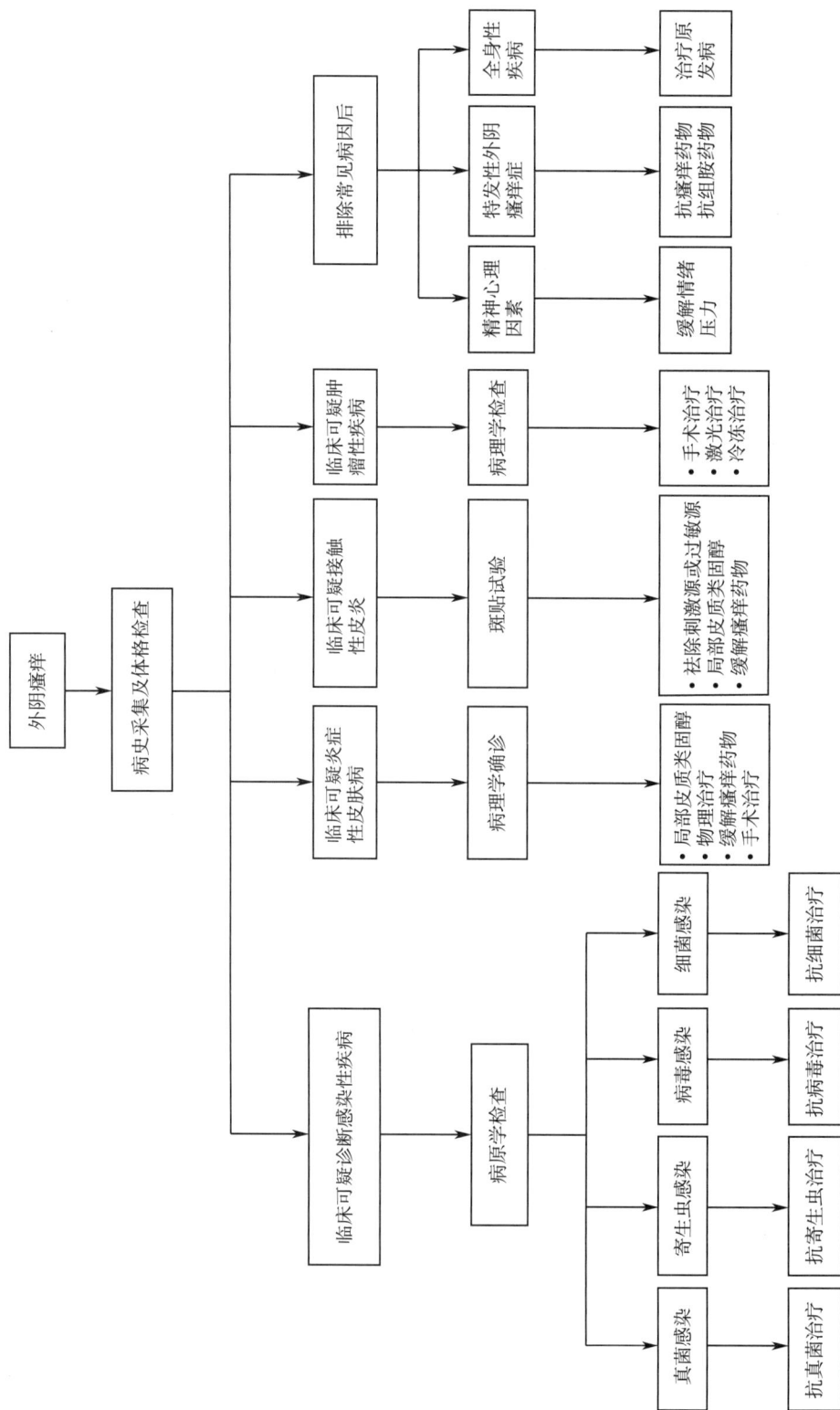

图 2-17 外阴瘙痒的临床诊治流程

（董 安 王卡娜）

第十九节　外阴骑跨伤

骑跨伤(straddle injury)也称"跨坐伤害"或"鞍式伤害",是指当人体以鞍式姿势不慎跌落或撞击硬物时,会阴部、大腿两侧受到撞击造成的损伤。这种伤害常见于儿童在玩耍过程中,如在滑梯上、骑自行车时失去控制,或者在跳跃和跑动时发生意外。

此类伤害多发生在会阴区域,即位于肛门与生殖器之间的部位,因为这个区域能够在跌落时首先接触到硬物。骑跨伤涉及软组织挫伤或擦伤,严重情况下可导致尿道、阴道损伤甚至盆骨骨折等。应当立即就医进行详细检查和治疗。

一、病因

1. 跌落或摔倒　在高处作业、玩耍或运动时从高处跌落,双腿分开着陆时,会阴区可能会撞击到突出的物体,如栏杆、自行车横杆等。

2. 交通事故　如自行车或摩托车事故时,驾驶者可能会向前飞出,会阴部位撞击到车辆的结构部分。

3. 运动损伤　某些运动活动中,如骑马、自行车竞速、摔跤等,都有可能导致运动员出现骑跨伤。

4. 家居或职场意外　在家里或者工作场所,不小心摔倒或者跌坐到硬物上,如桌角、椅子等,也可能引起骑跨伤。

5. 儿童玩耍意外　儿童在游乐场、学校或家中玩耍时容易发生跌倒,如果不慎跌坐在滑梯、秋千等设施上,可能会出现骑跨伤。

二、临床表现

虽然大多数情况下骑跨伤只会导致轻微的软组织挫伤,但在一些严重的情况下,也可能伴随泌尿生殖系统的损伤,如尿道撕裂、阴道撕裂、盆骨骨折等,故临床表现不一。

1. 会阴血肿　女性会阴及阴道壁血管丰富,呈网状分布,血供极为丰富,且皮下组织疏松。由于外力等因素造成皮下血管损伤破裂,则血液可在皮下疏松组织中迅速渗透蔓延,在会阴、阴道内甚至盆腔内形成血肿。

(1)临床表现

1)疼痛和不适:涉及会阴区域的骑跨伤通常会立即引起剧烈疼痛。随着时间推移,血肿增大,疼痛可能加剧。

2)局部肿胀:受伤后不久,会阴部可出现可触及的肿块。肿块可能持续变大,因为出血没有得到控制。

3)皮肤颜色改变:会阴区域的皮肤可能出现淤青,随着血肿的凝固机化,颜色从红变紫,然后变黄。

4)排尿问题:血肿可能压迫尿道,引起排尿困难或疼痛。

5)活动受限:因为疼痛和肿胀,患者的行走和坐下可能会感到不适。

6)会阴部或阴道出血:如果血肿破裂,可能有血液从会阴或阴道流出。

7)触痛:受累的会阴部位在触觉检查时可能极度敏感和疼痛。

8)渗出或引流:血肿可能自行破裂并开始渗出血液和其他体液。

9)发热和全身不适:如果血肿被感染,可能伴随发热和全身不适。

10)排便困难:血肿也可能压迫直肠,导致排便难度增加。

(2)处理:会阴血肿、阴道血肿应尽早发现,及时干预。对于部分产妇产后诉有尿意但排尿困难、会阴及肛门坠胀疼痛、阴道内胀痛,或出现不明原因的头晕、乏力等休克症状时,应及时仔细检查阴道,做到早发现早干预。

会阴处血供较为丰富,在受到外力创伤时极易导致血管破裂出血,外阴静脉无静脉瓣,且与盆腔内静脉丛吻合相通,在受到外力损伤时,容易形成较大血肿,血肿可向多方蔓延渗透。会阴血肿的严重程度通常与损伤部位血管的大小、血管腔压力及就诊时间有关,损伤发生后就诊较晚者发生大血肿(>8cm)的比例较高。

对于会阴血肿的处理应根据会阴血肿部位及大小、血肿是否进行性增大、出血情况、压迫症状、疼痛情况等因素综合考虑,不同情况进行不同的干预。

1)会阴血肿形成时间较短,血肿直径≤5cm,无黏膜或皮肤破溃、局部张力不高及动态观察血肿未进行性扩大者,可采取保守治疗。①冰敷:初期可以使用冰袋或冷敷包对受伤区域进行冷敷,每次20~30分钟,以减轻肿胀和疼痛。注意不要直接将冰袋放置在皮肤上,以免造成冻伤。②止痛:可服用止痛药如布洛芬缓解疼痛。③压迫包扎:适当的压迫有助于阻止血肿进一步扩大,但需要小心不要包扎过紧,影响血液循环。④观察症状变化:密切观察血肿的大小是否持续增长,以及有无其他并发症状,如排尿困难或分泌物颜色、气味改变。⑤休息:保证充足的休息,并避免任何可能加剧受伤区域压力的活动。⑥清洁保持:保持伤口及其周围的皮肤干净卫生,可根据具体情况给予抗生素预防感染。

24小时后可采用局部热敷、微波照射等物理治疗促进血肿吸收。血肿形成4~5天后,可穿刺血肿抽出淤血,以加速血肿消退。但需注意,外力因素造成外阴血肿形成时,需严密观察血肿变化,因为此部位皮下组织疏松,血肿易发生进行性增大。正常情况下,小的血肿会在几天到几周内自行吸收并痊愈。但如果出现感染或其他并发症,则需要其他的医疗干预。

2)若在观察过程中血肿进行性增大、血肿破溃、局部出血不能压迫止血时,或血肿直径>5cm,虽无进行性增大,但通常血肿难以吸收,且易导致感染发生,应及时给予手术治疗。在手术过程中应注意寻找伤口顶端回缩的血管,并进行彻底缝扎止血。对于血块陈旧或疑有感染时应在上述处理后放置引流条,24小时后取出。根据取出后的实际情况决定是否继续留置引流条。血肿腔止血困难的情况下,用碘仿纱条填塞血肿腔,外加压包扎,24~48小时取出纱条。但因包扎松紧难以确定、固定困难、患者活动等缺点,可能造成患者局部持续出血,影响治疗效果。

传统缝合法一般采用阴部阻滞麻醉加局部浸润麻醉,导尿,沿血肿内侧缘皮肤与阴道黏膜的交界处弧形切开皮肤直达血肿腔,闭合性血肿在患侧大小阴唇皮肤黏膜交界处纵行切开1.5~2.0cm,探明血肿范围,清除血块及积血后用无菌盐水冲洗血肿腔,见血管活动性出血应缝扎彻底止血。然后从血肿顶端上0.5~1cm处开始向下全层间断缝合,针距1.5~2cm,下端达血肿腔下0.5cm,置橡皮引流条引流12~24小时,留置导尿48小时,"丁"字带加压止血,术后给予抗生素抗感染治疗,观察体温、血象及伤口愈合情况,手术48小时后远红外线局部照射等物理治疗。整个缝合必须超过血肿范围,以消灭无效腔。出院2周后随访恢复情况。有报道采用血肿腔外缝合法(围绕血肿腔,上下超过血肿的上下端),具有视野清晰,出血少,时间短,血肿腔闭合好,恢复快等优点。

2. 阴道壁血肿 由于阴道壁血管丰富,呈网状交叉,且表面覆以黏膜组织,骑跨伤损伤后出血易积于黏膜下,致使早期不易发现而延误诊断,严重者可出现失血性休克危及生命。如怀疑有阴道壁血肿,应立即进行评估,进行妇科检查,必要时需要进行超声或其他影像学检查来确认诊断,并评估血肿的大小和范围。

(1)临床表现

1)局部疼痛:受伤区域会出现剧烈的疼痛,由于血肿可能对周围组织产生压力,疼痛感通常持续存在。

2)肿胀和压迫感:导致外阴或阴道内部的明显肿胀,可能伴有压迫感。

3)触痛:妇科检查时受累的阴道壁非常敏感和疼痛。

4)淤青或皮肤变色:如果血肿接近阴道口,可能在外阴部观察到淤青。

5)排尿困难:血肿可能压迫尿道,引起排尿困难或疼痛。

6)排便问题:如果血肿位于阴道后壁,可能压迫直肠,造成排便难度。

7)阴道出血:在某些情况下,如果血肿破裂,可能会有阴道出血。

8)活动受限:由于疼痛和不适,患者可能在行动时受到限制,特别是坐下或行走时。

9)腹部不适:血肿形成可能使患者感到下腹部不适或压痛。

(2)处理

1)血肿≤2cm时,应切开血肿清除血块,用可吸收线"8"字缝合止血。

2)血肿>2cm时,应切开血肿清除血块,若见活动性出血,止血后再分层缝合,必要时行阴道填塞纱布压迫协助止血。

3)血肿位置深或超过24小时则不宜做创面缝合,可用碘仿纱布填塞血肿腔及阴道,并用纱布垫与"丁"字带压迫止血。

4)如血肿较大,失血量较多,有休克症状,应立即建立静脉通道,行补液、输血、纠酸等抗休克处理。

5)对于凝血功能障碍而形成的大血肿,给予清除血肿、缝合止血后,可用有尾纱布填充压迫止血,8小时取出。血肿清除后常规应用抗生素预防感染。

6)对阴道壁血肿缝合应做好充分的准备,包括合适的麻醉、良好的照明、充分的阴道暴露、建立静脉通道、做好输液及备血的准备。处理阴道壁血肿时,应熟悉血管走向,穹窿部及前壁的血肿,其血管可能来自前方;中段后壁的血肿出血点往往在血肿内侧缘的阴道壁浅层,如未能找到出血点,可在缝合后做血肿腔外或血肿腔内纱布填塞压迫止血。对于阴道中下段血肿,由于位置表浅,可根据血肿部位的血管分布和走向找到出血点,给予结扎或行缝扎止血,断裂的血管常在血肿的顶端或底部,缝扎出血点时应注意血管的走向,缝合时采取与血管走向垂直的方向、间断"8"字缝合止血,缝合范围均应大于切口长度,最好超过切口边缘 0.5cm。坐骨直肠窝的血肿缝合应请助手作肛诊,以免损伤到直肠黏膜。缝合后,用纱布压迫阴道,24~48 小时后取出。

7)对于阴道侧穹窿巨大血肿因位置较深,缝扎止血易损伤直肠、膀胱等,可选择在阴道侧穹窿处作 2cm 的切口,用负压吸引器由切口向骨盆侧壁伸进吸出血肿内凝血块,辅以卵圆钳将凝血块完全取出后,采用止血纱布或明胶海绵包裹纱布,加用抗生素注射液浸润,按一定顺序塞入血肿腔内压紧,尾端置于阴道口外,然后再以同样纱布自阴道穹窿填至阴道口外,术后 48 小时取出。

8)如果阴道侧穹窿巨大血肿无法与阔韧带血肿鉴别,可以行剖腹探查术,如果出血汹涌,经上述处理仍有持续性出血或会阴阴道严重裂伤形成的血肿达穹窿部、阴道旁间隙、向上蔓延至盆壁甚至后腹膜,传统的寻找出血点,缝合血肿腔隙困难,创面大,不能有效缝合止血或血肿超过 24 小时,组织水肿,可选择介入疗法栓塞髂内动脉,简便、安全、快速有效。待出血完全控制后再行血肿清除更为安全。

3. 会阴裂伤 骑跨伤导致会阴裂伤是指因为骑跨式的事故(如从自行车上摔下)导致会阴区域皮肤和 / 或深层组织的撕裂。这种类型的伤害可能对皮肤、肌肉及附近的结构(如阴道壁、直肠、尿道和周围神经)造成损伤。应尽快就医进行评估和处理。基于外观检查和伤者的症状来诊断会阴裂伤,并根据裂伤的严重程度确定治疗方案。轻度裂伤可能只需要清洁、消毒和监测,而更严重的伤口可能需要缝合或其他形式的手术干预。

(1)临床表现

1)疼痛及出血:会阴裂伤通常会引起剧烈且即时的疼痛。疼痛程度取决于裂伤的深度和范围。可能出现不同程度的出血,从轻微渗血到重度流血。

2)肿胀:因为受伤和炎症反应,会阴区域可能出现肿胀。

3)撕裂感或开放性伤口:受害者可能感觉到自己的会阴部分被撕裂,这在实际上也可能发生。在某些情况下,伤口可以直接看到或触摸到。

4)排尿困难:如果伤害影响到靠近尿道的区域,可能导致排尿时疼痛或排尿困难。

5)排便问题:对于更深的裂伤,如果涉及肛周区域,可能会影响排便,导致疼痛或排便困难。

6)异物感:如果伤口中含有碎片或异物,患者可能会感觉到异物感。

7)局部皮肤缺损或切口:视裂伤程度,可见到不同程度的皮肤破损或深层组织暴露。

8)活动受限:由于疼痛和不适,患者可能在行走或坐下时感到困难。

9)感染征象:如果未能及时治疗,裂伤区域可能感染,表现为红润、热感、脓液生成等。

10)性功能障碍:严重的会阴裂伤可能影响性功能,造成疼痛或心理上的障碍。

(2)处理:处理骑跨伤引起的会阴裂伤通常涉及以下步骤。

1）清洗和消毒：充分暴露伤口，清洗伤口以移除异物，减少感染风险，然后对伤口进行消毒。

2）伤口评估及分级：检查伤口深度和范围，包括是否有更深层次的组织（如肌肉、直肠、阴道等）受损。

3）裂伤分级及相应处理：会阴裂伤分级由英国著名妇产科专家 Abdul Sultan 提出，并被国际尿失禁协会和 RCOG 采纳，按照裂伤程度分为以下 4 级。Ⅰ度：会阴部皮肤和 / 或阴道黏膜损伤；Ⅱ度：有会阴部肌肉损伤，但无肛门括约肌损伤；Ⅲ度：有肛门括约肌复合损伤（Ⅲa：肛门外括约肌肌层撕裂＜50%；Ⅲb：肛门外括约肌肌层撕裂＞50%；Ⅲc：肛门内、外括约肌均有损伤）；Ⅳ度：肛门内、外括约肌，以及直肠黏膜均发生损伤（文末彩图 2-18）。

会阴Ⅰ度裂伤：如无解剖结构改变、无出血，可以不缝合或使用医用胶粘合。

会阴Ⅱ度裂伤：推荐采用标准合成可吸收缝线（聚乙醇酸缝线、聚乳酸羟基乙酸缝线、聚二氧杂环己酮缝线等）或快速合成可吸收缝线来缝合伤口。

会阴Ⅲ度裂伤：建议采用标准合成可吸收缝线（聚乙醇酸缝线、聚乳酸羟基乙酸缝线、聚二氧杂环己酮缝线等）来进行逐层缝合伤口。

会阴Ⅳ度裂伤：直肠黏膜缝合修补（文末彩图 2-19）：传统的直肠黏膜缝合修补是指用肠线对撕裂的直肠黏膜进行间断缝合。线结埋于肛管内，采用可吸收线，则无需对线结进行包埋。缝合直肠黏膜禁用 PDS 线（聚二氧六环酮可吸收缝合线），因 PDS 线延迟吸收的特点可造成肛管不适。缝合方式可采用间断缝合或连续缝合，但需避免"8"字缝合，因"8"字缝合稳固过紧，或可造成黏膜缺血坏死。内层肛门括约肌缝合修补见文末彩图 2-20：当肛门指检发现内层肛门括约肌撕裂时，需用 3-0 PDS 线或 2-0 可吸收线对内层肛门括约肌进行单独缝合。肛门内层括约肌缝合以对内层肛门括约肌进行间断缝合或褥式的端 - 端缝合，即避免两侧断端重叠。对内层肛门括约肌进行单独缝合可有效降低术后大便失禁的发生。外层肛门括约肌修补见文末彩图 2-20：若外层肛门括约肌全层撕裂，可用 3-0 PDS 线或 2-0 可吸收线进行端 - 端缝合或重叠缝合。外层肛门括约肌部分撕裂（Ⅲa 度和Ⅲb 度）则应采用 3-0 PDS 线或 2-0 可吸收线进行端 - 端缝合。对于外层括约肌全层撕裂缝合的方法，端 - 端缝合和重叠缝合术后患者在会阴疼痛、性交困难、大便失禁及生活质量方面差异没有统计学意义。但是，重叠缝合患者术后 12 个月发生大便失禁恶化的风险更低。重叠缝合仅能用于外层肛门括约肌全层撕裂，因重叠缝合需有两个游离的断端，且在缝合过程中会有更大的张力。在进行肛门括约肌修补时，应将线结埋于表层会阴肌肉之下，以减少术后缝线迁移。

4）预防感染：根据伤口程度及污染程度进行抗生素预防感染 / 治疗。

5）破伤风免疫球蛋白使用：破伤风免疫球蛋白（tetanus immunoglobulin，TIG）用于提供短期保护，防止因伤口受到污染而发生破伤风。对于深层或粉碎性伤口，为厌氧条件下的细菌提供了良好的生长环境，如含有异物的伤口，如钉子、玻璃、金属或其他物体刺入。污染严重的伤口，如伤口与土壤、粪便、沙石等潜在含有破伤风杆菌的物质接触，建议使用破伤风免疫球蛋白。

6）康复指导：提供康复指导，包括伤口护理、活动限制、坐浴和排便习惯的调整等。

7）物理治疗：对于较严重的裂伤，需要接受物理治疗或其他康复手段，以帮助恢复正常的生理功能。

8) 疼痛管理：根据伤害的严重程度，采用局部麻醉或给予止痛药物以缓解疼痛。

9) 随访：随访检查以确保伤口正常愈合，并监控任何潜在并发症。会阴裂伤可导致长期并发症，如尿失禁、性功能障碍等问题，因此针对这些潜在问题也应进行专科评估和治疗。

4. 尿道损伤 女性尿道为膀胱通往体外的管道，粗而直，长为 3~5cm。骑跨式事故（如自行车、摩托车事故或坠落）造成的外力直接冲击会阴区导致尿道损伤，进而对尿道产生损伤。这种类型的伤害包括尿道挫伤、部分撕裂或完全断裂。

(1) 临床表现

1) 尿道出血：外伤后有鲜血在尿道外口滴出或溢出，为前尿道外伤最常见的症状。

2) 疼痛：局部常有疼痛及压痛，也常见排尿痛，并向会阴部放射。

3) 局部血肿：尿道骑跨伤可引起会阴部肿胀、瘀斑及蝶形血肿。

4) 排尿困难：尿道裂伤或断裂时可引起排尿困难或尿潴留。因疼痛而致括约肌痉挛也可引起排尿困难。

5) 尿外渗：尿道裂伤或断裂后，尿液可从裂口处渗入周围组织，如不及时处理或处理不当，可发生广泛性皮下组织坏死、感染及脓毒症。若为开放性外伤，则尿液可从皮肤、肠道或阴道创伤口流出，最终形成尿瘘。

(2) 诊断

1) 病史和体检：根据病史、典型症状及血肿尿外渗分布区域等可确定诊断。

2) 诊断性导尿：可了解尿道的完整性和连续性，如一次导尿成功提示尿道外伤不严重，可保留尿管引流尿液并支撑尿道，应注意固定导尿管。如果导尿管滑脱，第 2 次再插入有失败的可能。如一次插入困难说明有尿道裂伤或断裂伤，不应勉强反复试插，以免加重外伤，导致感染。

3) 逆行尿道造影：逆行尿道造影可显示尿道外伤的部位及程度，尿道挫伤无造影剂外溢。如有外溢则提示部分裂伤；如造影剂未进入尿道而大量外溢，提示尿道有严重的裂伤或断裂。

(3) 处理：处理骑跨伤引起的尿道损伤通常涉及以下步骤。

1) 急诊评估：怀疑尿道受损的患者应立即进行评估和治疗。

2) 细致检查：进行体格检查，特别注意会阴部肿胀、淤血或其他外伤迹象。

3) 影像学检查：包括尿道造影、盆腔 X 线检查、CT 扫描或 MRI，以了解损伤的确切位置和程度。

4) 尿液排出：如果有必要，可通过刺穿膀胱（经皮膀胱穿刺术）暂时排尿，避免尝试直接插入尿管，因为这可能加剧尿道损伤。

5) 手术干预：对于严重的尿道损伤，需要进行手术修复。小的撕裂伤可能自愈或只需较小的干预。由于二期重建手术难度大，且尿失禁发生率高，因此女性尿道损伤的处理以一期修复为主，若生命体征不平稳则一期留置耻骨上膀胱造瘘，延迟手术进行修复。如仅为尿道挫伤且尿道连续性存在，则直接留置导尿管。近端尿道损伤需经膀胱或耻骨后途径行端-端吻合来恢复尿道连续性，以减少尿瘘、尿道狭窄、闭锁、尿失禁的风险。中段或远端尿道的离断或纵行损伤,则选择经阴道途径进行重建。此外,若女性尿道损伤合并膀胱损伤,则可经膀胱途径修复尿道的同时修补膀胱。

6)完全断裂则需要更复杂的手术,如尿道重建术。

7)预防感染:给予抗生素以预防或治疗感染。

8)康复:康复过程包括物理治疗,并需要长期监测以评估功能恢复情况。

9)随访:随访评估尿道愈合情况及排尿功能,必要时进行尿流动力学研究。

10)心理支持:由于尿道损伤能影响性功能和身份认同,心理支持和咨询是恢复病情的重要组成部分。

尿道损伤的治疗和恢复需要综合考虑个案的具体情况,应由泌尿科医生根据损伤程度制订个性化的治疗方案。

(唐 林 彭鸿灵)

第二十节 外阴阴道裂伤

外阴阴道裂伤是一种常见的妇科急诊情况,通常由于生产过程中的挤压和拉伤、外部物体的损伤、性行为中的意外伤害或暴力行为等原因引起。这类损伤不仅给患者带来明显的身体痛苦,还可能影响其心理健康和生活质量。在临床中,对外阴阴道裂伤的及时诊断和有效治疗至关重要,可以有效缓解患者痛苦,预防感染,促进伤口愈合,并降低并发症的发生率。

一、病因及发病机制

1. 生产过程中的挤压和拉伤 生产过程中,由于胎儿头部通过产道时的挤压和拉伸,外阴和阴道组织容易受到损伤。特别是在分娩过程中,胎儿头部通过盆腔骨盆时,外阴和阴道会受到较大的压力,导致组织撕裂或裂伤。

2. 外部物体引起的损伤 外阴和阴道区域容易受到外部物体的损伤,比如意外摔倒、碰撞或使用外部物体(如性器具)等,都可能导致外阴阴道组织损伤。

3. 性行为中的损伤 在性行为过程中,如果缺乏足够的润滑或姿势不当,外阴和阴道组织容易受到摩擦和拉伸,从而造成裂伤或撕裂。

4. 暴力行为 暴力行为包括性暴力、家庭暴力等,可能导致外阴和阴道组织严重损伤,甚至是裂伤。

5. 其他原因 包括外科手术、意外伤害、器械使用不当等,都可能导致外阴阴道裂伤。

二、临床表现及诊断

1. 临床表现

(1)外阴出血：轻度裂伤可能只有轻微的出血，而较严重的裂伤则可能伴有明显的外阴出血，血量因裂伤的程度而异。

(2)疼痛和不适感：外阴阴道裂伤通常伴有不同程度的疼痛和不适感，这种疼痛可能是阵发性，也可能是持续性，会影响患者的日常活动和生活质量。

(3)外阴肿胀：在裂伤部位可能会出现局部的肿胀和肿块感，尤其是在血肿形成的情况下，患处肿胀更为明显。

(4)尿道口疼痛：如果裂伤涉及尿道口附近的组织，患者可能在排尿时感到疼痛或不适。

(5)排尿困难：由于疼痛和不适，排尿可能受到影响，患者可能感到排尿困难或者需要更多的时间来排尿。

(6)其他症状：根据裂伤的具体情况，还可能出现尿失禁、排便困难、局部感染征象（如红肿、渗液等）、性交疼痛等症状。

2. 外阴阴道裂伤的分类

(1)产科相关外阴阴道裂伤：外阴阴道裂伤通常发生在胎儿头部从阴道口挤出时。这些撕裂多数是由于胎儿头部太大、阴道无法拉伸至其尺寸而造成。也可能是因为阴道不容易伸展。但也有因为外伤、性行为、外科手术操作等引起。阴道撕裂也称为会阴裂伤或会阴撕裂。

2015年RCOG及国际尿控协会（International Continence Society, ICS）采用会阴撕裂新标准，将会阴撕裂分为4度。显性肛门括约肌损伤是指发生时临床即能诊断的肛门括约肌损伤，隐性肛门括约肌损伤是指没有临床表现但事后通过经直肠超声发现的肛门括约肌损伤，临床中应该重视分娩时隐性肛门括约肌损伤的诊断。因此，临床医生应增强对会阴解剖结构及隐性肛门括约肌的认识，仔细评估肛门括约肌损伤的严重程度，减少临床检查漏诊。

在肛门自控中起重要作用的两块肌肉是肛门括约肌和耻骨直肠肌，肛门括约肌包括肛门内、外括约肌；耻骨直肠肌是耻骨尾骨肌的中间部分，呈吊带状，是肛提肌整体的一部分。肛门外括约肌的浅部和深部、直肠纵肌下部、肛门内括约肌、耻骨直肠肌共同围绕在直肠与肛管的相交处形成肛直肠环，此环括约肛门的作用最强，若其完整性受损，则引起大便失禁。

(2)非产科相关外阴阴道裂伤

1)处女膜裂伤：一般发生于初次性交时，裂伤多发生于处女膜后半部，一般有小量出血，能自止，无需处理。如出血不止，则需缝合撕裂面。

2)外阴创伤：多见于儿童或未成年女性，当跨越栏杆或座椅，沿楼梯扶手滑行，由高处跌下，外阴部接触硬物时，均可引起外阴不同形式和不同程度的骑跨伤。①外阴血肿：由于外阴部血管丰富，皮下组织疏松，当局部受到硬物撞击时，皮下血管破裂，形成外阴血肿，局部检查可见外阴部有紫蓝色包块,压痛明显。②外阴裂伤:如外阴部为尖锐物体所伤,可引起不同程度的外阴裂伤,严重者可穿入膀胱或直肠。

3)阴道裂伤:阴道裂伤多为暴力性交引起,多发生于产后或绝经后,裂伤一般位于阴道后穹窿或右侧穹窿,呈"一"字形或"新月形"裂口。阴道组织血管丰富,撕裂后即出现阴道流血,严重者可致休克。

3. 诊断

(1)病史询问:详细询问患者的病史,包括发病时间、发病原因(如生产过程、外伤、性行为等)、症状的持续时间和性质等。对于女性来说,妇科病史尤为重要。

(2)体格检查:进行外阴和阴道的体格检查,包括外阴的观察、阴道检查等。通过检查可以发现裂伤的部位、范围和严重程度,并排除其他可能的疾病。

(3)辅助检查:①阴道镜检查:用于检查阴道内部的裂伤情况,尤其是对于较深部位的裂伤更为准确。②彩超检查:可以评估盆腔器官的情况,发现可能的病变和损伤。③ CT 或 MRI:对于复杂情况或可能存在内部组织损伤的患者,这些影像学检查有助于更全面地评估裂伤情况。需要指出的是,外阴阴道裂伤的临床表现因患者个体差异和裂伤程度的不同而有所差异,因此在临床诊断中,需要综合考虑病史、症状和体格检查等多方面信息,以便及时准确地进行诊断和治疗。

三、治疗

1. 止血和清创　对于有出血的裂伤,首先需要进行止血处理,可以采用冷敷或局部压迫止血。清洁裂伤部位是十分重要的,可以用生理盐水或温盐水轻柔清洁,避免感染。

2. 缝合

(1)具体缝合方法见本章"第十九节外阴骑跨伤"。

(2)非产科因素的外阴裂伤的处理:处女膜裂伤一般有小量出血,能自止,无需处理。如出血不止,则需进行缝合撕裂面。外阴血肿的处理应根据血肿的大小,是否继续长大和就诊时间而定。如血肿不大或无继续出血,最初 24 小时内可采用局部冰敷,使皮下血管收缩,防止出血。48 小时后可用热敷或理疗,促进血肿吸收。如血肿继续增大,则应切开血肿,排出积血,结扎出血点,缝合切口。外阴裂伤应在麻醉下仔细检查裂伤范围,一一缝合。患者就诊时常隐瞒性生活史,故怀疑有阴道撕裂者,应进行阴道检查。首先用窥器扩开阴道,注意阴道穹窿部有无裂伤,并注意裂伤是否扩展至邻近脏器。如情况紧急,可用纱布条填塞压迫止血,待做好手术准备后,经阴道缝合裂口,应注意勿穿透直肠黏膜。

3. 各类组织损伤修复的缝合方法

(1)肛门直肠黏膜:连续或间断缝合。

(2)肛门内括约肌:可分别采用间断缝合和褥式缝合法来避免与内层括约肌重叠。

(3)肛门外括约肌:外括约肌层完全撕裂,可选择重叠或端-端连接法;外括约肌层部分撕裂(Ⅲa 或 Ⅲb),应用端-端连接法。OASIS 损伤修复应避免"8"字缝合,因为这种缝合法有止血作用,可能造成局部组织缺血。在损伤修复完成后,应检查直肠状况,以确保缝合线没有在无意中被缝入肛门直肠黏膜,如果缝到直肠黏膜,必须及时拆除。

(4)手术缝线的选择:相对于 PDS 缝线,3-0 薇乔线具有较少的刺激和不适感,建议用于修复直肠黏膜。在修复肛门内或外括约肌的过程中,无论是单丝缝线(如 3-0 PDS)或现代编织缝线(如 2-0 薇乔线)具有相同的效果。同时建议修复肛门内括约肌过程中,应将外科结埋藏于会阴浅肌层,以达到减少线结和缝线向皮肤移动的风险的目的。

(5)术后护理及注意事项:术后每日常规擦洗外阴两次,并于便后及时擦洗,保留导尿管 3~5 天,术后 5 天内进食少渣流质饮食。5 天后每日口服石蜡油 30ml,连服 3~5 天,以软化、润滑大便,术后使用广谱抗生素,以降低产后感染和伤口裂伤的风险。对接受括约肌修复术的产妇产后 6~12 周应进行随访。对于疼痛明显的患者,可以给予合适的止痛药物,如非甾体抗炎药(布洛芬)或局部麻醉药膏,以减轻疼痛和不适感。

四、预防

1. 做好产时评估和保护 临床医生应告知产妇关于外阴切开术的保护作用的现有证据各方并不一致,还存在争议。产钳助产过程中应考虑使用会阴正中旁切开术,并确保会阴部扩张时从中线沿 60° 角切开。在胎头着冠时,产钳有保护会阴的作用。同时,在第二产程过程中轻微按压会阴也具有降低产科肛门括约肌损伤(obstetric anal sphincter injuries,OASIS)发病风险的作用。

2. 提高深度会阴撕裂伤修补术后功能的恢复 在分娩和损伤修复 12 个月后,60%~80% 的产妇其相应症状会逐渐消失。找准肛门括约肌断端的位置是成功的关键,肛门括约肌断裂后两断端由于肌肉回缩而致局部凹陷,用两鼠齿钳分别从两侧凹陷处钳夹肛门括约肌两断端,用两钳夹住对拢,示指伸入肛门试探括约肌收缩感,若有紧缩感即为找对括约肌断端,缝合后肛周皮肤恢复放射状结构。

肛门内括约肌与肛门外括约肌深部相连,是直肠环形肌纤维的延续和增厚部位,在静止状态下对粪便的控制起着重要作用。为此,在肛门外括约肌修补处的稍上方,肛管与直肠交界处加固缝合 1~2 针很重要。

修补创面既要求缝合组织具有足够厚度,又不能缝得太深而穿通肠壁。缝合完成后必须检查阴道口、阴道壁、会阴体、直肠壁、肛门形态、松紧度及有无缝线穿透等。一旦缝穿一定要拆除重新缝合,否则容易造成创口感染。

Ⅲ度、Ⅳ度会阴裂伤破坏了会阴体的解剖结构,为了恢复解剖结构和肛门功能必须做到手术层次清楚,解剖对位准确,缝合不留间隙,以防创面内渗血、出血和感染发生。再次妊娠时,预防性外阴切开术有无保护作用尚不明确,因此除非有临床指征,否则不必进行外阴切开术。对于既往妊娠中发生过有症状的 OASIS、肛门内超声或测压提示异常的所有女性,再次妊娠时应考虑剖宫产分娩。

(彭鸿灵　唐 林)

第二十一节 切口全层裂开

切口裂开是指伤口处的缝合分离,分表浅或不完全切口裂开(仅皮肤和皮下组织裂开)和完全切口裂开(包括筋膜在内的伤口全层裂开)两种。不完全切口裂开一般通过换药等保守治疗可以好转,大多数无需紧急处理,而完全切口裂开是严重的并发症,处理不当甚至可导致死亡,应引起重视。

妇科手术后的切口全层裂开包括腹壁切口全层裂开、会阴切口全层裂开和阴道切口全层裂开,其中腹壁切口又分为开腹手术与腹腔镜手术。切口全层裂开的处理以再次手术缝合为主,以下将分别描述。

一、开腹手术后腹壁切口全层裂开

开腹手术的腹壁切口全层裂开指包括筋膜在内的腹部伤口完全分离,通常发生于术后5~10天,一般出现在拆线之后,且几乎全发生于经腹纵切口。切口全层裂开是手术后严重的并发症,常并发大网膜或肠管脱出,患者存在死亡风险,应引起重视并紧急处理。

1. 腹壁切口全层裂开的病因 切口愈合的过程包括炎症期、修复期和瘢痕形成期,这三个阶段相互关联,共同构成了一个完整的切口愈合过程。在这期间,腹壁切口的愈合依赖成纤维细胞修复、细胞外基质合成和沉积以及新生血管形成。当存在一些高危因素时,上述修复增生的过程会受到影响,进而影响切口愈合,甚至导致筋膜裂开。

常见的切口全层裂开高危因素包括以下几种:

(1)患者围手术期的身体状态差,包括年龄、营养状况、贫血、酸中毒、休克,手术时间长及范围广导致的低蛋白血症、肝肾功能减退,以及化疗、放疗、长期或大剂量使用类固醇激素等。上述因素会影响胶原蛋白合成与沉淀,减少成纤维细胞增生,抑制毛细血管出芽,进而影响切口愈合,导致筋膜裂开。

(2)肥胖、糖尿病患者容易发生皮下脂肪液化、坏死或延迟愈合,导致筋膜裂开。

(3)吸烟、支气管炎患者术后常伴发咳嗽,或术后肠胀气、呕吐明显、肠梗阻者,腹压明显增加,切口张力增高,易导致全层裂开。

(4)伤口感染、局部形成血肿或腹膜炎等情况下,局部切口常愈合不良,严重时导致切口裂开。全身状态不佳如贫血、糖尿病、心脏病等也会增加感染的风险。无菌操作,包括手术前的消毒、术中严格的无菌操作、术后规范换药、包扎等,不规范的操作会增加切口感染的风险,导致切口修复延迟而裂开,如全层裂开及内脏脱出。

(5)缝合过密、过紧可导致切口局部组织坏死,或切口内异物残留,均会干扰组织修复,增加切口裂开的风险。如切口张力过大的缝合影响局部血运,组织缺氧影响炎症反应及新生血管的迅速形成与上皮化,或皮下组织广泛分离、皮下存在无效腔时,修复需要更多的胶原组织,修复时间会延长,切口裂开的概率也会增加。

2. 开腹手术腹壁切口全层裂开的治疗 切口全层裂开多伴腹腔内容物脱出,故一旦发生应立即用无菌手套、纱布或无菌治疗巾将膨出的大网膜、肠管等脏器送回腹腔,并将切口覆盖妥当。同时尽快将患者送入手术室,在全身麻醉的情况下仔细消毒皮肤及切口边缘,将大网膜、肠管用稀释碘伏液以及无菌生理盐水冲洗后再小心放回腹腔。仔细检查伤口裂开程度和范围,找出各层次解剖结构,根据伤口清洁情况酌情选择合适的缝合方法。

对于缺乏处理腹壁切口全层裂开经验的医疗机构,一旦发现存在类似情况,应迅速进行腹腔内容物脱出的评估,并及时将患者转运至具备相关经验的上级医院。如未发生腹腔脏器的脱出,可在局部进行皮肤消毒后使用无菌纱布或无菌敷料覆盖切口,并施加适当压力进行控制,然后迅速转运至合适的医疗机构。如已经发生腹腔脏器脱出,则应对患者进行局部消毒后佩戴无菌手套,将脱出的腹腔脏器送回腹腔内,随后再对切口进行覆盖,并进行转运。

如伤口清洁无明显感染表现,可使用抗菌薇乔线"8"字缝合腹膜与筋膜,1号丝线缝合皮下脂肪层与皮肤。如为感染导致的切口全层裂开或可疑感染的情况,可用金属线、尼龙单丝线或10号丝线间断全层缝合,用丝线者皮肤需加一段橡皮管以避免撕伤。缝合前需将伤口中的缝线、血块、坏死组织清除干净。如筋膜边缘无法缝合或组织脆弱无法对拢,可用补片修补或加强薄弱的筋膜,然后包裹切口,延迟缝合。等待再次缝合期间需加强营养支持及抗感染治疗。经过再次缝合的切口一般可以愈合,拆线时间在术后10天之后,张力缝线还可适当延长。

3. 切口全层裂开的预防 围手术期加强切口裂开高危患者的管理,尽量避免全层裂开、再次手术等并发症。预防措施包括以下几个方面:

(1)改善患者术前一般情况:贫血者可考虑输入去白红细胞悬液以纠正贫血,对低蛋白血症、恶病质者输入白蛋白及营养支持,并可考虑补充维生素、铁剂等改善全身情况。维生素 B_1、维生素 B_2 缺乏可能导致切口愈合不良综合征,维生素 B_6 缺乏不利于胶原蛋白交联,围手术期均可预防性补充。

(2)手术切口的选择:在原有切口上再次手术的情况,需切除瘢痕组织,并避免与原切口做交叉斜切,避免血供不佳而影响切口恢复。

(3)重视术中缝合技巧:缝合间距要适当,缝线过密或过紧,均可能影响血运而影响切口恢复。对于无明显感染的腹壁切口,腹膜首选连续缝合,缝针应穿透腹膜及腹直肌后鞘,每侧不少于0.5cm。如切口较长,可于切口中部打结后再继续缝合。腹膜过紧或张力较高者,拉紧缝线时应缓慢以避免撕裂腹膜,并应注意大网膜或肠管勿套入缝合线内。

(4)缝合腹膜后,应使用无菌生理盐水冲洗伤口,再以纱布蘸净或吸净,以去除血块、纱布线头等以防止感染和瘢痕过度增生。缝合筋膜时,可使用7号丝线或1-0可吸收线间断缝合。对于瘦弱、肠管胀气明显者,可在缝合筋膜前使用张力线进行间断缝合。缝合皮下脂肪层时,建议使用1号丝线或2-0可吸收线间断缝合,缝针需深达筋膜层,避免留下无效腔。过于肥胖者可分两层缝合,过于消瘦者也可不缝合脂肪层。皮肤则使用1号丝线间断缝合,或用4-0可吸收线连续皮内缝合。

(5)术后定期检查切口:观察有无红肿,触摸有无硬结,有硬结者可稍微挤压看有无渗血、渗液等。如患者切口处无异常感觉,则术后48小时内不宜打开无菌包扎的切口,以防外部细菌侵袭而影响切口愈合。在天气炎热、汗液浸湿等情况下,可以酌情提前打开无菌包扎敷料。如扪及明显的硬结,可用局部热敷、红外照射、青霉素封闭等方法。如有渗血、渗液,经挤压后不再渗出,则有可能痊愈;如为脓性分泌物,则应将所在部位缝线拆除以利于充分引流,避免伤口感染范围扩大。

(6)拆线时间:腹部纵切口在术后7~10天拆线。如切口较小,也可提前至5~7天拆除。如患者贫血、虚弱、营养不良、术后化疗等,可延迟拆线。如发现感染,应及时拆除感染处缝线,以利于充分引流。对于肥胖患者应警惕脂肪液化可能,术后挤压伤口有明显渗液者应将液化液体充分挤出或引流出,并可延期拆线。如液化创面大,渗液进行性增加,宜尽早清创,必要时再次缝合。张力线一般在术后14天左右拆除。

(7)防治咳嗽及呕吐:术前积极治疗支气管炎,吸烟者应提前戒烟。术后协助患者勤翻身,条件允许者可早下地,避免长期卧床导致的坠积性肺炎。有咳嗽者在咳嗽之前,陪护人员可将双手平放在伤口两侧并稍加压力,避免咳嗽时伤口张力过大及腹压增加;在双手准备好后,嘱患者稍用力将痰咳出,可预防呼吸道感染及减轻疼痛感。根据病情酌情使用止咳、化痰相关药物。术后患者往往免疫力下降,在呼吸道病毒流行季,可积极行相关病原体筛查及针对性用药。

术中麻醉药物、术后镇痛药物的使用均可能引起恶心、呕吐,在治疗的同时可加用止吐药如甲氧氯普胺、格拉司琼等。对可疑肠梗阻者,如腹胀、呕吐明显,应积极采取留置胃管等治疗手段。

(8)加强抗感染治疗。对Ⅱ类切口,或存在感染高危因素者,术后应常规使用足量、足疗程广谱抗生素。对已经存在切口感染者,应充分引流并留取感染部位病原学检测,局部或全身使用针对性抗生素治疗。

二、腹腔镜手术后切口全层裂开

多孔腹腔镜通常使用数个5~10mm的穿刺口,具有瘢痕小、恢复快的优点,切口感染、脂肪液化等远少于开腹手术,切口全层裂开更为罕见。多孔腹腔镜术后的切口全层裂开可能表现为切口局部渗血和疼痛,有时可能伴有大网膜脱出和嵌顿,但肠管脱出极为罕见。一旦发现大网膜脱出,由于穿刺口较小,在无麻醉情况下难以复位,因此应及时将患者转运至手术室进行脏器复位和切口再缝合。对于直径>5mm的穿刺孔,除了缝合皮下组织,还必须缝合筋膜层,关闭切口。

经脐是妇科单孔腹腔镜最常见的入路,通过脐部2~4cm的切口达到手术目的。经脐单孔腹腔镜术后切口的完全裂开通常发生在切口最初闭合后的10天内,主要是由于缝线撕裂筋膜所致,也有个别继发于切口感染。切口全层裂开是经脐单孔腹腔镜术后严重的并发症之一,一旦发生应紧急手术,并处理肠管或大网膜的膨出。经脐单孔腹腔镜术后的切口全层裂开的高危因素、治疗及预防与前述开腹手术相似。

同时,妊娠期单孔腹腔镜手术往往不能短期内终止妊娠,加上胎儿生长以及分娩过程中用力等因素可导致切口裂开风险增加,建议使用不可吸收线缝合筋膜层。经脐单孔腹腔镜术后使用腹带不仅可以减轻术后疼痛,有助于患者尽早活动,而且可以降低切口部位张力,减少切口裂开的概率。

三、外阴切口全层裂开

外阴切口的全层裂开通常发生于分娩时的会阴侧切后,有时也可见于外阴癌患者。与腹部切口的全层裂开不同,外阴切口的全层裂开一般没有出血或脏器脱出等严重并发症,但常合并感染。在这种情况下,处理原则是清创局部后再进行择期再次缝合。

在阴道分娩期间,为了预防严重的会阴裂伤、减少会阴阻力、缩短第二产程以及减少产后并发症,可以选择进行会阴侧切。会阴侧切后切口全层裂开的高危因素包括会阴感染、缝合不当、外阴水肿、术后便秘、剧烈咳嗽,以及基础疾病如凝血功能障碍等,缝合技术也是决定会阴切口愈合的关键因素之一。会阴侧切后的切口全层裂开表现为深达肌层的伤口分离,通常伴有一定程度的感染。当发现会阴切口全层裂开时,根据原则应先进行清创处理,待创口恢复、无脓液后再行再次缝合。若存在窦道,应进行扩开,待局部清洁并长出肉芽组织后进行再次缝合。

会阴切口全层裂开后再次缝合的流程包括:常规消毒局部皮肤,1% 利多卡因行会阴部神经阻滞麻醉或局部麻醉,先将伤口边缘修剪整齐,剪除伤口内坏死组织,轻刮肉芽面至新鲜创面。肌肉、皮下及皮肤使用可吸收线间断缝合,每一针都要穿透切口基底部,不留无效腔。黏膜用可吸收线或肠线间断缝合。术后每日以高锰酸钾溶液浸泡或甲硝唑、庆大霉素溶液冲洗,同时应用广谱抗生素,鼓励产妇进食高热量、高蛋白饮食以促进伤口愈合。一般情况下,再次缝合后可以在术后 5~7 天进行拆线。

外阴广泛性切除术 + 双侧腹股沟淋巴结切除术作为外阴癌的常见标准手术方案,术后切口感染率相对较高,进而可能出现切口的全层裂开。外阴广泛性切除手术范围广,皮瓣分离薄,术后出血多,可能存在血供不足等影响切口愈合的高危因素。外阴癌伤口邻近尿道口、肛门,容易受到尿液、粪便污染而导致切口全层裂开。若同时行腹股沟淋巴结切除术,患者卧床时间明显增加,易致感染及局部水肿。同样,腹股沟切口因局部皮瓣游离范围大、血供差、缝合张力高等因素,术后切口感染、坏死、全层裂开的发生率较外阴切口更高,无法 I 期愈合。

对于外阴癌术后出现的切口全层裂开,无论是外阴切口还是腹股沟切口,均应遵循外科换药原则,积极控制感染,切除坏死组织,促进伤口愈合和肉芽组织生长。对于较大面积的皮肤坏死、缺损和影响功能的瘢痕挛缩,应积极寻求整形外科医生的帮助,通过清创、换药、植皮、瘢痕切除和皮瓣转移修复等方法,尽早实现切口的 II 期愈合和局部功能的良好恢复。

四、阴道切口全层裂开

阴道切口的全层裂开包括阴道手术后局部切口的全层裂开,和子宫切除术后阴道顶端的全层裂开。前者相对少见,常表现为手术后局部出血、渗液和疼痛等症状。阴道切口全层裂开的处理原则和外阴切口类似,可在清创、换药的基础上,选择适当时机进行再次缝合。如果伤口较小并有自行愈合的趋势,也可采用纱布压迫等方法帮助其愈合。

子宫全切术是妇科常见术式,不论是开腹手术、腹腔镜手术或阴式手术,术后均存在阴道断端愈合不良的并发症,严重者可能发生阴道断端切口的全层裂开,并伴随腹腔内容物的脱出。阴道断端的全层裂开是子宫全切术术后的少见、严重并发症。手术时间长、术中出血多、绝经、恶性肿瘤、术后放疗或化疗、营养不良、术后咳嗽或便秘、过早性生活等均是其高危因素。阴道断端全层裂开的临床表现常包括腹痛、阴道流血或漏液,部分患者伴有腹腔内容物的脱出,但也有少数患者无明显临床症状,仅在术后常规复查中发现。发现阴道断端全层裂开后需及时进行缝合,但理想的缝合方式尚无定论,可选经阴道缝合、腹腔镜辅助缝合、开腹缝合或开腹联合经阴道手术等。伴有肠管脱出或嵌顿者一般推荐开腹联合经阴道手术进行修补,目的是进一步检查肠管受损情况,降低再次手术风险。

(姚 奎 綦小蓉)

第二十二节 肠道脱出

肠道脱出是指肠道从阴道脱出,常见为小肠,脱出于阴道内,或者阴道口外,是妇科急症少见症状之一。除了肠道以外,也有报道大网膜、输卵管、阑尾、肠脂垂等脱出于阴道内或者阴道口外。肠道脱出如果没有及时处理,可能发生肠绞窄、肠坏死及败血症,有报道病死率高达 6%~10%。

一、发病年龄

70% 以上的肠道脱出发生于绝经后女性。主要原因是绝经后女性雌激素水平下降,阴道壁萎缩,更容易发生阴道断端或者阴道壁裂开,发生肠道脱出。绝经前女性发生肠道脱出者,一般都有子宫或者阴道手术的病史,或者产伤、阴道血肿等原因。

二、病因和高危因素

1. 病因 最常见的病因为子宫全切术后阴道断端裂开,经腹或者经阴道子宫全切术后发生肠道脱出的概率为 0.032%~0.28%,腹腔镜或者机器人子宫全切术后发生肠道脱出的概率是经腹或者经阴道子宫全切术的 3 倍。发生时间为术后 5 天 ~40 年不等,最长报道有子宫全切术后 40 年发生自发性肠道脱出者。超过 70% 的患者为自发性肠道脱出,脱出前没有阴道操作情况。部分肠道脱出患者发生于性生活后,少部分发生于阴道冲洗等阴道操作行为后。

少见的原因为长期盆腔脏器脱垂患者,特别是长期子宫脱垂的老年患者,有发生自发性肠道脱出的报道。也有产伤,特别是阴道后穹窿裂伤后未及时治疗者,发生肠道脱出。一些宫颈治疗,如宫颈 LEEP 刀治疗后,或者阴道手术后的患者,因为阴道壁损伤或者愈合不良,也有发生肠道脱出的报道。也有车祸等外伤后发生肠道脱出者。

2. 高危因素　影响阴道壁愈合,阴道壁长期受压,增加阴道壁损伤风险的很多因素都是肠道脱出的高危因素。影响阴道壁愈合的因素包括缝合技术、阴道断端感染、阴道断端血肿、高龄、放疗、长期使用糖皮质激素、阴道成形术史。阴道壁长期受压的因素包括长期便秘、多产、盆腔脏器脱垂、肥胖、长期放置子宫托等。增加阴道壁损伤风险包括子宫切除术后过早性生活、性侵犯、产伤(包括某些可能损伤阴道的助产方式)、外伤等。

三、临床表现

肠道脱出可能在无任何诱因的情况下突然发生,也可能发生在同房后,或者阴道冲洗后。发生前常有腹痛,有些患者会有会阴疼痛,随后会有肠管样组织脱出于阴道口外,有些患者的肠管会脱出比较长,甚至有长达 1m 的报道。如果发生肠扭转,有些患者会有恶心、冒冷汗的症状。少部分患者肠管未脱出于阴道口外,患者自觉阴道内有异物感。患者常因肠管脱出而急诊就诊。

四、辅助检查

由于肠道脱出行妇科检查基本可明确诊断,而且常需紧急手术,因此一般情况未行特殊的辅助检查。一般的术前检查,如血常规、凝血功能、肝肾功能、电解质等检查仍然是必要的。如果患者一般情况好,脱出的肠道颜色、蠕动等情况均好,必要时可行 CT 检查,以排除有无合并其他异常情况。

五、诊断和鉴别诊断

肠道脱出者,行妇科检查基本可明确诊断。妇科检查时,可见小肠脱出于阴道口外,少部分患者小肠脱出于阴道内,未达阴道口外。结合患者有子宫切除病史,或者有长期盆腔脏器脱垂病史,或者有产伤等病史,可明确诊断。

要和直肠脱垂鉴别诊断。直肠脱垂是直肠从肛门脱出。脱出的直肠前面有阴道,阴道内无脱出物。另外要和阴道后壁膨出鉴别诊断。阴道后壁膨出,特别是合并阴道后穹窿膨出者,也可表现为阴道有脱出物,但妇科检查时肠管不可见,脱出物内可能扪及肠管,肠管表面仍然有阴道壁。

六、治疗

肠道脱出一旦明确诊断,应尽早行急诊手术治疗,越早治疗,患者因肠坏死等需要行肠切除的风险越小,病死率越低。对疾病诊断和处理的延迟可能导致死亡等严重并发症,报道的病死率高达 6%~10%。

目前对于肠道脱出的治疗以手术治疗为主,手术途径可以选择经腹、经腹腔镜、经阴道途径,或者腹腔镜联合阴道途径。因为 15%~20% 的患者可能需要行肠切除术,因此,术前对脱出的肠道的良好评估非常重要,需要有经验的医生对肠道的情况进行判断,通过对肠壁的颜色,有无水肿、蠕动情况如何,有无缺血、坏死等情况,判断是否需要切除肠道。另外,要特别仔细地检查阴道内的肠道,了解有无肠绞窄、肠坏死等情况。如果需要手术,或者需要切除肠道,而当地医院没有手术的条件,应及时转诊。转诊时,应先用碘伏消毒阴道外脱出的肠道,然后用 37℃生理盐水浸湿的消毒纱布包裹肠道,外覆盖棉垫或者纱布后紧急转院。

手术的原则主要是全面探查肠道,必要时切除坏死的肠道,修补阴道,防止感染。手术途径可以选择经腹、经腹腔镜、经阴道途径,或者腹腔镜联合阴道途径。经阴道途径优点是微创,缺点是缺乏对肠道全面的探查,仅能探查脱出的部分,对阴道内的肠道,特别是阴道顶端肠道的情况,缺乏全面探查。阴道联合腹腔镜途径对全面探查有一定的优势。如果需要切除肠道,往往选择经腹途径。具体手术途径应该根据患者具体情况、医生的经验、医院的诊疗条件综合判断。术后注意预防感染,对老年患者,还要注意预防血栓等其他手术并发症。

(何 翔 朱仲毅)

第二十三节 性侵害

性侵害(sexual assault)是指一切违背被侵害当事人的意志,实施的与性有关的侵害行为,都属于性侵害,包括性骚扰、猥亵、强奸等以及非接触性行为(如暴露身体、窥淫行为)。这些行为可能是通过物理力量、威胁、欺骗或在受害者无能力给予同意的情况下进行的。

性侵害的医学相关处理是一个高度专业化的领域,许多国家都建立了专门的性侵害处理团队或诊所,由专业的医生、护士和支持人员组成,他们接受了相关的培训,旨在为受害者提供综合的护理和支持。

一、性侵害发生后医疗干预及应对

1. **职业态度** 医务工作者在接待性侵受害者时,需用最称职、最富有同情心和最被理解的方式接待,避免二次伤害,对患者的隐私严格保密,学会倾听、陪伴及鼓励。在接待过程中,与被害者耐心沟通,确保了解每个步骤,必要时需获得明确的书面同意。

2. 临床诊疗 医护工作者应第一时间充分评估性侵受害者生命征是否平稳,如生命征不平稳,应及时进行组织抢救,如开通静脉通道、多学科会诊、急诊手术等。如生命体征平稳,神志清醒,可询问受侵犯部位,重点查看及提取证据等。如怀疑有骨折、内脏损伤如脾脏破裂、肝脏破裂、肾脏损伤等,应及时完善超声、CT、MRI等影像学检查,完善血常规、凝血功能等抽血检验,必要时行急诊手术治疗。全身体格检查时应详细记录全身受伤情况,任何外伤、淤青、擦伤、咬痕等,必要时对发现的伤口进行详细的摄影记录。如患者神志清醒、生命征平稳时,进行医学评估及收集证据前都必须征得性侵受害者的同意。

妇科体格检查时注意外阴皮肤是否有破溃、出血,会阴是否有血肿、撕裂伤,如有活动性出血,严重会导致失血性休克。如外阴血肿持续增大,压迫周围组织,引起相关症状,如压迫尿道及膀胱会出现排尿困难,甚至尿潴留,严重者可导致膀胱破裂,直肠损伤等。小的血肿,若不再扩大,可以通过保守的方法治疗,如受伤24小时内冷敷(冰袋需用毛巾包裹,不能直接接触皮肤)、48小时后局部热敷可促进血肿吸收;大的血肿需要清创缝合,术后需保持会阴清洁、干燥,避免剧烈运动,以防伤口感染、裂开,影响组织愈合,必要时需留置尿管。

如有会阴部位裂伤,会阴部皮肤以及阴道口附近黏膜的轻微裂伤,一般在出血较少情况下,可自然愈合。如撕裂伤口累及会阴体筋膜及深部肌层,或伤及阴道壁黏膜伴出血较多,应及时进行缝合及止血等处理。如裂伤向会阴深部扩展,造成肛门外括约肌断裂、直肠黏膜破损等,出血多时,应即时压迫止血同时送至手术室进行缝合;如为复杂裂伤,必要时需与肛肠科、泌尿外科等多学科讨论共同完成手术,建议使用重叠或端对端缝合方法修补肛门外括约肌,采取间断缝合或褥式缝合方法修补肛门内括约肌,连续或间断缝合方法修补直肠肛管裂伤,确保缝合伤口达到良好的解剖结构,并同时考虑到伤口的美观,必要时术后使用乳果糖等软化大便,用络合碘消毒伤口,必要时使用抗生素,术后水肿者可行50%硫酸镁或95%乙醇湿敷,每天2次。术后可行物理治疗及盆底康复治疗。

阴道血管呈网络状特征性分布,血供极为丰富,在遭受暴力等外界因素时容易形成局部血肿。血肿的形成会加剧局部组织的损伤程度,不易止血。在发现损伤部位出现阴道血肿时要通常需要及时切开,清除淤血,然后对血肿腔仔细探查,寻找出血点并进行彻底缝扎止血,对于较大血管破裂或者多处损伤组织渗血明显等情况下可用无菌纱布进行填充血肿腔。阴道黏膜损伤通常采用可吸收线进行间断缝合。缝合时遵循按由阴道上段向阴道下段至阴道口、由阴道深部向浅部的顺序进行,第一针需超过创面顶端0.5cm处进行缝合,以免形成裂伤局部无效腔,造成血肿形成或增加感染机会。将组织的基底部进行缝合,同时要注意缝合时避免损伤尿道和直肠壁,若损伤处靠近尿道,应留置导尿管,阴道后壁裂伤缝合后应行直肠指检,确保没有意外穿透直肠黏膜。

宫颈裂伤处理视损伤程度大小而定,通常对于伤口比较小(<1cm)且无活动性出血时则不需进行缝合处理,可以待其自行愈合;对于损伤程度较重,如伤口比较大(>1cm)或伴有活动性出血则应进行缝合处理,缝合第一针时应超过裂口顶端0.5cm处以结扎回缩的血管及避免形成无效腔,通常采用间断缝合方法,应在裂伤处宫颈外侧端0.5cm处缝合最后一针。

可疑膀胱尿道等损伤,应积极探查,如亚甲蓝试验、膀胱镜、输尿管镜检查,或者使用逆行输尿管肾盂造影等,如发现有损伤,应积极手术治疗。如损伤时间长且合并感染,应给予抗感染治疗后再评估手术时机。

检查过程中应时刻注意性侵受害者主诉,观察心率、血红蛋白等变化情况,积极完善妇科彩超检查等,警惕阔韧带血肿、盆腔内出血等。

3. 传染病的预防　被性侵时大部分未做避孕措施,导致受害者感染性传播疾病,如沙眼衣原体、淋病、梅毒、人类免疫缺陷病毒、生殖器疱疹等,其中滴虫病、细菌性阴道炎、淋病和衣原体是遭受性侵犯的女性中最常见的感染,应及时进行传染病阻断治疗。故应对实施性侵害者第一时间进行传染病相关检查。获得性免疫缺陷综合征阻断时间为 72 小时,暴露后越早服药,阻断成功率越高,暴露后 2 小时内服药最佳,连续服用 28 天,每天规律服药比漏服阻断效果好,14 天、30 天、90 天要做人类免疫缺陷病毒抗体随访检测,并且监测血清肌酐、AST 和 ALT;梅毒阻断治疗为苄星青霉素,240 万 U 臀肌内注射,每周 1 次,共 1~2 次;淋病推荐使用头孢曲松钠 1g 肌内注射或静脉给药,单次给药;生殖道沙眼衣原体感染推荐阿奇霉素第 1 天 1g,以后 2 天每天 0.5g,共 3 天,或多西环素 0.1g,每天 2 次,共 10~14 天;生殖器疱疹可推荐阿昔洛韦 400mg,口服 3 次 /d,连用 7~10 天;泛昔洛韦 250mg,口服 3 次 /d,连用 7~10 天;伐昔洛韦 1g,口服 2 次 /d,连用 7~10 天。如为月经期遭受性侵犯,生殖系统血运丰富,抵抗力较弱,容易继发感染,如感染蔓延至上生殖道,容易导致输卵管炎、输卵管卵巢炎等,如治疗不彻底,可导致不孕、输卵管妊娠、慢性盆腔痛、炎症反复发作等。应及时使用广谱抗生素足疗程抗感染治疗。

4. 提供紧急避孕方案　对于具有生育能力的女性被性侵后,应详细询问月经史、生育史等,评估意外妊娠风险,提供紧急避孕方案,紧急避孕是一种应对性侵后可能导致怀孕的紧急应对措施。通常的避孕方案:①紧急避孕药物:紧急避孕药物可以在性侵后的 72 小时内服用,以减少怀孕的风险。紧急避孕药物通常包括单剂和两剂制剂,具体使用方法应遵循医嘱或药品说明。②宫内节育器(intrauterine device,IUD):在性侵后 72 小时内安装宫内节育器,是一种长效避孕方法。

5. 临床发现未成年人性行为均需报警处理　在临床诊疗过程中一旦发现有不满 14 周岁的未成年人发生性行为的情况,无论性行为是否双方同意,均需立即进行报警处理。

二、医疗协助司法取证

有效收集证据对于成功起诉性犯罪者至关重要。收集证据过程中应谨慎对待,保证证据材料不受到污染,同时最大限度地减少被害人的二次伤害。医护工作者在体格检查及收集证据之前,应与警察、医院保卫部、受害者进行证件、身份核实并征得被侵害人同意。必须由 2 名以上医生包括 1 名副主任医师及以上职称共同查看患者及提取证据。医护工作者在取证前应充分评估患者,包括但不限于年龄、婚姻状况、产次、月经史、避孕方式、遭到性侵前最后一次性交时间、遭到性侵前最后一次性交时间避孕套使用情况 / 或阴道冲洗情况、毒品或乙醇使用情况、既往或现在性病史、是否存在精神疾病或缺陷、妇科手术史、药物过敏、性侵时的情景,如侵犯者的阴茎是否插入阴道,侵犯者是否戴有避孕套,有无生殖器外的性行为,遭到性侵的部位,遭到性侵的具体时间,性侵后是否冲洗、排尿、漱口、淋浴、更衣等。在提取证据时应注明证据来源部位、提取流程,提取后交由警察保管。提取时应特别注意皮肤褶皱处、乳房、大腿内侧、外阴、阴道等部位,用无菌试纸提取可能存在的犯罪者的体液、血液、毛发等。如有搏斗过程,应提取受害者指甲下可能的组织标本。如受害者意识清醒,应重点关注受害者自诉被侵害部位。在确定疑似药物诱发病例并获得知情同意后,应尽快收集毒理学样本。取证过程中一份完整的病历资料是必不可少的,应该详细询问攻击的时间、侵害的细节,物证材料提取的来源、流程也应如实进行记录。

(唐　林　彭鸿灵)

第二十四节　阴道异物

阴道异物指外来物体滞留或嵌顿于阴道,可发生于任何年龄的女性,异物可能为主动放置、被动塞入或医源性遗留等,其主要表现为阴道分泌物增多伴异味,外阴阴道瘙痒伴烧灼感、疼痛和出血等。当异物尖锐锋利,或长期嵌顿、取出方法不当等情况下,可继发生殖道损伤、血肿、泌尿生殖道瘘、直肠阴道瘘、严重感染及脓肿等严重并发症。因此,尽早发现并正确处理阴道异物对减少患者的损伤非常重要。

一、阴道异物的常见情况

1. 医源性阴道异物　如妇科手术后患者,阴道内遗留用于压迫止血的纱条;阴道成形术后的患者,阴道支撑模具发生阴道内破裂或嵌顿;子宫脱垂的患者,阴道内长期放置的子宫托忘记取出或发生嵌顿;阴道炎的患者,未取出阴道上药栓剂无法吸收的部分(如双唑泰膨胀栓的内芯棉条)。

2. 避孕工具、经期用品　如同房后的避孕套、阴道隔膜、宫颈帽,经期的月经杯或卫生棉条等物体遗留于阴道内,忘记取出。

3. 主动塞入阴道异物

(1)为追求性刺激,自行或由性伴侣将各种物体塞入阴道,可能因各种原因发生嵌顿而难以自行取出。多见于生育期女性,也可能发生于老年女性。此类情况下常见异物为情趣用品(如阴茎模具等)。

(2)精神异常、智力障碍或醉酒的女性也可在神志不清时发生自行将异物塞入阴道的行为。此类情况下异物种类较多,也可能很奇异,如酒瓶、玻璃杯、电灯泡等玻璃制品,甚至可能为尖锐物品。

(3)女性儿童或婴幼儿可能因为好奇心或不良心理因素(如渴望引起家长注意等原因)做出将异物塞入阴道的行为。有报道部分儿童可能因患有婴幼儿外阴阴道炎,难忍瘙痒,则尝试通过往阴道内塞入异物的方法以缓解症状。此类情况下常见异物为玻璃珠、硬币、石子、花生、豆类、笔帽等。

4. 被动塞入阴道异物　多发生于性侵犯和外伤等意外情况。

二、阴道异物的诊断及临床处理思路

1. 病史采集　要及时明确阴道异物的诊断,病史采集非常重要,部分患者直接以"阴道塞入异物无法自行取出"就诊。然而,部分无意识导致阴道异物遗留,或非成年女性,或精神异常、神志不清的患者,则可能无法很直接或很准确地表述出阴道异物放置的病史,而是以其他主诉而就诊,临床医生需要通过详细的病史及体格检查判断是否有阴道异物的可能。

部分阴道异物的患者在短期内可能并无明显不适,但是当异物体积大,具有损伤性、刺激性,或滞留时间长,引起并发症时,则可能表现出以下症状:

(1)疼痛和出血:体积大、尖锐或有刺激性的异物可发生阴道壁损伤而出现疼痛和出血。当阴道内异物长期滞留时,也可因炎性反应、感染等引起慢性盆腔疼痛或腰骶部酸痛。

(2)阴道分泌物增多伴异味或阴道流液:阴道异物可引起阴道炎,表现为外阴阴道瘙痒、阴道分泌物增多,伴臭味;可能为黏稠、淡黄色、脓性、血性分泌物;可能合并外阴炎,表现为外阴烧灼感,可有红肿、皮疹。当阴道异物导致脏器组织穿透性损伤,或长期嵌顿导致组织受压坏死时,则可引起尿瘘、粪瘘等并发症,临床上表现为尿液、粪便经阴道排出或阴道内阵发性排气现象。

(3)阴道内异物感伴性交痛:有一些小的阴道异物滞留,患者可能日常无明显症状,但同房时可能有异物感或性交痛。

(4)尿路刺激征:当阴道异物压迫尿道、膀胱或刺激产生结石时,可出现尿痛、尿急、血尿、腰痛等尿路刺激征。

(5)年龄非常小的婴幼儿可能无法准确表述自己的不适,有时仅表现为反复的哭闹,此类情况下若发现有可疑的外阴阴道体征,则需警惕阴道异物的可能。

2. 体格检查　阴道异物虽然主要为局部症状和体征,但除了妇科检查外,全身检查和腹部检查仍然非常重要。如尖锐的异物可能穿破阴道损伤血管、膀胱及直肠等导致腹腔内出血、尿瘘、粪瘘及感染,甚至出现失血性休克、感染性休克等。

阴道异物时,妇科检查可能见外阴、阴道口、尿道口等皮肤黏膜充血,部分呈湿疹样改变。有性生活的成年女性经阴道窥器检查多可发现异物。同时可见阴道壁充血,甚至破溃;形成膀胱阴道瘘或直肠阴道瘘者,阴道壁上可能见到瘘孔或尿液、粪便流出。长期慢性炎症可能使阴道黏膜瘢痕增生,从而形成阴道狭窄、粘连,甚至闭锁。建议门诊行肛门检查直肠壁及后穹窿是否有受损可能。

对于无性生活的女童,当异物体积较大或质地较硬,可通过肛门检查扪及阴道内异物,若查体无法发现阴道异物,则只能通过辅助检查予以排查。

查体时切记需要轻柔操作,避免因体格检查和辅助检查导致患者受到二次或更严重的损伤。尤其是当可疑异物为尖锐、锋利的物体时,应谨慎进行侵入性操作和检查,必要时在麻醉和充分准备下进行后续处理。

3. 辅助检查

(1)影像学检查:包括超声、X 线检查、CT、MRI 等。例如,对于无性生活且无法行窥器检查的患者,当异物体积较小、较软而无法经直肠扪及时,可选择行超声检查(如经直肠超声)辅助诊断;对于金属类或透光性差的物体,可行腹部 X 线检查帮助诊断,且可通过影像图片看到物体大体形状以明确物体类型;当阴道异物嵌顿,不排除阴道壁及周围组织受损时,可行 CT、MRI 等检查明确组织脏器受损情况和程度,了解盆腹腔内情况。或怀疑有尿瘘、粪瘘等,应行泌尿系统及消化系统造影以明确诊断。

(2)阴道分泌物检查:阴道异物常伴有阴道炎或感染表现,建议同时进行阴道分泌物的显微镜、微生物培养等检查,帮助指导后续治疗。

(3)实验室检查:当阴道异物并发严重感染或损伤时,应行实验室相关检查,包括血常规、感染指标、血培养等,怀疑泌尿系统损伤时,还应查肾功能等。

(4)内镜检查:阴道内镜检查对于阴道异物既是一种明确诊断的方法,也是取出阴道异物的治疗方案之一。对于没有专门阴道纤维内镜的医院,可选择宫腔镜、鼻内镜(小儿)等替代。怀疑并发膀胱或直肠损伤的情况下,还可进行膀胱镜、直肠镜以明确受损情况,以指导具体治疗方案。

4. 临床处理

(1)取出异物:取出异物的方法需根据患者的年龄,病史,异物的类型、大小、位置,以及是否有损伤和感染等具体选择。

1)经阴道取出:有性生活的成年女性可在阴道窥器下直视钳夹取出异物;无性生活的女性或年长儿童可在充分的医患沟通和知情同意后尝试用手指伸入阴道勾出异物,或采用小号窥器直视下钳夹取出异物,必要时需在麻醉后操作。但必须强调的是对于尖锐、易破碎、具有损伤性的物体,需排除周围脏器组织的损伤,并避免在取出过程中造成医源性损伤。取出后应检查宫颈、阴道穹窿、阴道壁等是否完整。

2)阴道灌洗:常用于小儿患者,有报道认为通过阴道灌洗不仅能助于治疗阴道炎性环境,还可能将小异物冲出阴道,达到诊断和治疗的双重目的。

3)经阴道镜取出:具体方法包括使用阴道纤维镜、宫腔镜、鼻内镜等,一般适用于小儿、无性生活女性、取出困难和风险高的阴道异物患者,通常需配合全身麻醉。怀疑脏器和组织损伤时,还可联合腹腔镜、膀胱镜、肠镜等一起进行,若明确有损伤,术中行相应的修补术。

4)经肛门检查推出异物:对于小儿患者,在明确异物类型的情况下,针对适合的无损伤性异物,如玻璃球、笔帽等,可在肛门检查后尝试通过手指将异物推挤出来。

(2)支持治疗

1)治疗阴道炎症:可通过冲洗、坐浴、上药等缓解因异物引起的阴道炎症、轻度损伤及感染;推荐根据阴道分泌物检查和培养结果具体选择用药。

2)全身治疗:如对于阴道异物伴有盆腔炎或严重感染及损伤的患者,应全身性应用抗生素,并积极对症支持治疗,避免感染加重、病情恶化。

(王　乔　朱仲毅)

第三章
生殖内分泌、辅助生殖及计划生育

女性生殖内分泌贯穿于女性的整个生命周期，对于女性生殖健康、妊娠，以及整体健康维持非常重要，更影响着人类的生殖健康与生命质量。由于年龄、遗传、疾病、生活方式等造成的下丘脑 - 垂体 - 卵巢轴的失衡或者发育的异常将引起生殖内分泌相关疾病，通常疾病的发生为渐进性的过程且需要长期的治疗和管理，部分表现为急症，需要紧急的识别和处理，后续依然需要长期的监测、治疗与随访。生殖内分泌急症的处理不仅考验着临床医生的专业素养，更直接关系到患者的生育能力、内分泌平衡乃至生命安全。然而，生殖内分泌急症的复杂性与紧迫性，常因其症状隐匿、病因交织或诊断时效性不足而被忽视。①引起异常子宫出血的器质性疾病妇科已阐述，本章将重点阐述引起异常子宫出血的非器质性疾病，女性性激素持续失衡的同时也可能促进妇科疾病的发生发展，妇科急症尤其是异常子宫出血常伴有生殖内分泌的问题，在治疗妇科疾病的过程中也需要重视生殖内分泌疾病的筛查，以降低异常子宫出血的复发风险。如果子宫有功能性内膜，由各种原因引起的月经血流出受阻，将造成腹痛，继发性闭经往往有明确的病史，本章主要阐述梗阻性子宫阴道发育异常引起的原发性闭经。②不孕症患者在辅助助孕过程中，在促排卵、取卵以及移植后均可能存在相关的例如卵巢扭转、卵巢过度刺激综合征等急症，和正常妊娠女性相比有需要注意的特殊之处；若患者已经受孕，其处理将更为复杂，必要时需要多科讨论进行医疗决策。③在临床常见的计划生育工作中，对于异常症状的早期的识别和处理可以明显改善患者的治疗效果和预后，本章也阐述早期及中期妊娠终止的过程中存在的急症。通过梳理临床常见症状，能帮助医生规避常见误区，提升救治效率。关于急症的救治，是医学技术与人文关怀的双重实践。在疾病诊疗的同时，更需要体现对患者生育力保护、心理支持及长期生活质量的深切关注。

第一节　异常子宫出血

异常子宫出血（abnormal uterine bleeding，AUB）是对各种来源于宫腔、非正常月经的出血现象的一种统称，根据最新版《异常子宫出血诊断与治疗指南（2022 更新版）》中的定义，各种出血频率、出血规律性、出血时长或出血量任意一项与正常月经不同的宫腔出血（排除妊娠相关因素），均可诊断为异常子宫出血，包括但不限于经间期出血、经期延长 / 缩短、月经稀发 / 过频、经量过多 / 过少等，是一种常见的妇产科急症。而非器质性疾病造成 AUB 的原因包括非子宫因素（如凝血功能障碍、排卵功能障碍和医源性因素）和子宫因素（如子宫内膜炎症和血管异常）。尽可能详细的病史采集、体格检查和辅助检查对明确诊断和个体化止血治疗及长期管理至关重要。由于妇科章节已阐述器质性疾病造成的异常子宫出血，本部分主要阐述非器质性疾病引起的异常子宫出血与不伴非典型增生的子宫内膜增生。

子宫内膜增生不伴非典型性最主要的症状也是异常子宫出血，故将在本章节中一并讲述。正常月经周期中，雌激素促使子宫内膜增殖，排卵后雌孕激素联合作用，共同促使子宫内膜同时发生增殖和分泌改变，非妊娠状态下，排卵后形成的黄体逐渐萎缩，雌孕激素水平逐渐降低，子宫内膜也最终坏死、脱落形成月经。在各种因素刺激下，子宫内膜增生程度超出正常增生范畴，导致子宫内膜增生。依据病理学表现将子宫内膜增生分为子宫内膜不典型增生（atypical endometrial hyperplasia，AH）、不伴非典型增生的子宫内膜增生（endometrial hyperplasia，EH），本章节主要讨论不伴非典型增生的子宫内膜增生。

一、病因

1. 常见的引起异常子宫出血的非器质性疾病

（1）全身凝血相关疾病所致异常子宫出血（abnormal uterine bleeding-coagulopathy，AUB-C）

1）原发的血液系统疾病：临床常见再生障碍性贫血以及各类型白血病、各种凝血因子异常、血小板减少症等。

2）各种疾病原因所致的全身性凝血机制异常：肝肾功能障碍、严重感染、脾功能亢进等引起的凝血功能障碍。

（2）排卵障碍相关异常子宫出血（abnormal uterine bleeding-ovulatory dysfunction，AUB-O）

1）下丘脑-垂体-性腺轴（hypothalamic-pituitary-ovarian axis，HPO 轴）功能异常：如多囊卵巢综合征、高催乳素血症、垂体功能减退、卵巢功能减退等。

2）其他系统导致排卵障碍：甲状腺功能减退或者亢进、肾上腺功能异常。

（3）子宫内膜局部异常所致异常子宫出血（abnormal uterine bleeding-endometrial disorder，AUB-E）：如子宫内膜血管生成异常、子宫内膜炎。

（4）医源性异常子宫出血（abnormal uterine bleeding-iatrogenic，AUB-I）

1）用药相关：应用性激素、GnRH-a 或使用抗凝药。

2）医疗操作相关：放置宫内节育器、皮下埋置避孕剂。

（5）未分类异常子宫出血（abnormal uterine bleeding-not otherwise classified，AUB-N）：少见，如动静脉畸形，剖宫产后子宫切口憩室。

2. 不伴非典型增生的子宫内膜增生的病因

孕激素使子宫内膜由增殖期向分泌期转化，因此减少孕激素作用或增加雌激素作用的因素均可能导致子宫内膜的增生，具体可以从以下几个方面进行分类：

（1）生殖系统疾病：多囊卵巢综合征、排卵功能障碍、未育或不孕、初潮早或绝经晚、绝经过渡期等。

（2）代谢疾病：高血压、糖尿病、肥胖、代谢综合征等。

（3）医源性因素：长期应用无孕激素拮抗的雌激素、乳腺癌术后口服他莫昔芬。

(4)分泌激素的肿瘤：卵巢性索间质肿瘤等。

(5)遗传因素：林奇综合征、多发性错构瘤综合征等。

二、诊断

要找到引起异常子宫出血的非器质性疾病以及不伴非典型增生的子宫内膜增生的原因，首先需要排除器质性疾病引起的异常子宫出血，所以在进行病史采集、体格检查和辅助检查的诊断过程中，需要关注的项目与所有类型的异常子宫出血相同。

1. **病史采集** 注意患者年龄，重点询问出血过程，强调记录末次月经和既往月经情况（图 3-1），确定出血模式（表 3-1、图 3-2），包括月经周期、经期、经量，可以初步判断是否存在排卵障碍；询问有无性生活与避孕情况，询问有无恶心、呕吐等症状，排除妊娠或产褥相关的出血；询问出血的可能诱因，如体重变化、情绪、压力、劳累、日常生活变化，可以帮助诊断排卵障碍；询问既往检查结果，如超声、MRI 或病理检查，考虑器质性疾病引起的异常子宫出血的可能性（如息肉、子宫肌瘤、子宫腺肌病、子宫内膜非典型增生甚至癌变）；询问近期用药与治疗史，帮助诊断医源性的异常子宫出血；询问既往史，排除是否服用相关药物引起的异常子宫出血，了解有无凝血障碍相关疾病，了解生育史（如剖宫产）等。

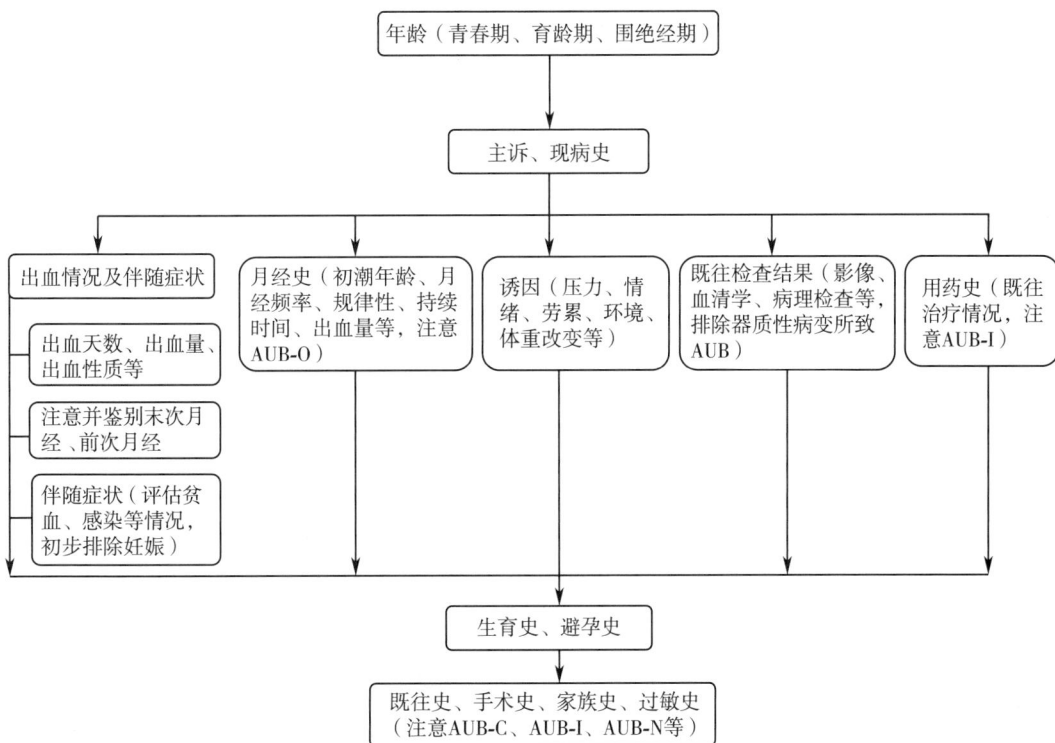

图 3-1 异常子宫出血病史采集流程

表 3-1　正常月经与异常子宫出血的术语和范围

月经的临床评估指标	术语	范围
周期频率	闭经	≥6个月月经不来潮
	正常	(28±7)天
	月经频发	<21天
	月经稀发	>35天
周期规律性(指近1年的周期之间的变化范围)	规律月经	<7天
	不规律月经	≥7天
经期长度	正常	≤7天
	经期延长	>7天
经期出血量	月经过多	自觉经量多,影响生活质量
	月经过少	自觉经量较以往减少,呈点滴状
经间期出血(指有规律的、在可预期的月经之间发生的出血)	卵泡期出血	
	围排卵期出血	
	黄体期出血	

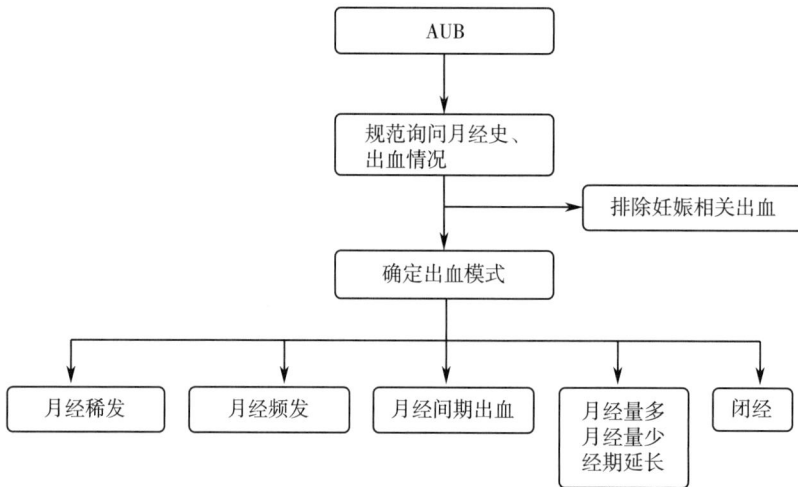

图 3-2　确定异常子宫出血的出血模式

2. 体格检查　分为全身检查和妇科检查。

(1)全身检查:观察患者的面容、神志和精神状态,可以初步判断其失血程度;针对急性失血者还要测量患者的生命体征包括心率、呼吸、血压,以排除快速大量出血导致失血性休克;了解身高、体重,帮助分析排卵障碍可能的原因;观察皮肤,是否存在贫血、黑棘皮症、痤疮、瘀斑、瘀点(帮助诊断排卵障碍和凝血功能障碍引起的异常子宫出血);观察体毛的分布,判断是否多毛(帮助诊断排卵障碍);检查甲状腺是否肿大(帮助诊断甲状腺疾病引起的异常子宫出血);检查乳房发育,是否溢乳(帮助诊断高催乳素血症)。

(2)妇科检查:主要明确子宫出血量和出血速度,并排除其他部位引起的出血,如尿道口、阴道口、肛门、阴道、宫颈,同时可以帮助了解是否存在其他病灶(排除其他原因引起的出血)、压痛及反跳痛(排除炎症引起的出血)(图 3-3)。

3. 辅助检查　一般通过病史采集和体格检查可初步判断异常子宫出血,但明确病因、根据病因进行针对性治疗则需要进一步的辅助检查。通过妇科超声排除子宫、内膜、附件的器质性病变,了解是否安置宫内节育器及其位置是否正常,可明确是否有子宫切口憩室、子宫动静脉畸形,检测卵巢大小、卵泡发育情况,了解子宫内膜厚度,内膜回声是否均匀。血常规检测结果可反映患者的贫血情况、血小板水平、是否存在感染的可能。根据检测时间不同,月经期的性激素检测可以了解基础雌激素水平、黄体生成素和卵泡刺激素比值、黄体期的孕酮水平可协助判断是否排卵;睾酮、催乳素和甲状腺功能检测协助诊断是否存在相关的疾病,必要时行甲状腺、肾上腺、垂体的影像学检查以筛查和排除相关的内分泌问题。必要时筛查相关凝血因子是否缺乏;当高度怀疑血液系统疾病时,需进一步行血液内科相关的专项检查。肝肾功能检查排除相关疾病,同时有助于用药安全性监测。必要时行子宫内膜活检。

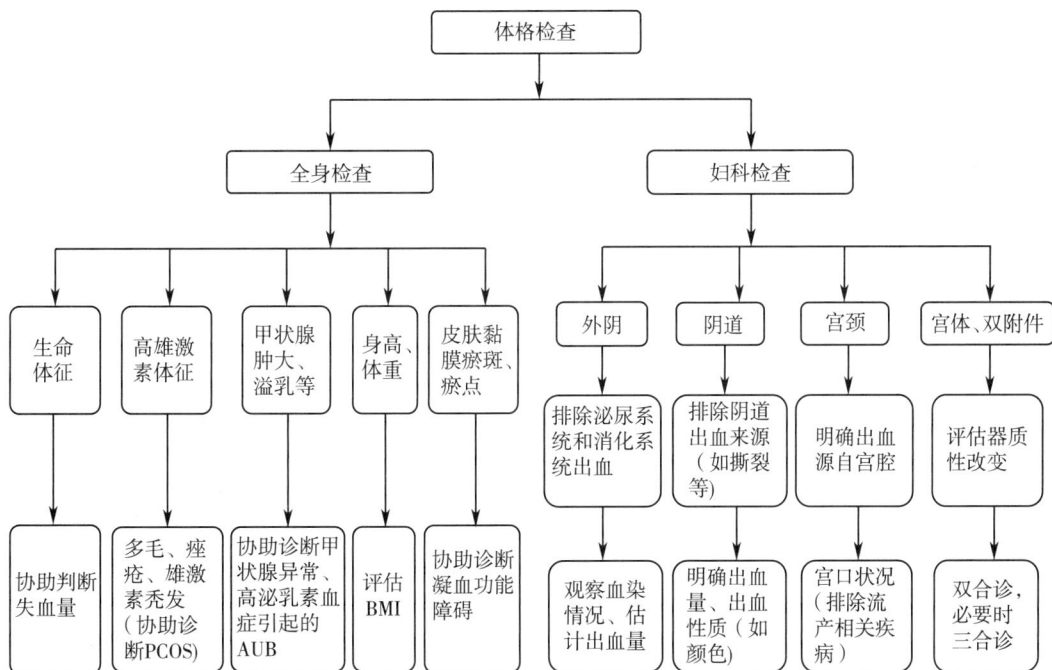

图 3-3　异常子宫出血体格检查流程图

三、临床诊断思维路径

1. 全身凝血相关疾病所致异常子宫出血(AUB-C)

(1)病史:患者可能处于青春期、育龄期或绝经过渡期,月经过多是典型表现,也可有经间期出血、经期延长,有些患者可能初潮开始经量就过多,一般月经周期规律,可能合并鼻出血、牙龈出血,有出血倾向家族史,也可能同时合并肝肾疾病。

(2)体格检查特点:多伴贫血貌,部分患者可见皮肤瘀斑、瘀点或牙龈出血。

（3）辅助检查：血常规、凝血功能或者肝肾功能检查基本可以明确诊断，必要时需要进行凝血因子检测。

2. 排卵障碍相关异常子宫出血（AUB-O）

（1）病史：多数患者有月经不规律或经量异常表现，有时伴有大出血和重度贫血。既往月经规律而近期出现月经异常患者注意询问近期体重、情绪、作息等的改变以及近期用药史。

（2）全身体格检查：注意了解体重指数是否存在超重或者肥胖，是否存在腹围异常；是否存在多毛、面背部痤疮；乳房是否有溢乳情况；是否存在甲状腺肿大。

（3）辅助检查：激素水平检测在排卵障碍引起的异常子宫出血诊断中起到重要作用。包括性激素检查和甲状腺功能检查。但是需要注意，性激素水平检测时间不同意义不同，当急性出血时，不必立即检查，可考虑止血后根据病史、体征、超声等综合分析确定检测时间。妇科超声对卵巢大小、卵泡数量及大小的观察在 AUB-O 的诊断中也起着不可替代的重要作用，如多囊卵巢综合征患者的典型超声表现：单侧或双侧卵巢增大（体积>10ml）或卵巢内小卵泡（直径 2~9mm）数量 ≥ 12 个。

3. 子宫内膜局部异常所致异常子宫出血（AUB-E） 目前子宫内膜局部异常引起的 AUB 无特异的诊断方法，主要是通过确定为有排卵的月经，并排除其他明确异常后可确诊。

（1）病史：主要表现为月经过多，也可表现为经间期出血或经期延长，既往可能放置宫内节育器或宫腔手术史。

（2）妇科检查：主要通过检查排除相关器质性病变，触及宫体可能有压痛。

4. 医源性异常子宫出血（AUB-I）

（1）病史：在使用性激素类药物（多途径：如口服、宫腔或者皮下）或漏服药物情况下，一般以突破性出血为主。在放置宫内节育器后可能出现经期延长；一些特殊药物的使用，如一些 NSAID 制剂、利福平、抗惊厥药、抗生素、影响多巴胺代谢的药物、吩噻嗪、三环类抗抑郁药也可能导致异常子宫出血，出血模式可多样；使用抗凝治疗的药物也可能会导致月经过多。通过询问用药史、分析用药或治疗操作与 AUB 的时间关系后一般可初步确诊。

（2）体格检查：主要明确存在一些操作，如皮下和宫腔避孕装置，并排除其他原因引起的出血。

5. 未分类异常子宫出血（AUB-N）

（1）病史：此类是比较罕见的因素。突然出现的大量子宫出血，同时一般存在近期子宫手术史，如人工流产、清宫、剖宫产，可疑动静脉畸形；子宫在剖宫产术后的切口处发生瘢痕缺损，又称剖宫产术后子宫切口憩室，继发于剖宫产术后，常表现为剖宫产月经恢复后即出现正常月经后的淋漓不尽，持续时间短则 1~2 天，长至 10 多天，甚至可能至下次月经开始，月经周期及经量一般不受影响。

（2）体格检查：一般无特殊异常。

（3）辅助检查：盆腔超声（特别是经阴道超声）可确诊动静脉瘘和子宫瘢痕憩室，必要时行 CT 或 MRI 辅助诊断。

6. 不伴非典型增生的子宫内膜增生

(1)病史:患者年龄常处于绝经过渡期或绝经后,青春期患者极其少见;患者临床表现常有月经不规律,经量、经期长度、周期频率异常也时有发生,有时会出现大出血和重度贫血。绝经后患者则多表现为出血或阴道异常排液、宫腔积液等。

(2)全身查体:注意了解体重指数是否存在超重或者肥胖,是否存在腹围异常;是否存在多毛、面背部痤疮。

(3)辅助检查:影像学检查首选子宫超声检查,有性生活的女性首选经阴道子宫超声检查,无性生活史的患者则推荐使用经直肠子宫超声检查,超声下可见这类患者的子宫内膜整体增厚且回声不均匀。但病理学检查结果才是确诊依据,因此,超声可疑子宫内膜增生患者建议进一步行诊断性刮宫或宫腔镜下子宫内膜活检。

异常子宫出血的诊断流程详见图 3-4。

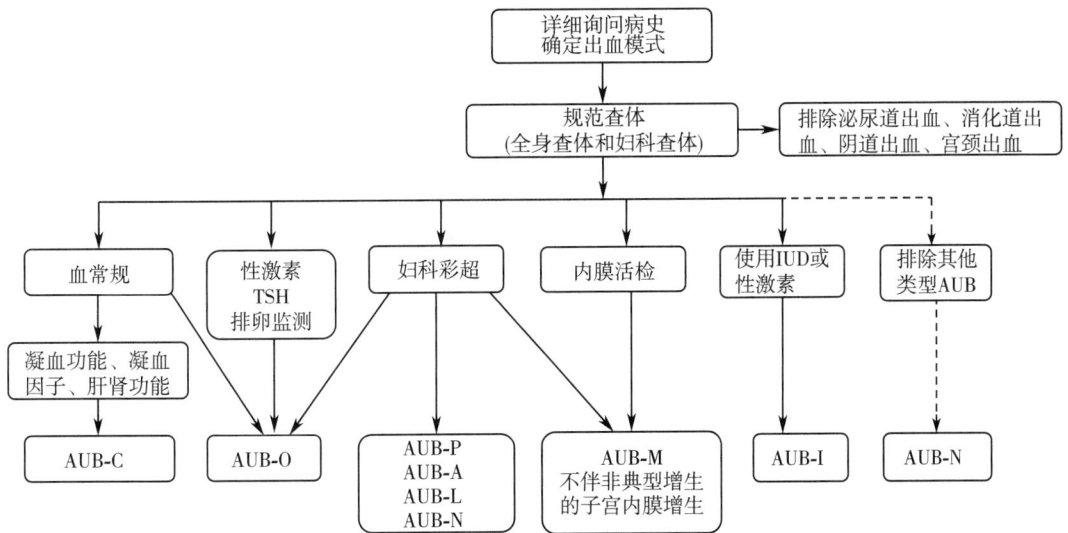

图 3-4 异常子宫出血的诊断流程

注:TSH.促甲状腺激素;IUD.宫内节育器;AUB.异常子宫出血;AUB-C.全身凝血相关疾病所致异常子宫出血;AUB-O.排卵障碍相关异常子宫出血;AUB-P.子宫内膜息肉所致异常子宫出血;AUB-A.子宫腺肌病所致异常子宫出血;AUB-L.子宫平滑肌瘤所致异常子宫出血;AUB-N.未分类异常子宫出血;AUB-M.子宫内膜恶变和不典型增生所致异常子宫出血;AUB-I.医源性异常子宫出血。

四、临床治疗原则

1. 全身凝血相关疾病所致异常子宫出血(AUB-C) 主要治疗原发疾病,妇科协助控制月经量。急性出血期间大剂量、高效的合成孕激素药物是首选治疗方案,此外氨甲环酸、复方口服避孕药也有帮助,但由于血液病患者本身可能属于静脉血栓栓塞高风险人群,使用时需排除禁忌证。在病情不平稳、不适合药物治疗或者药物治疗不佳时,有性生活史的情况下可考虑刮宫术止血或者宫腔球囊压迫止血。

若原发疾病治疗周期长，短期内凝血功能无法好转，可根据具体情况选择 GnRH-a、复方口服避孕药或者孕激素后半周期治疗。

若原发疾病无治愈可能，或药物治疗失败且患者无生育要求的情况下，可考虑在原发疾病病情得到控制、全身状态得到改善后行子宫内膜切除术或子宫切除术。

2. 排卵障碍相关异常子宫出血（AUB-O） 首先判断患者是否处于急性出血期，若处于急性出血期，患者仅合并轻度贫血（Hb ≥ 90g/L）时，可考虑使用孕激素脱落法或者复方口服避孕药止血。若血红蛋白<90g/L 时，可使用复方口服避孕药、高效孕激素修复内膜止血，必要时给予输血治疗；补铁治疗、止血治疗、缩宫素等也同时用于辅助治疗。对于有手术指征或药物治疗禁忌证的患者，诊断性宫腔镜或诊断性刮宫手术既可以止血，又可行子宫内膜组织病理检查排除相关疾病。

通过前述方法平稳渡过急性出血期后，患者的长期药物管理同样重要。长期管理方案可分为促排卵、单用孕激素（包括后半周期或长周期口服孕激素、宫内放置 LNG-IUS 等）、复方口服短效避孕药使用，根据患者实际情况选用不同的药物治疗方案。若患者不能耐受药物治疗，或药物治疗失败，或考虑子宫存在器质性疾病时，应更换治疗方案为手术治疗。

3. 子宫内膜局部异常所致异常子宫出血（AUB-E） 针对月经量多，可考虑使用 LNG-IUS、氨甲环酸或 NSAID、复方口服避孕药、高效合成孕激素或孕激素长周期方案等治疗。若考虑子宫内膜炎引起的异常可考虑抗生素治疗。

4. 医源性异常子宫出血（AUB-I） 针对服用复方口服短效避孕药的患者，首先确定是否规律、按时服药，避免漏服药物引起出血；若无漏服仍有出血则可选择期待治疗，也可通过增加雌激素用量的方法改善出血。因放置宫内节育器所致的异常子宫出血，可使用氨甲环酸等止血药。应用激素类装置引起的出血可考虑期待治疗或者氨甲环酸止血治疗，但需强调安置装置前充分沟通。

5. 未分类异常子宫出血（AUB-N） 有生育需求的子宫动静脉畸形患者，若出血量不多时，可采用复方口服避孕药或期待治疗；若严重出血时，可考虑子宫动脉栓塞术，无生育需求时可采用子宫切除术。无生育需求的子宫切口憩室患者可使用复方口服避孕药或期待治疗，甚至手术治疗，如宫腔镜手术、宫腹腔镜联合手术等，对于有生育需求的患者，手术治疗有妊娠期子宫破裂的风险。

6. 不伴非典型增生的子宫内膜增生 子宫内膜增生是育龄期女性中常见的一类疾病，该疾病因为会反复发生并可能造成严重的贫血或者发展为肿瘤，因此在止血的同时，需要重视病因治疗和长期规范管理。治疗首先应确定其高危因素，并对可逆性风险进行干预，如肥胖或超重患者减重、积极治疗内科合并症（如糖尿病患者控制好血糖、高血压患者控制好血压）、停止使用雌激素药物或具有雌激素效应的药物、保健品等。

若患者发病诱因明确且无症状、依从性好、可定期随访且充分知情理解病变持续甚至进展风险，在成功祛除诱因后，可选择期待治疗，但期待治疗期间需严密随访。

如果选择药物治疗，首选孕激素，与期待治疗相比，有更高的缓解率，能够降低病变进展为恶性肿瘤的风险及切除子宫的风险,药物治疗包括局部或口服药物方案,局部用药即宫内放置 LGN-IUS,口服用药则可选择天然孕激素(黄体酮)、天然孕激素衍生物(地屈孕酮)、人工合成高效孕激素(醋酸甲羟孕酮、醋酸甲地孕酮)等。药物治疗期间仍需要对患者定期进行随访并评估药物疗效。若存在以下情况则应更改治疗方案为子宫全切术:①随访中患者病情进展,发生子宫内膜非典型增生甚至子宫内膜癌;②药物治疗 12 个月后仍未获得完全缓解;③药物规范治疗后复发、不愿再接受药物治疗;④药物治疗后 AUB 症状持续;⑤拒绝随访或药物治疗,或不耐受药物治疗。

(王秋毅　谭　婧)

第二节　闭经相关急症:生殖道梗阻引起的腹痛

无论原发性闭经还是继发性闭经,如果子宫有功能性内膜,但子宫或以下某个水平的生殖道如果没有完全贯通,月经血流出受阻,将造成腹痛,持续时间长会继发感染、造成子宫内膜异位症等疾病。继发性闭经引起的急症由于宫腔操作或者继发感染引起生殖道梗阻,往往有明确的诱因,检查和治疗方法临床可操作性强。而原发性闭经造成的腹痛相对病史追溯困难、症状可能不典型且易与儿科疾病混淆,同时可能合并其他器官的发育异常,检查与治疗方面均需要依赖有经验的影像科医生及临床医生,必要时需要多学科联合会诊。

本节主要阐述梗阻性子宫阴道发育异常引起的原发性闭经,其临床症状主要表现为青春期后闭经、痛经、盆腔痛、反复的阴道排液、不孕或难产。此类患者在青春期发病时可为急症,出现症状需要及时、全面的诊断和适当处理,否则容易引起不良的结局。梗阻性子宫阴道发育异常患者需进行完整和充分的病史采集、体格检查和影像学检查,必要时多学科联合治疗,并进行充分的术前评估,制订个体化的手术策略,进行恰当的手术治疗,并给予术后长期管理。

一、常见引起腹痛的生殖道梗阻相关疾病

生殖道梗阻根据梗阻部位不同,分为子宫发育异常和阴道发育异常(表 3-2)。

表 3-2　生殖道梗阻的部位及分类

梗阻部位	分类	分型
子宫发育异常	幼稚子宫,子宫有内膜,子宫颈及阴道未发育	一

梗阻部位	分类	分型
子宫发育异常	残角子宫	Ⅰ型：残角侧子宫腔有子宫内膜，与单角子宫腔有瘘管相通；Ⅱ型：残角侧子宫腔有子宫内膜，与单角子宫腔不相通
	Robert 子宫	子宫分隔偏于宫腔一侧，将该侧宫腔完全封闭，使之成为与阴道或对侧宫腔不相通的盲腔，但该盲腔与一侧输卵管相通
宫颈发育异常	子宫颈未发育、子宫颈完全闭锁、子宫颈外口闭塞或狭窄、条索状子宫颈、子宫颈残迹	—
阴道发育异常	阴道下段闭锁（Ⅰ型阴道闭锁）；阴道完全闭锁（Ⅱ型阴道闭锁）	—
	阴道斜隔综合征	双子宫、双子宫颈、双阴道，一侧阴道闭锁，伴闭锁侧肾缺如（或发育异常）
梗阻性处女膜发育异常	处女膜闭锁、处女膜纵隔、筛孔样处女膜等	—
小阴唇融合	分为完全性和部分性	—

二、生殖道梗阻引起腹痛相关疾病的诊断

1. **病史采集**　腹痛是生殖道梗阻最常见的症状，多为周期性，也可为间断无规律或持续性的慢性盆腔疼痛。青春期月经未来潮且伴周期性腹痛的女性，需要特别注意排查生殖道发育异常。生殖道部分梗阻的患者可有月经，但常伴随月经淋漓不尽、不规则阴道流血、痛经逐渐加重等症状。如果生殖道梗阻伴有瘘孔且继发上行性感染时，则可能存在阴道脓性分泌物或异常排液。完善妇科检查的同时需要注意了解患者有无其他泌尿道肠道相关的症状如尿频、排尿困难、血尿、尿潴留、里急后重等，必要时进一步行专科检查及联合会诊。

2. **体格检查**

（1）了解第二性征情况，如是否有喉结、乳房及阴毛腋毛发育情况。注意是否合并脊柱、盆腔生殖器官及其他器官发育异常。腹部查体可能发现腹部压痛或腹部包块。

（2）专科查体：充分医患沟通后行全面细致的体格检查，生殖器的专科查体对鉴别处女膜闭锁与泌尿生殖窦、阴道横隔以及阴道远端闭锁等非常重要。也可用探针辅助探查处女膜内的阴道深度。有性生活者需要充分进行阴道检查以及双合诊、三合诊检查了解疼痛位置和积血积液的部位。生殖道部分梗阻患者可选择在经期检查或者治疗以便识别病变部位。

3. **辅助检查**

（1）影像学检查：妇科超声是最常用的筛查方法，若发现异常建议同时行泌尿系统超声

排除泌尿道畸形，复杂生殖道畸形且拟手术患者建议行 MRI 检查，更有利于准确定位病变部位及鉴别子宫残角、子宫内膜、子宫颈、近端阴道是否存在，以及积血的位置，为手术决策和术前讨论提供充分的依据。

（2）其他检查：绝大多数梗阻性子宫阴道发育异常的患者为正常女性染色体核型（46，XX）。大多数患者的卵巢发育及功能均正常，有排卵，故女性激素多表现为正常水平。

三、生殖道梗阻引起腹痛的临床思维

体格检查中生殖器的检查对鉴别处女膜闭锁与阴唇融合、泌尿生殖窦、阴道横隔，以及阴道远端闭锁等至关重要。也可用探针辅助探查处女膜内的阴道深度。有性生活者充分行阴道检查，双合诊、三合诊检查了解疼痛以及积血积液部位。

四、生殖道梗阻引起腹痛相关疾病的治疗原则

生殖道畸形的诊断和治疗建议积极转诊到有诊治经验的医疗机构进行，治疗方案的选择最重要的需要预防感染，解除梗阻，恢复功能，以及避免再狭窄。同时需要与患者和家属充分沟通交流，提高术后依从性和随访率，尤其需要佩戴模具的患者，在围手术期及术后均要重视心理健康，术后需要加强自我护理，强调严密随访和长期管理。

（傅　璟）

第三节　促排卵相关急症

辅助助孕的过程和正常妊娠情况有所不同，且会有其特殊的一些症状和体征，本节针对辅助助孕促排卵过程中的常见问题加以阐述。

一、腹胀、腹痛

1. 卵巢过度刺激综合征（ovarian hyperstimulation syndrome，OHSS）为最常见的原因。

（1）症状与体征：卵巢过度刺激时常出现胃肠道症状如腹胀等，随着病情逐渐进展，常出现恶心、呕吐、腹泻，并伴有腹水、腹痛、纳差等，严重时合并胸腔积液，导致呼吸困难，不能平卧，氧饱和度下降，甚至出现少尿、无尿等。

（2）分类：Golan 5 级分类法将 OHSS 分为 3 度、5 级（表 3-3）。其分类的主要依据包括临床症状、体征以及超声检查。

表 3-3　Golan 分度及分类

分度	Golan 5 级分类
轻度	1 级：腹胀和 / 或腹部不适，卵巢直径 ≤ 5cm 2 级：在 1 级的基础上伴有恶心、呕吐和 / 或腹泻，卵巢直径达 5~12cm
中度	3 级：轻度 OHSS 合并腹水（超声表现）
重度	4 级：中度 OHSS 合并腹水的临床表现和 / 或胸腔积液、呼吸困难；卵巢直径 ≥ 12cm 5 级：血容量改变，血液浓缩、血黏度增加，凝血功能异常，肾脏血流灌注减少

临床上在控制性卵巢刺激（controlled ovarian stimulation，COS）的过程中，大多数患者均有不同程度的 OHSS 发生，在临床中通常重点关注重度 OHSS 患者，有观点认为仅重度患者称其为 OHSS，其余为卵巢过度刺激（ovarian hyperstimulation，OHS）。

（3）高危因素：导致 OHSS 的高危因素见表 3-4。

表 3-4　导致 OHSS 的高危因素

高危因素	具体表现
原发因素	PCOS 患者或卵巢多囊样改变 AMH > 3.36ng/ml 年龄 < 35 岁 既往有过 OHSS 病史 过敏体质或过敏状态 基因突变
继发因素	血 E_2 浓度 > 5 000pg/ml、AFC ≥ 18 个 取卵日卵泡数 > 18 个 使用 HCG 诱导排卵与黄体支持 早期妊娠 HCG 升高

（4）临床思维路径

1）病史采集：询问患者是否有卵巢刺激药物应用史；参照上述高危因素，判断患者是否存在 OHSS 的高危因素；排除其他疾病导致的相关症状。

2）体格检查：有体重增加、腹部膨隆、腹围增加、腹部压痛、局部水肿等症状，如出现胸腔积液、腹水可有移动性浊音阳性及呼吸音减弱等。

3）辅助检查：超声检查表现为卵巢体积增大或形成卵巢多发囊肿，腹腔、胸腔，以及心包积液等；实验室检查常发现血液浓缩、凝血功能异常、电解质紊乱、肝肾功能异常、心肺功能异常如 OHSS 早期胸部 X 线检查可出现类似肺炎渗出改变。

当缺乏部分辅助检查条件时，可通过病史、体格检查、实验室检查等大致明确诊治方向。

（5）治疗原则：OHSS 是一种自限性疾病，10~14 天内未妊娠者通常能自行缓解，妊娠者症状较重，病程可延长至 20~40 天。诊治主要原则：早期识别、及时评估、合理治疗，以支持治疗为主，控制血管炎症反应，抑制血管内皮损伤，改善症状，避免病情进展。轻中度的 OHSS 以门诊管理为主，嘱患者多饮食、高蛋白饮食，并严密监测病情变化。若病情加重，酌情住院治疗。

重度和危重 OHSS 的治疗，首先应每日记录液体出入量，监测生命体征及腹围、体重变化；每日复查实验室指标，包括血常规、凝血功能、电解质、肝肾功，必要时行血气分析；妊娠者黄体支持禁用 HCG；B 超监测卵巢大小及胸腹腔积液变化。OHSS 的扩容治疗首先给予 1 000ml 生理盐水静脉滴注，1 小时后尿量<50ml，血细胞比容尚未恢复者，可给予胶体扩容，酌情给予 25% 白蛋白 50ml/h，100~200ml 静脉滴注，其间注意监测生命体征，完成输液后每小时测血细胞比容，直至血细胞比容下降至 36%~38%；若 1 小时后尿量超过 50ml，则可继续慢速静脉滴注 5% 葡萄糖 + 生理盐水。发病早期的少尿多属于肾前性少尿，及时扩容多能维持正常尿量；严重少尿者可在补充血容量的同时静脉给予多巴胺 0.18mg/(kg·h)；切忌在充分扩容前使用利尿剂。合并肝功能障碍者给予保肝治疗，避免进一步发展引起肝衰竭等。对于大量胸腔积液、腹水患者，超声引导下穿刺是有效的方式。预防 OHSS 患者血栓形成应常活动下肢，或使用弹力袜等，必要时使用肝素。OHSS 患者卵巢增大且密度不均，卵巢重心偏离中心，可能发生卵巢扭转，其中不全扭转多可自行复位，若扭转时间较长，可引起卵巢坏死或血栓形成，需行手术切除。

（6）预防：OHSS 发病机制尚不明确，但临床上可以针对其发生的高危因素提前预测并采取干预措施，从而预防 OHSS 发生。常用的预防措施包括：①个体化卵巢刺激方案：降低促性腺激素（gonadotropin，Gn）用量；使用拮抗剂方案；微刺激方案；减少 HCG 的使用，采用 GnRH-a 扳机等。② Coasting 方法，在主导卵泡直径>16mm 时继续使用 GnRH-a 或 GnRH-A，以减少 Gn 用量或停用 Gn，直到 E_2 水平降至 ≤3 000ng/L，此法使用时间一般不超过 4 天，以免影响种植率。③药物：溴隐亭 2.5mg 塞肛，自取卵日起每天 1 次，持续使用 16 天；二甲双胍；阿司匹林 100mg，自促排卵第 1 天起每天 1 次，使用至验孕日；10% 葡萄糖酸钙 10ml 加至 200ml 生理盐水中静脉滴注；羟乙基淀粉；糖皮质激素如强的松每天 10mg；来曲唑 5mg 每天 1 次；中医中药。④获卵数多、扳机日 HCG 水平高或移植前已经出现 OHS 症状者，可取消鲜胚移植，择期行冷冻胚胎移植。⑤卵母细胞体外成熟培养（in vitro maturation，IVM），但技术上存在难度，活产率较低。

2. 卵巢扭转　主要表现为一侧或者双侧下腹疼痛，包括急性或者慢性下腹痛，间断或持续，经常伴随恶心、呕吐。其中不全扭转多可自行复位，若扭转时间较长，引起卵巢坏死或血栓形成，需行手术切除（详见第三章第四节）。

二、其他症状

部分患者可能出现乳房胀痛、乳腺结节增大或恶变，辅助助孕期间，尤其是查见乳腺结节者应遵医嘱定期复查乳腺超声。部分患者可能出现更年期症状，如潮热、盗汗等，停药后多可逐渐自行缓解。

（罗　斌　傅　璟）

第四节 取卵术后急症

在辅助助孕取卵术后也可能发生一些腹痛、发热的症状,在临床观察中需要根据患者具体的症状与体征分析可能的原因并及时处理。

一、取卵术后腹痛

1. 取卵后腹痛原因

(1)卵巢扭转:促排卵和卵巢过度刺激综合征是卵巢扭转的高危因素。控制性卵巢刺激(controlled ovarian stimulation,COS)使得卵巢增大,卵巢血流量相应增加,取卵术后可能发生卵巢部分卵泡内出血,造成增大的卵巢中心偏于一侧,当突然改变体位时致使卵巢发生扭转。卵巢发生急性扭转时,静脉回流受阻,卵巢淤血加重使卵巢体积进一步增大,卵泡内出血加重,而卵巢血流减少。若为完全性扭转,首先发生静脉血回流完全受阻,继而动脉血流受阻,可发生卵巢内血管破裂、出血,致使卵巢体积急剧增大,甚至破裂。

(2)盆腹腔脏器损伤:取卵术后腹痛也可发生在盆腹腔脏器损伤时。如发生膀胱损伤,当穿刺针损伤膀胱的血管有活动性出血或血块堵塞尿道时,患者会出现排尿困难、尿痛和耻骨上疼痛等;此外,输尿管损伤是较罕见的取卵手术并发症,一般很难在手术中发现,取卵术后,当患者出现逐渐加重的腰痛、侧腹部疼痛,伴恶心、呕吐、排卵困难和发热等症状,则需要考虑输尿管损伤。

(3)盆腹腔内出血:腹腔内出血可表现为持续性下腹部胀痛,常为脏腹膜受扩张牵拉所致,还可以表现为弥漫性腹痛、腹胀、恶心、呕吐等症状。

(4)卵巢过度刺激综合征:详见本章第三节。

2. 取卵术后腹痛的诊断

引起取卵后腹痛的疾病或者原因较多,需要通过病史采集、体格检查、辅助检查才能做出诊断和鉴别诊断。

(1)病史采集:详细询问既往盆腔手术史。既往盆腔手术史的患者卵巢扭转的风险增加,可能是由于粘连形成成为卵巢蒂部容易扭转的位置。临床表现主要表现为一侧或者双侧下腹疼痛,包括急性或者慢性下腹痛,间断或持续,经常伴随恶心、呕吐。可伴有低热等症状。

若为卵巢扭转,通常表现为突发(往往在运动或其他快速运动中)剧烈出现的单侧下腹痛,数小时内间歇性加重。疼痛通常位于受累侧,常放射至背部、盆腔及大腿。一般为尖锐刺痛,相对少见的表现为痉挛痛。大约70%的患者发生恶心、呕吐,与胃肠道来源的疼痛相类似。有时发生不完全扭转,扭转的卵巢可自行复位,腹痛随即缓解。

(2)体格检查:体格检查时可发现患者有明显的下腹部压痛,可伴随腹部紧张或反跳痛。病变侧妇科检查多可触及增大疼痛的卵巢,伴有压痛,腹膜刺激症状明显;少部分患者可以出现低热、肠鸣音降低。

（3）常用的辅助检查

1）血白细胞计数、血红蛋白、尿常规等对卵巢扭转的诊断多无帮助，但对卵巢扭转的鉴别诊断可以提供参考依据。

2）对于卵巢扭转，超声检查可以显示增大的卵巢或显示卵巢的占位性病变，卵巢形态多显示规则，边缘清晰，内部回声不均匀，结合患者急性下腹部疼痛而获得卵巢扭转的诊断。超声多普勒检查显示扭转的卵巢根部有无血流存在对选择治疗方法有重要的意义。超声检查显示困难而又需排除卵巢扭转时可以采用 CT 检查或腹腔镜检查，尤其是腹腔镜检查，对确定卵巢扭转有重要的意义。

对于盆腹腔其他脏器损伤，尤其是膀胱及输尿管损伤，泌尿系统超声可发现膀胱内血凝块应考虑膀胱损伤，或者出现输尿管及肾盂扩张时要考虑输卵管损伤的可能性，必要时需行静脉肾盂造影明确诊断。

3. 取卵术后腹痛处理的临床思路

（1）卵巢扭转：卵巢扭转是一种排除性诊断，需要与其他外科急腹症、宫外孕破裂等疾病相鉴别，排除上述疾病并结合患者病史，才能做出卵巢扭转的诊断。卵巢扭转一旦确诊，应根据病史、临床表现、扭转卵巢的血液供应状况和患者的全身情况选择治疗方案。卵巢扭转若发生于胚胎移植前可将胚胎冻存，待以后移植；若发生在胚胎移植后，对卵巢完全扭转者手术后应注意保胎治疗。当彩色多普勒提示患侧卵巢血流量减少，考虑卵巢不完全扭转时，可以在住院密切观察下屈腿卧床休息，定期复查彩色多普勒和血象，了解卵巢大小和血流情况以及血象变化。扭转卵巢自然复位后，血流恢复正常，腹痛自行缓解。若患者腹痛无好转，多普勒超声检查患侧卵巢血流明显减少或无血流，不能排除卵巢完全蒂扭转时，应行急诊手术治疗，术中根据扭转卵巢有无坏死决定手术方式。若扭转时间不长，卵巢未坏死，应尽量保留卵巢，可以实施穿刺卵巢放液，缩小卵巢体积，扭转卵巢恢复并行卵巢固定术，以防再次发生卵巢扭转。若卵巢已发生坏死，呈紫黑色，可以在直视下或腹腔镜下行输卵管卵巢切除术。有报道早期腹腔镜检查不仅有助于诊断，还可以对扭转卵巢进行复位从而避免更严重的结局发生。

（2）盆腹腔脏器损伤：对于膀胱损伤的患者的临床处理常以止血及膀胱冲洗等保守治疗。针对输尿管损伤的患者，早期诊断可通过膀胱镜下放置输尿管支架保守治疗，对肾功能无明显影响，预后好；随着诊断时间的延迟，对肾脏功能的影响增大，同时可能需要创伤更大的肾造瘘、输尿管膀胱植入、输尿管吻合等手术治疗。

二、取卵术后发热

1. 取卵术后发热的疾病　阴道超声引导下穿刺取卵术后盆腔感染的发生率较低。取卵后合并发热的疾病主要包括盆腔炎、卵巢输卵管脓肿、腹膜炎、术后不明原因发热等。其中卵巢输卵管脓肿报道最多，而盆腔脓肿是术后感染最严重的情况之一。经阴道取卵后盆腔感染的可能机制包括：①阴道微生物卵巢的直接种植。穿刺针经过宫颈、阴道时将污染物通过阴道带入卵巢,引起附件的炎症。②激活原来存在的隐匿盆腔炎症。许多接受 IVF 的患者,尤其是输卵管性不孕患者,存在生殖器官或盆腔慢性的炎症,经阴道取卵术操作使感染复发的危险升高。取卵的同时穿刺输卵管积水或卵巢内膜异位囊肿易引起盆腔炎。③直接的肠道穿刺损伤,取卵后盆腔炎偶尔也见于穿刺损伤肠管所致。④卵巢囊肿破裂,最常见的为卵巢子宫内膜异位囊肿。取卵手术穿刺经过卵巢囊肿,囊液外流导致感染。

2. 取卵术后发热的诊断

(1)病史和临床表现:术后并发感染主要与以下高危因素有关,如反复阴道炎病史、输卵管积水、卵巢子宫内膜异位囊肿、既往有盆腔炎、盆腔粘连、盆腔手术史等。问诊时也要注意既往是否合并有结核感染病史等内外科疾病。围手术期是否存在呼吸道感染症状,如咳嗽、咳痰等,是否存在胃肠道症状,如腹泻、腹胀、恶性、呕吐等,是否存在血液系统疾病等。

取卵术后感染发生临床症状一般是在取卵术后的数小时到几天不等,与感染细菌的类型、致病性和免疫力等均有密切关系。取卵术后脓肿多继发于输卵管积水或卵巢子宫内膜异位囊肿,形成时间相对较长,一般在 3 周以内。患者临床表现为发热以及炎症所致的腹痛,可伴有尿频、尿痛等尿路刺激征和腹胀、排气减少、腹泻等胃肠道症状。

(2)体格检查:体格检查时腹膜炎腹膜刺激征表现明显;盆腔感染时妇科检查可表现为盆腔内体温升高,子宫及双附件压痛及反跳痛。伴有无痛性阴道流液,可能是脓肿侵入阴道形成瘘管。

(3)常用的辅助检查

1)取卵术后感染的患者查血常规可出现白细胞升高、红细胞沉降率和 C 反应蛋白升高。

2)影像学检查可提示直肠子宫陷凹或附件区包块(输卵管脓肿、盆腔包裹性积液等)。

3. 取卵术后发热处理的临床思维路径 一旦确诊盆腔感染,应放弃后续辅助助孕步骤,并进行相应的治疗。对盆腔感染征象明显的患者宜迅速选用广谱抗生素静脉给药,以控制感染预防妊娠失败;若感染发生于胚胎移植前,可将胚胎冻存以后再移植。

如果出现体温持续不降、感染中毒症状不改善等药物治疗效果欠佳,以及腹痛突然加剧、寒战、高热、血压下降等感染中毒性休克或可疑囊肿破裂时,建议急诊手术探查,术中注意保护卵巢功能。严重感染可形成盆腔脓肿,当脓肿直径超过 8cm 或对药物治疗不敏感时需要酌情引流,必要时在腹腔镜下或直接进腹行脓肿切开引流术或切除感染的输卵管。

(肖 丽)

第五节 胚胎移植术后急症

胚胎移植是体外受精 - 胚胎移植辅助助孕治疗中非常重要的一个环节。接受体外受精 - 胚胎移植辅助助孕治疗的夫妇在获得可利用胚胎后,一般在取卵术后 2~5 天接受新鲜胚胎移植;若不能接受新鲜胚胎移植者,可在取卵周期治疗后,择期接受冷冻胚胎的解冻移植治疗。胚胎移植术后妊娠者,同自然妊娠相似,可能发生流产、异位妊娠、多胎妊娠等;除此之外,还可能发生手术相关的一系列并发症。通过对患者进行病史采集、体格检查、辅助检查可以明确诊断,从而进行进一步治疗。

一、胚胎移植术后常见急症

1. 阴道流血

(1)与手术相关的阴道流血:一般发生在术后短时间内,当患者存在宫颈息肉、宫颈糜烂等情况时,或者由于宫颈手术史、生殖道畸形等特殊情况致移植困难者,术后短时间内会出现间断少许的阴道流血、宫颈局部出血,可表现为少量渗血或者大量出血。如果有子宫穿孔,可表现为中到大量阴道流血;有条件的辅助生殖机构采用经腹超声引导下移植,可避免子宫穿孔。

(2)与妊娠相关的阴道流血:若移植术后患者妊娠,同自然妊娠类似,患者可能发生阴道流血;此时需考虑妊娠相关的一系列疾病,如先兆流产、异位妊娠等。

2. 腹痛

(1)若腹痛发生在胚胎移植术中或术后短时间内,首先需排除手术相关损伤,也可能为子宫收缩引起的疼痛。

(2)若为新鲜胚胎移植术后患者发生腹痛,还需考虑控制性卵巢刺激后可能发生的一系列并发症,如取卵术后感染、盆腔内出血、卵巢扭转、卵巢过度刺激综合征等。

(3)与妊娠相关的腹痛:若移植术后患者妊娠,同自然妊娠类似,患者可能发生腹痛;此时需考虑妊娠相关的疾病,如先兆流产、异位妊娠等。

3. 腹胀、少尿 多发生在新鲜胚胎移植术后,需警惕卵巢过度刺激综合征,移植术后妊娠者需警惕迟发性卵巢过度刺激综合征。

4. 发热 出现发热症状,需要警惕移植术后的生殖道逆行性感染,新鲜移植者还需考虑取卵术后的盆腔感染。

5. 恶心、呕吐 若发生在新鲜胚胎移植术后,需警惕卵巢过度刺激综合征;若为移植术后妊娠者,可能为早期妊娠反应。

二、胚胎移植术后急症的诊断

当患者在胚胎移植术后发生腹痛、阴道流血、腹胀、少尿等一系列症状时,要找到引起不同症状的疾病或者原因,需要通过病史采集、体格检查、辅助检查才能做出诊断和鉴别诊断。病史采集可以采集不同并发症的高危因素,大致判断移植术后不同时期的并发症倾向,病史采集具体项目见表3-5。

表 3-5 胚胎移植术后急症病史采集主要项目

主要项目	问诊内容
一般情况	年龄、身高、体重
主要症状	腹痛、阴道流血、腹胀、发热等症状的具体情况
伴随症状	除主要症状以外的症状的具体情况
移植时间、移植胚胎个数	帮助判断手术相关或妊娠相关并发症倾向性
是否新鲜移植及获卵情况	协助判断是否为卵巢过度刺激综合征或者取卵术后并发症
手术情况	是否有移植困难、有条件者可查阅手术记录有无特殊情况
既往史	是否有宫颈息肉、生殖道畸形等
就诊情况	有无就诊，以及诊治经过如何
用药情况	有无长期使用药物，特别是阿司匹林、肝素等抗血小板聚集、抗凝药物

根据病史采集提供的信息，可进一步有侧重地进行体格检查；阴道流血者，除评估阴道流血是否引起全身一般情况的改变外，需重点进行妇科检查，妇科检查可以明确阴道流血的来源，了解出血量和出血速度。此外，还可以发现宫颈息肉、宫颈糜烂；新鲜胚胎移植术后近期发生阴道出血者，需特别注意阴道穹窿及宫颈穿刺点情况。妇科检查可判断子宫附件有无压痛，了解子宫的大小、形态、有无占位，附件有无包块等。腹部查体判断腹部张力情况，是否存在移动性浊音等大量腹腔积液的情况。

根据病史采集及体格检查提供的信息，可进一步有侧重地进行辅助检查以明确诊断，根据移植术后的时间选择性进行血 HCG 或妇科 B 超以判断妊娠情况、妊娠部位、孕囊数量等；血常规、凝血功能等可以帮助判断患者出血量及是否存在凝血功能异常等；白带常规检查、宫颈分泌物检查可以了解有无炎症；宫颈癌筛查可以了解有无宫颈癌或者癌前病变。怀疑卵巢过度刺激综合征者完善血常规了解血液浓缩程度、检查肝肾功是否存在异常、电解质是否紊乱、B 超了解腹水、胸腔积液等情况。

三、胚胎移植术后急症诊断的临床思维路径

患者在胚胎移植术后以不同主诉就诊时，首先可以通过病史采集初步判断患者并发症更倾向于是手术相关并发症还是妊娠相关并发症，然后通过辅助检查及体格检查进一步诊断及鉴别诊断(图 3-5)。

1. 手术相关并发症 一般来说，胚胎移植术相关的手术损伤较小，手术相关的出血、损伤等并发症风险相对较低，尤其在超声引导技术的应用下，进一步降低了损伤风险。当患者存在宫颈糜烂、宫颈息肉等宫颈病变，或移植困难时，出血的风险相对增加。另外，术前应严格排除生殖道、泌尿系统的感染，以最大程度地避免术后逆行性感染的发生。

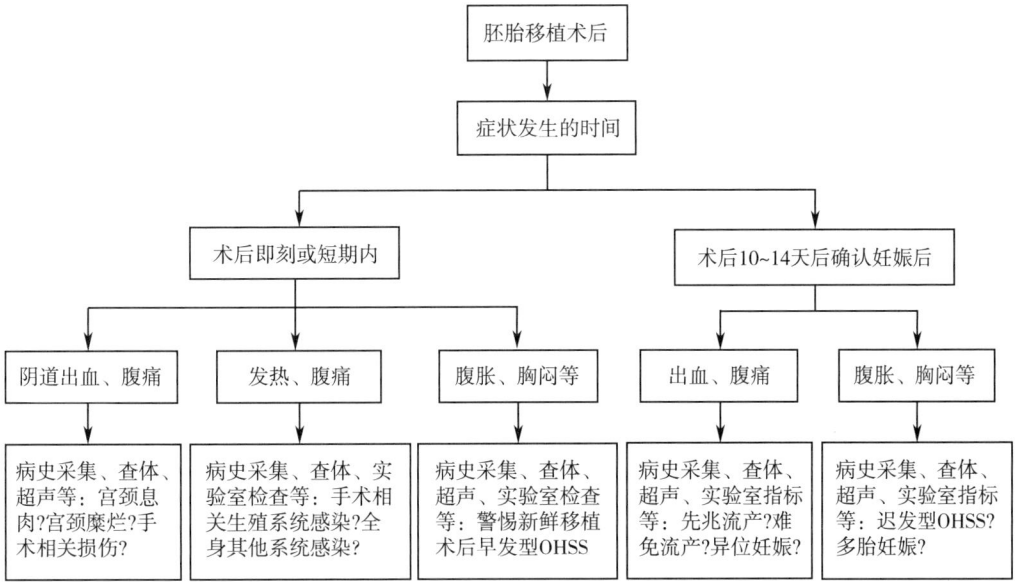

图 3-5 胚胎移植术后急症诊断的临床思维路径

2. 妊娠相关并发症

(1)多胎妊娠:体外受精-胚胎移植技术为不孕夫妇提供了新的希望,但在长久的临床应用以来,移植术后的低妊娠率一直困扰着医患,为了提高妊娠率,临床不得不增加胚胎移植的个数,同时也增加了多胎妊娠的概率,多胎妊娠造成的流产率增加、严重的母儿并发症不可忽视。欧洲生殖与胚胎协会指出,辅助生殖技术的基本目标是出生单个健康的婴儿,双胎及多胎妊娠被认为是辅助生殖技术的并发症。一般来说,移植术后并确认妊娠后,早期过高的 HCG 值结合多胚胎移植史,需要警惕多胎妊娠的可能,但多胎妊娠的诊断仍然要依靠影像学诊断。

(2)异位妊娠:辅助生殖技术后的妊娠,由于存在多胚胎的移植,以及女性输卵管因素不孕中存在的输卵管功能不良的影响,异位妊娠的概率显著高于自然妊娠,不同文献报道约为1%~5%。其诊断最重要的辅助检查为超声检查,有助于明确异位妊娠的部位及大小。当然,在妊娠早期,影像学检查无法发现妊娠囊时,HCG 水平可以提示异位妊娠的可能性,当连续测定HCG 值翻倍不理想时,应考虑到异位妊娠的可能性。另外,异位妊娠检查发生阴道流血,对于早期阴道不规则出血合并 HCG 值翻倍不理想时,应提早进行 B 超检查,尽早发现及处理。

(3)宫内妊娠合并宫外妊娠:宫内妊娠合并宫外妊娠属于一种特殊类型的异位妊娠。由于多胚胎的移植,宫内妊娠合并宫外妊娠几乎是辅助生殖技术的一种特殊并发症,鉴于多胚胎移植术后多胎妊娠的可能性,在进行超声确认妊娠囊时,即使宫内查见妊娠囊,也应仔细检查两侧附件区及宫颈等部位。

(4)流产:同自然妊娠类似,胚胎移植术后的妊娠也存在流产的可能。由于超促排卵过程影响及取卵抽吸颗粒细胞,黄体功能不足的发生增加了流产的概率。根据流产的阶段可分为先兆流产、难免流产、不全流产等。主要依靠症状、超声、血 HCG、阴道检查等来进行判断。

(5)迟发型卵巢过度刺激综合征:OHSS 的临床类型分为早发型 OHSS 和迟发型 OHSS。

迟发型 OHSS 主要是由于胚胎植入后产生的内源性 HCG 所致,一般在取卵术后 10 天后发生,临床表现较重,典型临床表现为不同程度的腹胀、恶心、呕吐、少尿、血液浓缩、血容量不足、第三间隙积液伴血栓形成倾向的高凝状态及多器官的功能衰竭等。

四、多胎妊娠减胎术后急症

多胎妊娠减胎术针对三胎及以上妊娠或双胎及以上妊娠合并瘢痕子宫的孕产妇。多在 8~9 周前可采用经阴道的机械性穿刺绞杀方法减胎。多胎妊娠减胎术后流产是最大的风险,同时也存在感染、穿刺点出血、膀胱出血等并发症的可能。

1. 腹痛、阴道流血 是减胎术后的常见症状,最常见于先兆流产。流产的诊断主要依据超声监测剩余孕囊的存活情况来判断,结合患者腹痛、阴道流血情况进行相应的辅助评估。

2. 发热 若患者腹痛合并出血,需警惕术后感染可能性,分泌物的培养是诊断的金标准,血常规、C 反应蛋白、降钙素原等感染的生化指标也可提供诊断依据及评估感染的发展。

3. 出血 术后阴道流血,除考虑先兆流产的可能性以外,需要警惕穿刺点的出血,主要依靠妇科检查来进行鉴别诊断。

4. 膀胱出血 多胎妊娠减胎术同取卵术的穿刺路径有相似之处,均是通过阴道进行穿刺操作,当无法避免穿刺经过膀胱时,有损伤膀胱的可能性,术后需观察小便情况;当持续血尿,或者小便困难时,需考虑膀胱出血的可能性;当小便困难时,采用腹部查体以判断膀胱充盈情况,诊断主要采用超声判断是否存在膀胱内血凝块及治疗疗效,同时可完善血常规、凝血功能等以判断出血程度及排除因血液系统疾病引起的持续性出血。

（薛璐琪　傅　璟）

第六节　早期终止妊娠后相关急症

因母体疾病不能继续妊娠、非意愿妊娠等原因需要早期终止妊娠一般采取人工流产的方式,包括手术流产(妊娠 10 周以内选择负压吸引术,妊娠 10~14 周选择钳刮术)和药物流产(妊娠 ≤ 49 天可选择门诊药物流产,妊娠＞49 天建议住院药物流产)。由于妊娠早期胚胎停育导致的稽留流产一般需行清宫术或药物流产联合清宫术清除妊娠组织,其操作方法与人工流产相似,本节也将其纳入讨论。药物流产是一种非手术方式的人工流产,药物流产能缓解女性对手术的恐惧心理和痛苦,具有损伤较小、痛苦较轻、不需承担手术的风险、精神负担较小等优点,但药物流产过程较长、可能存在出血量较多和出血时间持续久,以及感染等风险,并有潜在大出血的风险。早期终止妊娠后常见的症状有腹痛、阴道流血、发热等,快速识别相关阳性症状有助于及时准确地对患者病情做出评估并给予相应处理,维护患者的生命安全和生殖健康。

一、腹痛

1. 导致腹痛的疾病/状态

(1)子宫收缩痛

1)针对局部麻醉手术意识清醒的患者,因手术器械刺激宫颈及宫腔,同时受术中使用的促宫缩药物作用,手术流产过程中多数患者会出现子宫收缩痛,主要表现为下腹持续性或阵发性胀痛,一般手术结束后可逐渐缓解。

2)药物流产过程中,由于药物引起子宫收缩促使胚胎排出,患者通常会经历剧烈的阵发性下腹痛,类似于痛经,胚胎排出后可逐渐缓解。

3)流产后因子宫收缩可能会导致不同程度的下腹坠胀痛,部分患者伴随腰骶胀痛,一般持续1周左右可自然缓解并消失。

(2)子宫穿孔:手术流产过程中突发剧烈腹痛,甚至表现为绞痛,需警惕子宫穿孔损伤盆腹腔内其他脏器的可能性。如术中未能及时发现并处置,可能引起术后持续性腹痛,如合并盆腔出血或者脏器损伤,还可引起腹膜刺激征,表现为腹部压痛、反跳痛及肌紧张。

(3)感染:多发生在流产后2周内,因感染导致急性盆腔炎,出现持续性或阵发性加重的剧烈腹痛,可伴发热,阴道可排出腥臭或黄脓性分泌物。

(4)宫腔积血:常见于手术流产患者,如术中发现患者子宫位置过度屈曲、宫颈口过紧或狭窄,则术后宫腔积血发生概率较高,常表现为下腹胀痛明显,阴道流血量少。

(5)异位妊娠:如流产后持续腹痛伴阴道流血,血清HCG持续高水平,需考虑异位妊娠的可能性,包括宫角妊娠、输卵管妊娠及宫内合并宫外妊娠等。

(6)其他可致急腹症的疾病

1)阑尾炎:可有转移性下腹痛、发热等表现。

2)卵巢囊肿蒂扭转/破裂:常见于既往有卵巢肿瘤病史的患者,往往紧随剧烈活动或身体姿态的骤然变动之后,导致一侧下腹区域出现突发性疼痛。

2. 腹痛的病因诊断

(1)病史采集

1)一般情况:年龄,月经生育史,距离前一次分娩/流产的时间,是否在哺乳期,是否采取避孕措施及采用的避孕方式。

2)既往史:需关注是否存在与生殖器官结构或功能异常相关的疾病状况,包括生殖器发育异常、子宫/附件肿瘤、盆腔炎等;既往宫腔操作史,包括人工流产清宫术、诊刮术、宫腔镜手术等;是否合并其他内外科疾病及盆腹腔手术史;近期是否服用特殊药物。

3)与此次妊娠及流产相关的病史:孕周,是否已确认为宫内妊娠,妊娠相关检查是否与停经时间相符,因何原因终止妊娠(意外妊娠或稽留流产),终止妊娠采用何种方式(负压吸引术、钳刮术、药物流产),流产过程中有无异常情况(子宫过度前屈或后屈、手术中器械进入宫腔深度超过术前探测深度或出现"无底感"),是否已确认流产物中妊娠组织已排出,流产物有无异常发现(水泡样组织、伴脓性恶臭)。

4)症状相关病史:腹痛开始时间(手术中、药物服用过程中、流产后),有无诱因,疼痛部位、性质、频率、持续时间,有无疼痛部位的转移,有无加重/缓解因素,是否伴随阴道流血或阴道异常分泌物,有无发热。

(2)体格检查

1)全身体格检查:首先评估患者的生命体征,测量并记录血压、脉搏、体温等指标。

2)腹部查体:视诊观察腹部形态是否膨隆,触诊腹部了解有无压痛、反跳痛及肌紧张,并定位疼痛源,叩诊检查是否存在随体位改变的移动性浊音。

3)妇科检查:窥视阴道内有无出血及出血量,有无脓性分泌物,宫颈是否充血、水肿,有无举痛,双合诊检查子宫大小、质地、有无压痛,双侧附件区有无异常包块及压痛。

(3)辅助检查

1)血常规:血红蛋白浓度明显下降提示可能合并内出血,白细胞总数升高伴中性粒细胞增多提示可能存在感染。

2)血清 HCG:流产后持续腹痛伴阴道流血,血清 HCG 持续高水平,需警惕异位妊娠的可能性,包括宫角妊娠、输卵管妊娠及宫内合并宫外妊娠等。

3)宫颈/阴道分泌物检查:阴道微生态检查观察有无阴道炎症,宫颈分泌物沙眼衣原体及淋病奈瑟菌检测、宫颈分泌物培养及药敏试验协助诊断上生殖道感染。

4)超声:手术流产过程中床旁超声监测可协助判断是否子宫穿孔。针对流产后腹痛,超声可协助查找病因,如宫腔积血、异位妊娠、卵巢囊肿蒂扭转等均可通过超声协助诊断。

3. 腹痛的临床诊断思维路径　从症状出发,结合病史、体征及辅助检查发现早期妊娠终止后腹痛的原因并根据病因进行治疗(图 3-6)。

4. 腹痛的处理原则

(1)子宫收缩痛:排除病理因素后,子宫收缩痛无需特殊处理,一般持续 1 周左右可逐渐缓解并消失。

(2)在手术过程中,若遇子宫穿孔情况,且确认妊娠物已彻底清除且无明显内出血表现,可采取促子宫收缩药物及抗生素治疗方案,同时加强术后监测与随访。若妊娠组织尚未彻底清除,但穿孔较小,无明显内出血,且患者状况稳定,可邀请资深医生在床旁超声引导下,避开穿孔区域,继续完成妊娠组织的清除,随后给予促子宫收缩药物及抗生素治疗;也可选择先进行 1 周的抗感染治疗,随后视情况再行手术处理。一旦发现明显内出血迹象或疑似其他脏器受损,应立即转为开腹手术或腹腔镜探查,以确保患者安全。

(3)感染:主要表现为急性子宫内膜炎/附件炎,针对此类情况,常规治疗手段包括抗感染治疗、确保充足的卧床休息以及实施支持疗法。在选择抗生素时,可依据宫颈或阴道分泌物的病原学检测及药敏试验结果,以确保治疗的有效性和针对性。

(4)异位妊娠、阑尾炎、卵巢囊肿蒂扭转/破裂等急腹症:根据相应疾病的治疗原则进行手术治疗及其他对症治疗。

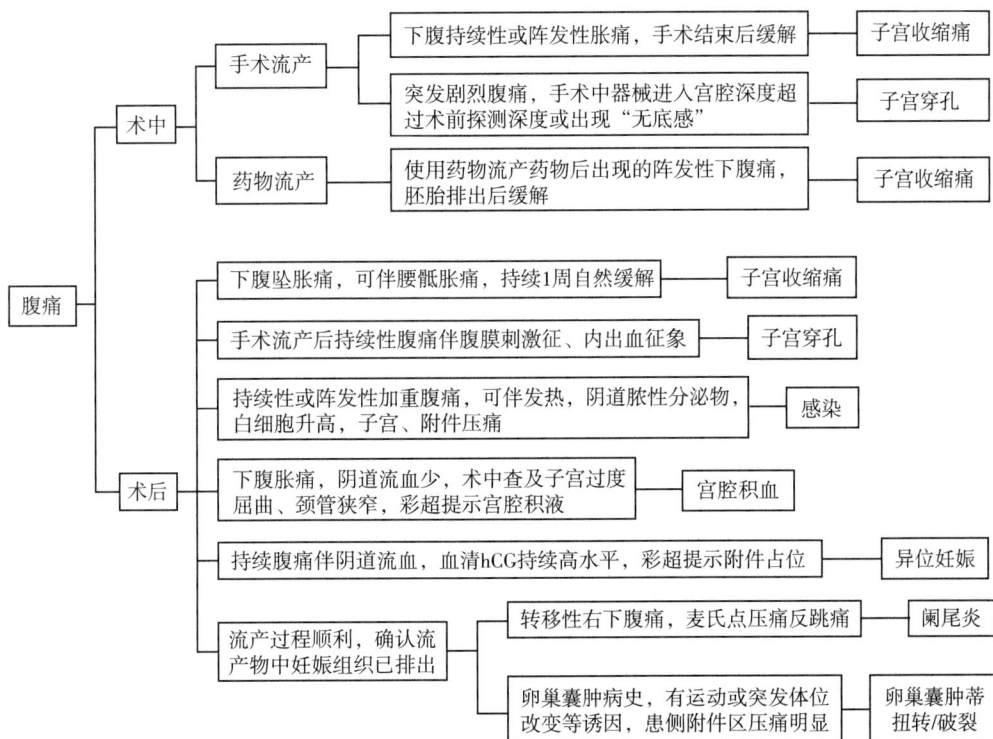

图 3-6 早期妊娠终止后腹痛的临床诊断思维路径

二、阴道流血

1. 阴道流血各种类型

(1)手术流产术中出血:手术流产过程中最常见的为子宫出血,出血量的多少与孕周大小有关,妊娠<10周的血量一般<100ml。当宫腔内妊娠组织清除后,随着子宫收缩加强,子宫逐渐复旧,出血可明显减少并停止。若术中出血超过200ml,钳刮术时出血量超过300ml,需考虑存在以下可能:

1)子宫收缩乏力:操作者术中可感子宫质软,清除妊娠组织后宫腔深度无明显缩小,较常见于孕周>10周、哺乳期及既往有产后出血史的患者。可给予促进宫缩的药物如缩宫素,如出血较多可给予强有力的促宫缩药物如麦角新碱、卡前列素氨丁三醇等。

2)子宫穿孔:操作者一般可在术中突然感到失去宫壁阻力,器械进入宫腔的深度超过术前探测深度,如穿孔损伤血管可发生大出血,除阴道流血外,盆腹腔内出血更为凶险,短时间内可能出现休克。

3)异常妊娠:如子宫瘢痕部位妊娠、宫颈妊娠、妊娠滋养细胞疾病等,既往有剖宫产史的患者需再次核实术前超声检查结果确定孕囊位置,警惕子宫瘢痕部位妊娠破裂出血的可能性;术前孕囊位置较低、有先兆流产征象的患者需警惕宫颈妊娠的可能性;如术中清除妊娠组织见水泡样改变则高度怀疑妊娠滋养细胞疾病,需将清除组织送病理检查以确诊。此类患者可尝试使用促宫缩药物、宫腔球囊压迫止血等保守治疗方法，如疗效欠佳，尽早行子宫动脉栓塞或手术探查。

4）子宫血管异常：既往有多次宫腔手术史的患者需考虑获得性子宫动静脉瘘的可能性，超声检查可协助诊断。

5）凝血功能障碍：常由疾病或药物等所致，根据患者相关病史、用药史及实验室检查可辅助诊断。

（2）药物流产中出血

1）妊娠组织排出时会出现阴道出血，出血可能比正常月经更多或持续更长时间。

2）药物流产不全引起的出血：少数患者在药物流产过程中可能发生不全流产，甚至发生大出血，主要原因是绒毛或滋养细胞残留，表现为长时间阴道流血，出血量时多时少。出血量较多需紧急处理，如用药后胚胎或胎儿、胎盘未排出，阴道流血量>100ml；胎儿排出后阴道流血量>100ml或有活动性出血；胎儿排出后1小时胎盘未排出；胎盘排出后阴道流血量>100ml；胎盘有明显残留。

（3）手术流产后出血：手术流产后阴道流血大约持续7~10天，量少于平时月经量，并逐渐由鲜红色变为褐色并停止。如术后持续阴道流血>10天，或出血量进行性增加、大于月经量等，需考虑以下情况：

1）宫腔残留：宫腔内残留最常见的为胎盘、蜕膜或绒毛组织，这也是手术流产后阴道流血淋漓不尽最常见的原因，除考虑漏吸或吸宫不全之外，妊娠>10周者还需考虑胎盘绒毛粘连植入的可能性，超声等影像学手段可协助诊断。

2）子宫复旧不良：也是手术流产后阴道持续流血的常见原因，常发生于妊娠>10周、剖宫产后1年内、子宫发育异常或合并子宫肌瘤等的患者，因术后未得到充足的休息，子宫收缩乏力、复旧不良，子宫血管闭合不全导致阴道持续流血。

3）子宫穿孔、感染：在某些情况下，子宫穿孔在手术进行中可能不会显现出特定的征兆，但术后发生感染引起出血，或术后患者免疫力下降引发感染而出血。

4）异位妊娠：术后持续阴道流血，伴或不伴腹痛，均需警惕异位妊娠的可能性，即使术前超声探测到宫内妊娠囊，术中吸刮出的组织中已肉眼可见绒毛或胎芽，仍不可忽视宫内宫外同时妊娠的可能性。血清HCG水平升高、彩色多普勒超声检查提示宫外可疑妊娠包块等可协助诊断。

5）妊娠滋养细胞疾病：以葡萄胎较多见，术后需密切监测，如持续阴道流血、血清HCG水平下降缓慢甚至反弹上升、彩色多普勒超声检查提示宫腔内残留，应尽早清宫，清除组织送病理检查以确诊。还需警惕侵蚀性葡萄胎可能性，必要时需行盆腹腔及胸部CT检查。

6）凝血功能障碍：需仔细询问是否有引起凝血异常的疾病史、是否使用抗凝药物，观察皮肤黏膜是否有瘀斑、瘀点等出血倾向体征。

7）其他：如术后立即放置宫内节育器、皮下埋植避孕装置，或口服复方短效避孕药，阴道流血持续时间可能延长，也可能出现反复点滴出血，如彩色多普勒超声检查未提示明显异常，可暂不做特殊处理，密切观察。

（4）药物流产后出血

1）常规出血情况：在药物流产之后，平均的出血期通常维持在2周左右（其间也包括轻微的点滴出血），以妊娠物排出后3天出血最多，少数病例淋漓不尽出血可能超过1个月，甚至持续至月经复潮。

2）感染引起的阴道出血：在某些情况下，药物流产可能无法完全清除全部妊娠组织，导致残留的妊娠组织在宫内停留，可能继发感染并引起持续出血。

3）滋养细胞肿瘤引起的出血：药物流产后宫腔占位同时HCG下降不理想或者升高，患者必要时需要进行病理学诊断排除滋养细胞肿瘤。

2. 早期妊娠终止后阴道流血急症的诊断

（1）病史采集：早期妊娠终止后阴道流血诊断过程依靠病史采集、体格检查及辅助检查，病史采集是疾病诊断及鉴别诊断的重要环节，通过采集有效临床信息，有助于快速诊断阴道出血的原因（表3-6）。

表3-6 早期妊娠终止后阴道流血病史采集内容

主要项目	问诊内容
一般情况	年龄、月经史、生育史、既往病史
早期妊娠终止方式及相关情况	孕周、药物流产/手术流产、术中有无特殊情况、用药情况、是否采取术后避孕措施及方式
阴道流血	出血量、持续时间
伴随症状	有无腹痛、发热、分泌物异常等
辅助检查	就诊情况，血HCG，超声等结果是否有异常

（2）体格检查：根据体格检查判断阴道流血的病因，从而有利于及时给予病因学上的相关处理，比如不全流产，通过查体了解宫颈有无组织嵌顿；感染可通过体格检查了解子宫是否有压痛，分泌物是否异常，有异味等；出血量多不多，是否引起贫血、生命体征是否稳定等。

（3）辅助检查：血常规检查有助于诊断是否出现贫血或感染；凝血功能检测用于判断是否存在凝血功能异常；超声可协助判断是否存在宫腔残留；血HCG水平测定可协助判断是否存在妊娠物残留或者滋养细胞疾病或异位妊娠等可能。

3. 早期妊娠终止后阴道流血的临床诊断思维路径 从症状出发，结合病史、体征及辅助检查诊治早期妊娠终止后阴道流血；针对终止妊娠过程中阴道流血，其处理方式主要参考因素：终止妊娠孕周、手术及药物流产情况，阴道流血原因、量、持续时间等情况（图3-7）。

4. 早期妊娠终止后阴道流血的临床预防和随访策略

（1）预防

1）药物终止早期妊娠阴道出血的预防：强调服药前咨询和用药后随访的重要性，充分告知患者药物流产的利弊及风险，按药物流产常规操作，必须在医务人员监视下使用前列腺素,并加强监护,严密观察绒毛排出及阴道流血情况,以及心血管系统和过敏反应。药物流产后如出血量多于月经量,出血时间超过 2 周,应及时到医院就诊。在药物流产后,若出血量超过正常月经量或出血持续时间超过 2 周,应立即就医。若药物流产后没有观察到绒毛组织排出,应适时进行超声检查和血 HCG 检测,以便于诊断和处理。在服用药物的过程中,如果出现以下任何一种情况,应立即采取措施,必要时考虑实施负压吸引术或钳刮术:用药后胚胎、胎儿或胎盘未能排出,且阴道出血量超过 100ml;胎儿排出后阴道出血量超过100ml 或有持续出血;胎儿排出后超过 1 小时胎盘仍未排出;胎盘排出后阴道出血量超过100ml;有显著胎盘残留。

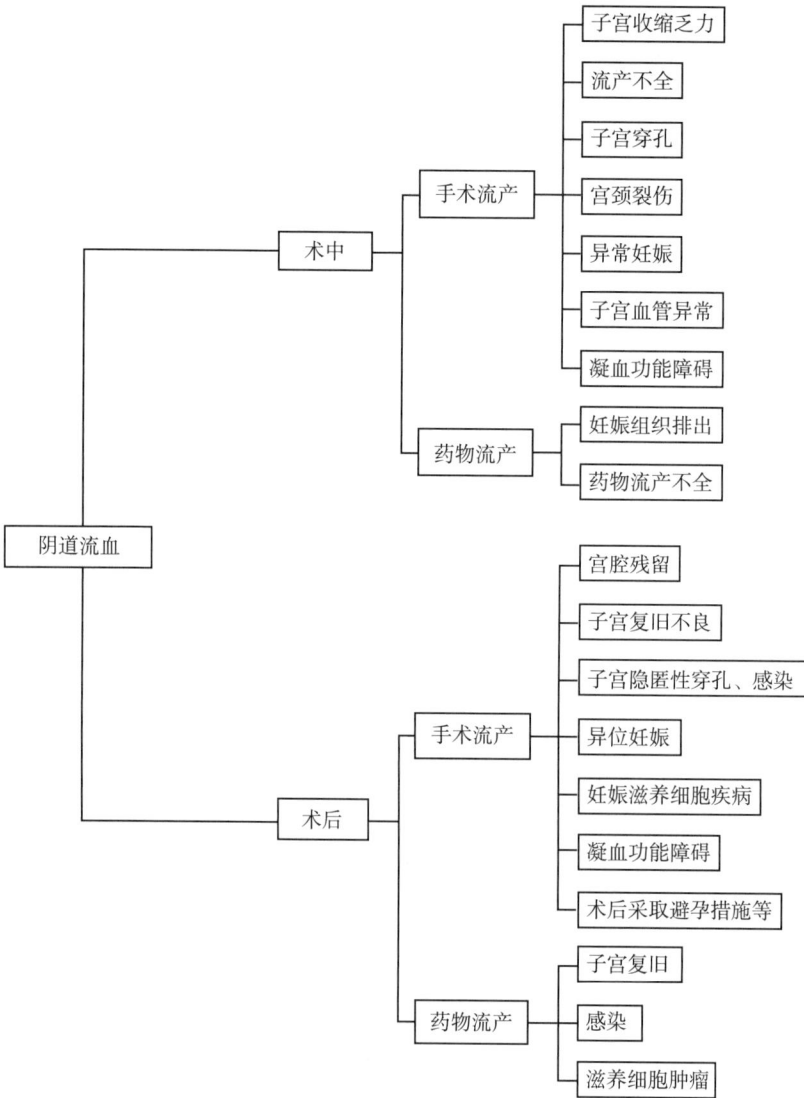

图 3-7　早期妊娠终止后阴道流血的临床诊断思维路径

2)手术终止早期妊娠阴道出血的预防:由经验丰富的医生实施手术,术中注意负压的大小,尽量避免妊娠物残留,术毕注意检查妊娠物是否完整。术后,受术者应在观察室内接受大约 1 小时的监测,密切留意阴道出血状况和整体身体状况,确认无任何异常后方可离开。同时,给予抗生素预防感染及促进子宫收缩的药物。

(2)随访:在随访评估过程中,内容包括回顾病史、辅助检查、实验室检查如血清 HCG 检测或超声检查。用药 1 周后随访重点了解离院后阴道出血和妊娠组织排出情况,妊娠组织未排出者复查超声及血 HCG,如确诊为继续妊娠者,可做人工流产。若发生胚胎发育停滞,且阴道出血较轻微,或者胚胎组织已自发排出,患者应根据医生指示在服用药物 2 周后返回医院进行再次检查。用药 2 周后随访,如妊娠组织排出后,至来院就诊时仍有阴道流血,及时复查超声及血 HCG。在疑似不全流产且出血量类似于月经的情况下,建议采取清宫手术以清除宫腔内残留组织。若出血量较少,可根据具体临床表现决定是否继续用药保守治疗并监测或采取相应措施,若出现出血量增多、大量出血、发热、异常分泌物等征兆,应立即寻求医疗帮助。妊娠组织排出后 3 周仍有阴道流血,建议尽早复诊,复查超声及血 HCG。用药 4~5 周后随访月经恢复情况,如月经尚未恢复或出血未干净者,继续随访,或复查超声、血 HCG,必要时检查性激素全套项目。手术流产后约 2 周复查超声了解宫腔是否有残留,根据情况进行相应处理。

三、发热

流产后短期内感全身发热,但测体温正常,属于正常现象,可能由于术后雌孕激素水平迅速下降,导致皮肤血管舒缩功能异常而引起。

如果体温 ≥ 37.5℃,则为异常现象,需考虑感染可能性。血常规检测可判断是否有血象升高、腹痛、尿频、尿急、尿痛、阴道分泌物性状改变、咳嗽等体征可协助判断感染部位,彩色多普勒超声检查可判断是否有宫腔内残留或子宫穿孔所引起的继发性感染。

(孔令伶俐 熊 英)

第七节 妊娠中期引产相关急症

妊娠 13~27[+6] 周终止妊娠为妊娠中期引产。妊娠中期子宫颈不成熟,弹性差,不易扩张,导致不仅妊娠中期引产不易成功,而且在引产过程中还容易发生出血、子宫颈撕裂和阴道穹窿撕裂等软产道损伤;妊娠中期终止妊娠的患者许多同时有相关合并症和并发症,导致出血和其他急症出现的风险增加。因此充分的引产前评估和准备、引产时机和方式选择是成功引产及减少并发症的先决条件。通过详细的病史采集、体格检查、辅助检查可以初步了解妊娠中期引产发生急症的原因,达到诊治的目的。常用引产药物:依沙吖啶羊膜腔内注射引产、米非司酮配伍米索前列醇引产、水囊引产和剖宫取胎术。米非司酮的药物不良反应主要包括药物过敏、恶心、呕吐、胃肠道反应等,多数可以耐受。依沙吖啶羊膜腔内注射引产一直被临床广泛使用,操作简单,安全有效,不良反应少,在我国一般作为妊娠中期引产的首选。但依沙吖啶容易引发宫缩过强、强直性宫缩或不协调性宫缩。采用依沙吖啶引产更要重视子宫颈的准备,可以采用药物或机械的方法软化子宫颈。腹痛和阴道出血是最常见的急症,本节主要针对此进行阐述。

一、阴道流血

1. 引起妊娠中期引产阴道出血的常见疾病

(1)产前阴道流血的疾病

1)胎盘早剥:正常位置胎盘在胎儿娩出前,部分或完全从子宫壁发生剥离;多表现为腹部疼痛伴阴道流血,严重时可发生子宫胎盘卒中、失血性休克、凝血功能障碍等严重并发症,甚至母儿死亡。常伴有外伤或高血压、糖尿病、免疫系统疾病、胎儿生长受限等相关并发症或合并症。

2)前置胎盘:胎盘下缘毗邻或覆盖宫颈内口,表现为无痛性阴道流血。因胎盘位置随着孕周发生移行,故妊娠 28 周后经阴道超声诊断前置胎盘。

3)低置胎盘:妊娠 28 周以后,胎盘下缘距离宫颈内口<2cm,为低置胎盘,经阴道超声可明确诊断。

4)瘢痕子宫破裂:特指既往行剖宫产者,子宫内膜、子宫肌层及子宫浆膜层因各种原因造成损伤导致瘢痕形成。再次妊娠时出现瘢痕妊娠、凶险性前置胎盘、子宫破裂等。

5)凝血功能障碍:妊娠合并血液系统疾病或严重肝脏疾病等导致凝血功能异常,也可继发于羊水栓塞、胎盘早剥等产科源性疾病。产前及产后均可发生。

(2)产后阴道流血的疾病

1)子宫收缩乏力:表现为子宫质地软,轮廓不清。占产后出血常见四大原因的 70%。

2)胎盘残留:胎盘一般在胎儿娩出后 5~15 分钟排出,最长不超过 30 分钟,此时如果出现胎盘没有完全排出而有一部分留存在子宫内部即胎盘残留。

3)软产道损伤:是分娩时较为常见的并发症,包括会阴、阴道及子宫颈的损伤,严重的损伤可深达阴道穹窿、子宫下段及盆腔,严重者可危及生命。

4)子宫复旧不全:正常分娩后,由于各种产时及产后因素,导致子宫不能正常恢复到孕前状态,导致子宫收缩力下降和子宫内膜再生修复功能障碍。

5)凝血功能障碍:妊娠合并血液系统疾病或严重肝脏疾病等导致凝血功能异常,也可继发于羊水栓塞、胎盘早剥等产科源性疾病,占产后出血常见四大原因的 1%。

2. 引起妊娠中期引产阴道出血常见疾病的诊断

(1)通过病史采集、体格检查、辅助检查才能做出诊断和鉴别诊断。病史采集可以了解疾病的发生发展情况,病史采集具体项目见表 3-7。

表 3-7 妊娠中期引产阴道出血病史采集主要项目

主要项目	问诊内容
一般情况	年龄、孕周、引产原因
合并症	高血压、心脏病、病毒性肝炎、血液系统疾病等内科疾病；子宫畸形、骨盆畸形、前置胎盘、胎盘植入、胎位异常等影响分娩的因素
阴道流血	发生发展情况，血液颜色、是否可凝、流血量等
伴随症状	有无腹痛、血尿、高热及其他症状
用药情况	是否依沙吖啶羊膜腔内注射引产或服用引产药物

(2)妇科检查非常重要，充分暴露外阴、阴道及宫颈，可以明确阴道流血的来源，了解出血情况。同时可采用 Bishop 评分法评估子宫颈成熟情况。

(3)辅助检查有助于进一步明确诊断，比如查血常规和凝血功能等指标可以明确是否有贫血和凝血障碍导致的出血；超声检查可以了解有无胎盘早剥（阴性结果也不能排除）、瘢痕厚度和前置胎盘等。

3. 妊娠中期引产阴道出血临床诊断思维路径 通过详细询问病史、体征及常见辅助检查可大致明确诊断思路（表 3-8）。

表 3-8 妊娠中期引产阴道出血疾病诊断

病史	妇科检查	初步诊断	注意事项
引产前阴道出血	宫颈有活动性出血	前置胎盘	宫口扩张出现的血性分泌物
		宫颈糜烂	
		宫颈息肉	
	伴腹痛,宫缩间隙期腹痛不缓解	胎盘早剥	
	病理性缩复环及血尿	完全或不全子宫破裂	
引产时阴道出血	宫颈有活动性出血	胎盘早剥	排除凝血功能障碍
	阴道有活动性出血	软产道损伤	
引产后阴道出血	子宫收缩差,宫颈有活动性出血	产后子宫收缩乏力	排除凝血功能障碍
		胎盘胎膜残留	

临床医生应了解出血发生时间、持续时间、出血量、出血颜色、引产方式、死胎娩出及胎盘娩出情况等，并注意伴随症状及出血性休克症状、体征等。测血压、数脉搏，进行腹部及妇科检查，完善血常规、凝血功能、超声等辅助检查。

4. 妊娠中期引产阴道出血的临床治疗原则

(1)妊娠中期引产前阴道出血

1)低置胎盘、前置胎盘：首先要充分引产前评估，积极预处理，选择合适的引产方式与时机，若经阴道分娩阴道出血量少，孕妇生命体征平稳，评估短时间内可经阴道分娩，可经阴道试产,同时需做好交叉配血准备血源等;胎盘低置在引产后应用缩宫素有效。如出血量多,孕妇出现血压下降、心率增快、脸色苍白等,短时间无法经阴道分娩,需积极剖宫取胎,围手术期做好应对措施(详见第一章第三节)。

2)胎盘早剥:阴道流血特征为陈旧不凝血,但出血量往往与疼痛程度、胎盘剥离程度不一定符合,尤其是后壁胎盘的阴性剥离。一旦发现胎盘早剥,孕妇生命体征平稳且预计短时间可经阴道分娩者给予阴道试产,必要时需行剖宫取胎术,以保证孕妇生命安全为最大前提。

3)瘢痕子宫破裂:子宫破裂或先兆子宫破裂一旦发生需要立即剖腹取胎,并进行子宫修补术。

4)凝血功能障碍:完善检查,交叉配血准备血源,补充凝血因子等。

(2)妊娠中期引产中及引产后阴道出血

1)胎盘早剥:积极交叉配血准备血源的同时,急查血常规及凝血,并做好急诊手术准备。一旦发现胎盘早剥,孕妇生命体征平稳且预计短时间可经阴道分娩者给予阴道试产,否则必要时需行剖宫取胎术。

2)软产道撕裂:应用缩宫素无效。当可见裂伤缝合后生命体征仍旧不稳定,需警惕裂伤上缘延伸至腹腔部位(阴道缝合未及),必要时需结合辅助检查剖腹探查。

3)子宫收缩乏力:应加强宫缩、应用缩宫素、按摩子宫,必要时宫腔填塞、介入,甚至手术止血。

4)胎盘因素:胎盘滞留、胎盘植入、胎盘部分残留等均可导致产后出血,常因子宫收缩乏力导致。孕妇一般情况好,出血少,胎盘残留面积少者可采用保守治疗。若为胎盘剥离后滞留给予缩宫素有效。若为胎盘剥离不全可协助娩出胎盘或行刮宫术后给予缩宫素。胎盘及胎膜残留出血可发生于产后1个月,行清宫手术有效。若有活动性出血、病情加重或恶化、穿透性胎盘植入时应考虑切除子宫。

5)凝血功能障碍:尽快补充凝血因子纠正。

二、腹痛

1. 引起腹痛的疾病

(1)引产前腹痛的疾病

1)瘢痕子宫破裂:特指既往行剖宫产者,引产产程中子宫收缩过强而产程进展不顺利或停滞。宫体及子宫下段可有压痛,继而宫缩消失并出现持续性腹痛。

2)依沙吖啶药物误注:未按常规操作,未确认已穿入羊膜腔内即注药,药物误注入腹直肌鞘、腹腔内、肠管内等均有不同的腹痛表现。

3)合并子宫肌瘤红色样变:既往或术前检查有子宫肌瘤。

4)合并卵巢囊肿蒂扭转或破裂:既往或术前检查有卵巢囊肿。

5)合并内外科急腹症:任何内外科急腹症均可发生于妊娠中期引产前。应注意相关病史、临床症状及体征。必要时请内外科医生会诊。

(2)引产后腹痛的疾病

1)感染：引产后出现下腹部疼痛，也有在引产产程中出现的腹痛。可伴畏寒、发热，严重感染可合并感染性休克。

2)胎盘胎膜残留：流产后持续性阴道出血，可出现阵发性下腹疼痛。

3)合并内外科急腹症：任何内外科急腹症均可发生于围产期。应注意相关病史、临床症状及体征。必要时请内外科会诊。

2. 引起妊娠中期引产腹痛的诊断 通过病史采集、体格检查、辅助检查才能做出诊断和鉴别诊断。

(1)病史采集可以了解疾病的发生发展情况，病史采集具体项目见表3-9。

表3-9　妊娠中期引产腹痛病史采集主要项目

主要项目	问诊内容
一般情况	年龄、引产方式、引产原因、引产情况、引产孕周
合并症	高血压、心脏病、病毒性肝炎、血液系统疾病等内科疾病 子宫畸形、骨盆畸形、前置胎盘、胎盘植入、胎位异常等影响分娩的因素 子宫肌瘤、卵巢囊肿、胆结石等可能导致腹痛的因素
腹痛	发生时间、持续时间、疼痛部位、疼痛性质等
伴随症状	高热、寒战、阴道分泌物情况

(2)体格检查非常重要，腹部检查注意疼痛部位、压痛、反跳痛及肌紧张，腹部有无包块。妇科检查注意宫颈举痛、子宫压痛、附件包块及压痛等。

(3)辅助检查有助于进一步明确诊断，如查血常规、CRP及PCT等血液指标可以明确感染及严重程度；超声检查可以了解有无子宫破裂或先兆破裂、胎盘胎膜残留、子宫肌瘤、附件肿物或内外科急腹症等。

3. 妊娠中期引产腹痛临床诊断思维路径 通过详细询问病史、体征、体格检查及常规辅助检查可大致明确诊断思路(表3-10)。

表3-10　引起妊娠中期引产腹痛的常见疾病

病史	查体	初步诊断	注意事项
引产时腹痛	检查局部有压痛，常可扪及硬结，数天后消失；膀胱部位疼痛，首次尿液呈黄色；严重腹泻	依沙吖啶误注	—
	子宫体及子宫下段可有压痛，继而宫缩消失并出现持续性腹痛，腹部触诊可扪及胎体	子宫破裂	先兆子宫破裂
引产后腹痛	腹痛伴发热，阴道分泌物可呈血性或脓性，有异味；宫颈举痛阳性，宫体压痛	盆腔感染	—
	持续性阴道出血，阴道有组织物排出，阵发性下腹痛；宫颈口松弛或有组织物堵塞	胎盘胎膜残留	—

续表

病史	查体	初步诊断	注意事项
引产后腹痛	疼痛,可伴低热;子宫增大,质软,不平,局部压痛	子宫肌瘤合并变性	—
	伴恶心、呕吐,可触及压痛的肿块,腹部压痛,腹肌紧张	卵巢囊肿扭转或破裂	—

临床医生应了解腹痛发生时间、持续时间、疼痛部位、疼痛性质、伴随症状等。需了解引产方式、引产经过及既往史。腹部检查注意疼痛部位、压痛、反跳痛及肌紧张,腹部有无包块。妇科检查应注意宫颈举痛、子宫压痛、附件包块及压痛。

4. 妊娠中期引产腹痛的临床治疗原则

(1)妊娠中期引产前腹痛

1)瘢痕子宫破裂:一旦确诊子宫破裂需要立即剖腹取胎,并进行子宫修补术。

2)依沙吖啶误注:严密观察患者疼痛部位及疼痛的变化,复查相关血液指标及超声,以保守治疗为宜。

3)合并子宫肌瘤红色样变:疼痛不剧烈者可采取保守治疗,予以对症抗炎处理。

4)合并卵巢囊肿蒂扭转或破裂:应积极行相关妇科手术探查为宜,手术方式包括保守性手术(如扭转复位、囊肿抽吸、附件囊肿剥除等)和根治性手术(附件切除术)。

5)合并内外科急腹症:请相关内外科医生会诊。

(2)妊娠中期引产后腹痛

1)感染:首先需要明确感染灶,根据感染情况给予相应的抗生素,以清除感染源及减轻疼痛。应注意饮食的调整,避免食用辛辣刺激性食物,多摄入富含维生素 C 和蛋白的食物,并注意要定期复查感染指标等。

2)胎盘胎膜残留:胎盘残留面积少者可采用保守治疗,予以抗感染及药物促进子宫收缩处理。若残留面积较大,应在抗感染治疗前提下积极行清宫手术。若是植入性胎盘,保守治疗较复杂且有风险,若无生育要求,切除子宫是比较安全的方法。

3)合并内外科急腹症:请相关内外科医生协助诊治。

(贺丽人　傅　璟)

参考文献

［1］ 中华医学会妇产科学分会产科学组. 妊娠合并心脏病的诊治专家共识 (2016). 中华妇产科杂志, 2016, 51 (6): 401-409.

［2］ American College of Obstetricians and Gynecologists' Presidential Task Force on Pregnancy and Heart Disease and Committee on Practice Bulletins-Obstetrics. ACOG practice bulletin No. 212: pregnancy and heart disease. Obstet Gynecol, 2019, 133 (5): e320-e356.

［3］ MELCHIORRE K, SHARMA R, KHALIL A, et al. Maternal cardiovascular function in normal pregnancy: evidence of maladaptation to chronic volume overload. Hypertension, 2016, 67 (4): 754-762.

［4］ 缪慧娴, 林建华. 妊娠合并心脏病的早期识别与分层管理. 实用妇产科杂志, 2021, 37 (3): 175-178.

［5］ 孔北华, 马丁, 段涛. 妇产科学. 10 版. 北京: 人民卫生出版社, 2024.

［6］ GARY C, KENNETH J L, STEVEN L B, et al. 威廉姆斯产科学. 25 版. 杨慧霞, 漆洪波, 郑勤田, 译. 北京: 人民卫生出版社, 2020.

［7］ 刘兴会, 漆洪波. 难产. 2 版. 北京: 人民卫生出版社, 2021.

［8］ 万学红, 卢雪峰. 诊断学. 10 版. 北京: 人民卫生出版社, 2024.

［9］ 中华医学会妇产科学分会产科学组. 妊娠期及产褥期静脉血栓栓塞症预防和诊治专家共识. 中华妇产科杂志, 2021, 56 (4): 236-243.

［10］ 中华医学会妇产科学分会产科学组. 前置胎盘的诊断与处理指南 (2020). 中华妇产科杂志, 2020, 55 (1): 3-8.

［11］ JAIN V, GAGNON R. Guideline no. 439: diagnosis and management of vasa previa. J Obstet Gynaecol Can, 2023, 45 (7): 506-518.

［12］ 中华医学会妇产科学分会产科学组, 中华医学会围产医学分会. 产后出血预防与处理指南 (2023). 中华妇产科杂志, 2023, 58 (6): 401-409.

［13］ 中华医学会妇产科学分会产科学组. 羊水栓塞临床诊断与处理专家共识 (2018). 中华妇产科杂志, 2018, 53 (12): 831-835.

［14］ 马晓欣, 孔文志, 孙爱军, 等. 青少年恶性肿瘤患者异常子宫出血管理专家共识 (2021 年版). 中国实用妇科与产科杂志, 2021, 37 (5): 554-557.

［15］ 排卵障碍性异常子宫出血诊治路径共识专家组, 中华预防医学会生育力保护分会生殖内分泌生育保护学组. 排卵障碍性异常子宫出血诊治路径. 生殖医学杂志, 2020, 29 (6): 703-715.

［16］ 中华医学会妇产科学分会妇科内分泌学组. 异常子宫出血诊断与治疗指南 (2022 更新版). 中华妇产科杂志, 2022, 57 (7): 481-490.

［17］ 李雷, 陈晓军, 崔满华, 等. 中国子宫内膜增生管理指南. 中华妇产科杂志, 2022, 57 (8): 566-574.

［18］ 王刚, 陈捷, 邓凯贤, 等. 子宫内膜增生性疾病长期管理专家建议. 中国计划生育和妇产科, 2022, 14 (7): 7-11.

［19］中国医药教育协会, 马晓欣, 郁琦, 等. 绝经过渡期和绝经后期子宫内膜增生长期管理中国专家共识 (2022 年版). 中国实用妇科与产科杂志, 2022, 38 (12): 1195-1200.

［20］黄国宁, 孙莹璞, 孙海翔. 临床诊疗指南——辅助生殖技术和精子库分册. 北京: 人民卫生出版社, 2021.

［21］PALOMBA S, COSTANZI F, NELSON S M, et al. Interventions to prevent or reduce the incidence and severity of ovarian hyperstimulation syndrome: a systematic umbrella review of the best clinical evidence. Reprod Biol Endocrinol, 2023, 21 (1): 67.

［22］黄荷凤, 乔杰. 生殖医学. 北京: 人民卫生出版社, 2021.

［23］王洋, 尹婧雯, 李蓉. 取卵术相关风险及处理对策. 中国实用妇科与产科杂志, 2023, 39 (10): 983-987.

［24］中华医学会妇产科学分会感染性疾病协作组. 盆腔炎症性疾病诊治规范 (2019 修订版). 中华妇产科杂志, 2019, 54 (7): 433-437.

［25］中华医学会计划生育学分会. 早期妊娠稽留流产治疗专家共识. 中国实用妇科与产科杂志, 2020, 36 (1): 70-73.

［26］中华医学会计划生育学分会. 不全流产保守治疗专家共识. 中华生殖与避孕杂志, 2019, 39 (5): 345-348.

［27］曹泽毅, 乔杰. 中华妇产科学. 4 版. 北京: 人民卫生出版社, 2023.

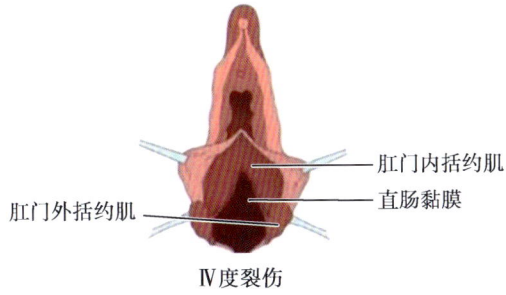

肛门内括约肌

直肠黏膜

肛门外括约肌

Ⅳ度裂伤

图 2-18 会阴Ⅳ度裂伤

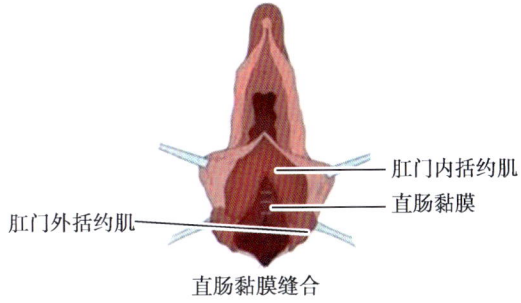

肛门内括约肌

直肠黏膜

肛门外括约肌

直肠黏膜缝合

图 2-19 直肠黏膜缝合修补

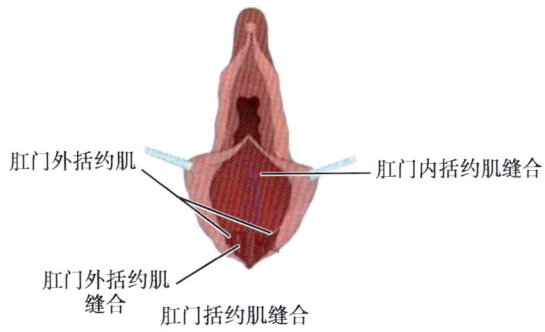

肛门外括约肌

肛门内括约肌缝合

肛门外括约肌
缝合

肛门括约肌缝合

图 2-20 肛门括约肌缝合修补